住院医师规范化培训精品案例教材

总主审：王成增　总主编：姜　勇

妇产科学

本册主编　郭瑞霞　王　悦　赵先兰

郑州大学出版社

图书在版编目(CIP)数据

妇产科学 / 郭瑞霞，王悦，赵先兰主编. -- 郑州 ：郑州大学出版社，2024.6

住院医师规范化培训精品案例教材 / 姜勇总主编

ISBN 978-7-5773-0230-0

Ⅰ. ①妇… Ⅱ. ①郭… ②王… ③赵… Ⅲ. ①妇产科学 - 职业培训 - 教材 Ⅳ. ①R71

中国国家版本馆 CIP 数据核字(2024)第 048953 号

妇产科学

FUCHANKEXUE

项目负责人	孙保营　李海涛	封面设计	苏永生
策划编辑	陈文静	版式设计	苏永生
责任编辑	陈文静	责任监制	李瑞卿
责任校对	陈　思　苏靖雯		

出版发行	郑州大学出版社	地　　址	郑州市大学路 40 号(450052)
出 版 人	孙保营	网　　址	http://www.zzup.cn
经　　销	全国新华书店	发行电话	0371-66966070
印　　刷	新乡市豫北印务有限公司		
开　　本	850 mm×1 168 mm　1 / 16		
印　　张	15	字　　数	436 千字
版　　次	2024 年 6 月第 1 版	印　　次	2024 年 6 月第 1 次印刷

书　　号	ISBN 978-7-5773-0230-0	定　　价	68.00 元

编委会名单

作者名单

主　编　郭瑞霞　王　悦　赵先兰

副主编　韩丽萍　赵　倩　权丽丽　张冬雅　陈志华

编　委　（以姓氏笔画为序）

王　宁（郑州大学第一附属医院）
王　悦（河南省人民医院）
王新燕（郑州大学第一附属医院）
毛　萌（郑州大学第一附属医院）
田　金（郑州人民医院）
冯　燕（河南省人民医院）
冯　巍（郑州大学第一附属医院）
权丽丽（三门峡市中心医院）
杜莹莹（郑州大学第一附属医院）
杨　蕾（郑州大学第一附属医院）
李　艳（郑州大学第一附属医院）
李秀芳（郑州大学第一附属医院）
李留霞（郑州大学第一附属医院）
邱海峰（郑州大学第一附属医院）
张　颖（郑州大学第一附属医院）
张冬雅（郑州大学第一附属医院）
陈志华（郑州大学第一附属医院）
周　艳（郑州大学第一附属医院）
赵　倩（郑州大学第一附属医院）
赵　磊（郑州大学第一附属医院）
赵先兰（郑州大学第一附属医院）
赵会丹（郑州大学第一附属医院）
郭会敏（新乡医学院第一附属医院）
郭瑞霞（郑州大学第一附属医院）
曹　媛（郑州大学第一附属医院）
曹婷婷（郑州大学第一附属医院）
常　蕾（郑州大学第一附属医院）
韩丽萍（郑州大学第一附属医院）
喇　慧（三门峡市中心医院）
谢　娅（郑州大学第一附属医院）
蔡明博（郑州大学第一附属医院）

编写秘书　李　艳

序

住院医师规范化培训是毕业后医学教育的第一阶段，是医生成长的必由之路，目前，在全国范围内基本建立了妇产科住院医师规范化培训制度，形成较为完善的政策体系和培训体系。

妇产科《住院医师规范化培训实施细则》虽然不断修改更新，属于大纲，但是有助于规培学员更好掌握知识的教材非常少，特别是基于案例为主的教材更少。郭瑞霞教授担任主编的"住院医师规范化培训精品案例教材"《妇产科学》，汇集了河南省优势临床医学资源和医学教育资源，通过临床真实案例，以病例分析及讨论形式，引导规培学员进行思考，分析并解决问题，来培养良好的临床思维能力、人文关怀素养，提升医德医风医貌，成为优秀的妇产科住培医生。

本书作为妇产科住院医师规范化培训配套教材，编写初衷是使妇产科医生掌握正确的临床思维方法和规范的诊疗技术，帮助规培学员顺利完成住院医师规范化培训。本书具有以下特点：编写阵容强大，汇集了河南省优势临床医学资源，编写者多为住院医师规范化培训妇产科基地的负责人、骨干教师，具有丰富的临床经验和教学经验。内容严谨生动，可读性强，全书以病例讨论形式呈现，涵盖了病历资料、治疗经过、思考与讨论、思考题、推荐阅读等内容，采取发散式、启发式、总结归纳等思维方式，以48例妇产科典型病例为切入点，深入浅出地介绍了妇产科临床实践中常见病、多发病的诊治流程及规范化诊疗理念。本书的出版将为广大住院医师提供实践学习的范本，以临床病例为核心，临床诊疗规范为基础，临床思维训练为导向，培养年轻医生分析和解决问题的能力。

这本具有中原特色的规范化培训精品案例教材，不仅将成为中原大地妇产科规培学员临床实践的规范参考，而且该书基于《住院医师规范化培训实施细则》规定病种，同样也是全国妇产科住院医师规范化培训的优秀教材，为河南省乃至全国妇产科住院医师规范化培训医师临床诊疗能力的提升、人文关怀情操的培养、良好医德医风的培养提供了帮助！为我国医疗卫生事业的发展做出积极贡献！

中国医学科学院学术咨询委员会临床医学部委员
中华医学会妇产科学分会候任主任委员
中国医师协会妇产科医师分会候任会长
中国毕业后教育妇产科专业组长
中国医学科学院北京协和医院妇产科主任

2024年1月

前言

与疾病的抗争诞生了医学，把医疗经验传给下一代产生了医学教育。医学、医学教育与人类进化发展、健康生命追求相伴相随。医学是一门科学，不仅是研究人体组织、器官，疾病的病因、病理、治疗和预防的自然学科，还是一门渗透着社会学、心理学、伦理学的人文社会科学。医学，是一门艺术，一门技术，同时还是一种责任。目前，世界各国普遍把医学教育分为院校教育、毕业后教育和继续教育（即终身教育）三个阶段，住院医师规范化培训属于毕业后教育。医疗卫生工作实践证明，院校医学教育的任务是培养合格的医学毕业生，医学毕业生成长为合格的临床医师需要经过住院医师规范化培训等毕业后医学教育。住院医师规范化培训是毕业后医学教育的第一阶段，是医生成长的必由之路，是提高医疗技术和服务水平的需要，也是提升基层医疗服务能力，为基层培养好医生，为人民群众提供安全、有效、高水平的医疗预防保健康复服务的需要，是从人才培养方面为分级诊疗的开展奠定坚实基础的重要工作，是深化医药卫生体制改革和医学教育改革的重要组成部分。

长期以来，我国无规范化住院医师培训制度，学生从医学院校毕业，未经二级学科培养，就直接到医院从事临床工作，以后的能力和水平相当程度上取决于所在医院的条件，严重影响了医疗队伍整体素质的提高。

2013 年，国务院七部门联合印发《关于建立住院医师规范化培训制度的指导意见》，要求全国各省区市拟从事临床医疗工作的高等院校医学类专业（指临床医学类、口腔医学类、中医学类和中西医结合类）本科及以上学历毕业生，或已从事临床医疗工作并取得执业医师资格证书的临床医师，均需要接受住院医师规范化培训。到 2020 年，在全国范围内基本建立住院医师规范化培训制度，形成较为完善的政策体系和培训体系，所有新进医疗岗位的本科及以上学历临床医师均接受住院医师规范化培训，使全国各地新一代医师的临床诊疗水平和综合能力得到切实提高与保障，造福亿万人民群众。

“5+3”是住院医师规范化培训的主要模式，即完成 5 年医学类专业本科教育的毕业生，在培训基地接受 3 年住院医师规范化培训。以培育岗位胜任能力为核心，培训内容包括医德医风、政策法规、临床实践能力、专业理论知识、人际沟通交流等，重点提高临床规范诊疗能力，适当兼顾临床教学和科研素养。

本书主要围绕国家和河南省出台的《住院医师规范化培训实施细则》的培训目标和核心能力要求，结合培训考核的标准，以《住院医师规范化培训实施细则》规定的相关病种为基础，以病例分析及讨论形式呈现，涵盖病历资料、治疗经过、病例分析、治疗方案、思维引导、思考与讨论、练习题、推荐阅读等方面，详细介绍妇产科常见病及多发病的标准诊治流程。读者带着问题去思考、分析并解决问题，培养良好的临床思维能力，体现人文关怀，提升医德、医风、医貌。图文并茂，可读性强。本书所有案例均来自参编人员在临床工作中累积的真实病例，相关诊疗方案通过专家组的反复推敲与斟酌，可使妇产科规培学员带着问题去思考、去分析并解决问题，培养良好的临床思维能力，体现人文关怀，提升医德医风医貌，快速且高水准适应妇产科临床一线工作。

本书的编者队伍强大，汇集了河南省优势临床医学资源和医学教育资源，包括郑州大学第一附属医院、河南省人民医院、新乡医学院第一附属医院、郑州人民医院、三门峡市中心医院。由郑州大学出版社提供支持，有严格的质量控制体系。由于医学的快速发展和知识的不断更新，书中难免有疏漏和不妥之处，殷切希望使用本教材的师生和妇产科同道给予指正，以便再次修订时纠正和改进。

郭瑞霞

2024 年 1 月

目 录

第一部分 产科案例

第二部分　妇科案例

第一部分　产科案例

案例 1　妊娠剧吐

一、病历资料

（一）门诊接诊

1. 主诉　停经 57 d，恶心、呕吐 16 d，加重 3 d。

2. 问诊重点　恶心、呕吐均为消化系统常见症状，患者停经后出现恶心、呕吐，问诊时应注意月经史、停经后是否行妊娠相关的检查，主要症状及伴随症状特点、诱发因素、疾病演变过程、诊治经过、治疗效果等。

3. 问诊内容

（1）诱发因素：有无进食不洁食物、闻到特殊气味、睡眠欠佳、体位改变等诱发因素。

（2）主要症状：恶心、呕吐常见于正常孕吐反应、妊娠剧吐、胃肠炎、消化性溃疡、胰腺炎、阑尾炎、胆囊炎等，停经后出现的恶心、呕吐首先考虑妊娠剧吐的可能，但需注意排除其他疾病进行鉴别诊断。同时应询问呕吐的特点及呕吐物的性质，是否喷射性，持续性还是间断呕吐，呕吐物除胃内容物、胃液外，有无咖啡色分泌物、墨绿色胆汁或出血；呕吐发生时间是否有规律，妊娠期孕吐反应多数表现为晨起恶心、呕吐或午后严重，器质性疾病引起的呕吐规律性不明显。

（3）伴随症状：有无发热、头痛、腹痛、心慌、乏力、阴道出血等不适，尿量是否正常。恶心、呕吐伴发热提示感染；头痛，喷射性呕吐提示脑膜炎或脑炎；如有腹痛、腹胀、呕吐，应考虑肠梗阻、腹腔炎症等，结合腹痛的部位加以区分，如上腹持续性腹痛、血淀粉酶和/或脂肪酶升高提示胰腺炎；脐周疼痛转移至右下腹，提示阑尾炎；右上腹疼痛不排除胆囊炎；恶心、呕吐伴后腰部疼痛、肾区叩击痛提示肾盂肾炎、肾结石等。是否有下腹坠痛、阴道出血等先兆流产的表现。

（4）诊治经过：是否用药，用何种药、具体剂量、效果如何，以利于迅速选择药物。

（5）既往史：与恶心、呕吐相关的疾病病史应着重关注有无慢性胃炎、胃溃疡、肝炎病史。

（6）个人史：有无进食不洁食物、误饮疫水等。疫情防控期间注意询问有无中高风险地区旅居史等。

（7）家族史：如母亲、祖母、姊妹妊娠有无妊娠剧吐的病史；有无焦虑抑郁、特定人格类型或心理障碍的家族史。

问诊结果

患者育龄女性，无基础疾病，平素月经规律，停经 31 d 自测尿妊娠试验阳性，至当地医院查血人绒毛膜促性腺激素（human chorionic gonadotropin，hCG）：6 832.0 mIU/mL，停经 48 d 查彩超示：宫内早孕，可见胎心，胎芽长7 mm。孕早期无毒物、射线接触史。16 d前无明显诱因出现恶心、呕吐症状，每天2～4次，呕吐物为胃内容物，无腹痛，无阴道流血、流液。3 d前明显加重，每日呕吐5～6次，呕吐物可见咖啡色黏液，仅可进食少量流食，伴心慌、轻微上腹痛，就诊于当地医院，查尿酮体(+++)，给予补液、维生素B_6止吐等对症支持治疗，效果欠佳，遂来医院就诊。自发病以来，患者食欲差，睡眠欠佳，大小便频率、量减少，精神欠佳，体重减轻5.2 kg。

既往体健，无高血压、糖尿病、肝炎、胃溃疡等基础疾病。2年前因"孕足月、产程过程中急性胎儿窘迫"于当地医院行剖宫产术，无高血压、糖尿病等慢性病病史，无食物、药物过敏史，无疫水、疫区接触史，家族史无特殊。

4. 思维引导　患者既往无消化系统基础疾病病史，停经后恶心、呕吐16 d，加重3 d。注意排除可能引起恶心、呕吐的疾病，如胃肠道疾病(胃肠炎、消化性溃疡、胰腺炎、胆道疾病等)，泌尿生殖道疾病(肾盂肾炎、卵巢扭转、肾结石、子宫肌瘤变性等)，代谢性疾病(糖尿病酮症酸中毒、甲状腺功能亢进、甲状旁腺功能亢进等)，神经系统疾病(有无晕动症或偏头痛病史、假性脑瘤、前庭病变等)，其他因素(药物中毒或过敏反应、精神因素)，妊娠相关疾病(妊娠期急性脂肪肝、子痫前期)。若根据后续的体格检查及辅助检查可排除上述疾病，则考虑妊娠剧吐。结合恶心、呕吐发生的孕周，妊娠剧吐一般于孕6周左右出现，逐渐加重，孕12周左右缓解。

(二)体格检查

1. 重点检查内容及目的　患者恶心、呕吐、无法正常进食，体液丢失，应注意有无脱水、酸中毒的表现，以及阳性和重要的阴性体征，排除引起恶心、呕吐的其他疾病。

体格检查

T 36.6 ℃，R 28次/min，P 110次/min，BP 116/80 mmHg，身高165 cm，体重49 kg。

神志清楚，发育正常，营养欠佳，自主体位，体形消瘦，极度疲乏。全身皮肤干燥，无黄染，无肝掌、蜘蛛痣，全身浅表淋巴结未触及。眼睑无水肿、下垂、挛缩。眼球凹陷，无震颤、斜视。结膜无充血、水肿。巩膜无黄染、斑点。双侧瞳孔等大等圆，直径3 mm，对光反射灵敏。口唇干裂，无畸形、疱疹、皲裂、溃疡、发绀。颈软、无抵抗。颈动脉搏动正常。颈静脉无怒张。气管居中。肝颈静脉回流征阴性。甲状腺无肿大、无压痛、震颤、血管杂音。双肺呼吸音清，无干、湿啰音。心前区无隆起，心尖搏动正常，心率110次/min，律齐，各瓣膜听诊区未闻及杂音。腹平坦，上腹部剑突下轻压痛，下腹可见一长约10 cm横行手术瘢痕，无腹壁静脉曲张，无胃肠型，无蠕动波，腹式呼吸存在。腹部无压痛、反跳痛。肝脾肋缘下均未触及，墨菲征阴性，左、右肾区无叩击痛，输尿管点无压痛，移动性浊音阴性，无液波震颤，肠音正常。双侧膝、跟腱反射正常。

2. 思维引导　经上述检查，患者有极度疲乏、全身皮肤干燥、口唇干裂等脱水的体征，无腹肌紧张、压痛、反跳痛腹膜刺激征的表现，不考虑阑尾炎、胰腺炎等急性炎症性病变，双肾区无叩痛，暂不支持泌尿系统结石或积水继发感染的诊断。需进一步行实验室检查及影像学检查，明确诊断。患者呕吐物有咖啡色分泌物，伴轻微上腹痛、心慌，需结合辅助检查及治疗效果，明确有无胃溃疡、心脏病。

（三）辅助检查

1. 主要内容及目的

（1）血常规：明确有无贫血、感染、血液浓缩。

（2）动脉血气分析：明确是否有循环灌注不足或酮症引起的酸中毒，或是否存在大量酸性液体丢失、低氯性碱中毒。

（3）尿常规：明确是否有尿酮体；同时测定尿量、尿比重，注意有无蛋白尿及管型尿。

（4）肝功能：明确是否有原发肝病引起的恶心、呕吐，或长时间恶心、呕吐有无继发肝功能损伤。

（5）电解质：长期恶心、呕吐是否引起电解质紊乱，指导补液。

（6）血淀粉酶和脂肪酶：明确是否有胰腺炎所致恶心、呕吐，或剧烈恶心、呕吐有无导致淀粉酶和脂肪酶的升高。

（7）凝血功能：明确肝的合成功能，评估机体的出凝血风险。

（8）甲状腺功能：甲状腺素（T_4）、游离甲状腺素（FT_4）、促甲状腺激素（TSH）、甲状腺过氧化物酶抗体（TPOAb）、TgAb（甲状腺球蛋白体）、TRAb（促甲状腺激素受体抗体），评估机体的甲状腺功能状态，明确是否存在甲状腺功能亢进（简称甲亢）或妊娠相关性甲状腺毒症。

（9）心电图：明确是否有心律失常、心肌病所致心肌缺血等。

（10）子宫及双附件彩超：排除异位妊娠及明确宫内妊娠胚胎是否存活。

（11）肝胆胰脾、泌尿系统、心脏彩超：进一步排查是否合并肝、胆、泌尿系统、心脏的原发病。

辅助检查

（1）血常规：白细胞计数（WBC）8.9×10^9/L，中性粒细胞百分比（N%）72%，红细胞计数（RBC）3.88×10^9/L，血红蛋白（Hb）141 g/L，血小板计数（PLT）333×10^9/L，血细胞比容（HCT）0.42。

（2）动脉血气分析：pH 7.44，动脉血二氧化碳分压（$PaCO_2$）42 mmHg，动脉血氧分压（PaO_2）94 mmHg，碳酸氢根（HCO_3^-）32 mmol/L。

（3）尿常规：尿比重1.10，尿酮体（+++），蛋白（-），白细胞（-），细菌（-），管型（-）。

（4）肝功能：丙氨酸转氨酶（ALT）159 U/L，天冬氨酸转氨酶（AST）130 U/L，γ-谷氨酰转移酶（GGT）73 U/L，胆红素正常。

（5）电解质：钾 2.7 mmol/L，钠 125.0 mmol/L，氯 90.9 mmol/L，钙 1.99 mmol/L，磷 1.24 mmol/L，镁 0.80 mmol/L。

（6）血淀粉酶、脂肪酶测定：均未见异常。

（7）凝血功能：未见异常。

（8）甲状腺功能：T_4 165.8 nmol/L，FT_4 18.84 pmol/L，TSH 0.550 μIU/mL，TPOAb 319.00 IU/mL，TgAb 131.00 IU/mL，TRAb<0.80 IU/L。

（9）心电图：窦性心动过速。

（10）子宫附件彩超：宫内早孕，胚胎存活（如孕59 d，孕囊57 mm×19 mm，胎芽17 mm，原始心管搏动可见）。

（11）肝、胆、胰、脾、泌尿系统、心脏彩超：均未见异常。

2. 思维引导

根据该患者停经57 d，恶心、呕吐16 d，加重3 d，孕期无基础疾病，体格检查及辅助检查结果提示：血液浓缩、脱水、轻度肝损伤、甲状腺功能亢进，经心电图、心脏彩超及血液生化指标检查排除消化系统(如胆囊炎、阑尾炎)、泌尿系统、心脏等原发疾病或感染的诊断,考虑妊娠剧吐。患者呕吐物中有咖啡色分泌物,伴轻微上腹痛,考虑剧烈呕吐致胃黏膜撕裂损伤的可能,心慌、窦性心动过速考虑呕吐消化液丢失、循环血容量不足所致;67% 的妊娠剧吐孕妇转氨酶水平升高;60% ~70% 的妊娠剧吐孕妇可出现短暂的甲状腺功能亢进。妊娠剧吐可解释本例轻度肝损伤、窦性心动过速、甲状腺功能亢进状态。该患者同时合并甲状腺自身抗体 TgAb、TPOAb 阳性,提示存在自身免疫紊乱,此两种抗体可能介导免疫反应引起甲状腺功能损伤,导致甲状腺功能减退可能,后期需定期检测甲状腺功能及抗体滴度;但 TRAb 阴性,暂不支持原发 Graves 病的诊断,妊娠一过性甲状腺毒症与 Graves 病甲亢的鉴别在于前者 TRAb 阴性,且多数无甲亢临床表现,如弥漫性甲状腺肿、突眼等。

(四)初步诊断

分析上述病史、体格检查、辅助检查结果,支持以下诊断:①妊娠剧吐;②孕 8^{+1} 周;③窦性心动过速;④甲状腺功能亢进症;⑤孕 2 产 1(G2P1);⑥瘢痕子宫。

二、治疗经过

(一)初步治疗

1. 一般治疗　指导患者进食清淡干燥食物,如苏打饼干;避免诱发因素;增强信心。

2. 维生素 B_1　100 mg 肌内注射,每日 1 次,预防韦尼克(Wernicke)脑病。

3. 补液及纠正电解质紊乱　5% 葡萄糖注射液 500 mL+维生素 B_6 100 mg+10% 氯化钾 1.5 g,5% 葡萄糖注射液 500 mL+10% 氯化钾 1.5 g+胰岛素 6 U,0.9% 氯化钠注射液(生理盐水)500 mL+维生素 C 2 g+10% 氯化钾 1.5 g,复方氯化钠注射液 500 mL,碳酸氢钠林格注射液 500 mL,每日 1 次静脉滴注。

4. 止吐　维生素 B_6 片,10 mg,每天 3 次(tid),口服(po),盐酸甲氧氯普胺注射液 10 mg+0.9% 氯化钠注射液 100 mL,每日 2 次静脉滴注。

5. 抑酸、保护胃黏膜　0.9% 氯化钠注射液 100 mL+注射用艾司奥美拉唑钠 40 mg,每日 2 次静脉注射。

6. 保肝　5% 葡萄糖注射液 250 mL+注射用还原型谷胱甘肽 1.2 g,每日 1 次静脉注射。

思维引导:患者恶心、呕吐 16 d,加重 3 d,仅可进食少许流食,体重下降近 10%,体格检查及辅助检查暂不考虑其他脏器及系统的疾病。妊娠剧吐治疗需补液纠正脱水、酸解平衡及电解质紊乱、补充能量,同时给予止吐、维生素 B_1 应用预防 Wernicke 脑病等处理。患者上腹部不适,呕吐物有咖啡色分泌物,考虑胃黏膜撕裂可能,可给予抑酸护胃对症处理,观察病情是否好转,若呕吐好转后仍持续有上腹痛、呕血等症状,则需考虑胃溃疡、胰腺炎等其他器质性疾病可能。患者轻微心慌、心率增快,心电图提示窦性心动过速,心脏彩超未见异常,无心前区疼痛、放射痛、胸闷等症状,考虑循环血容量不足代偿性心率增快可能,若经补液纠正后,症状无好转,则需进一步排查心脏原发病变。妊娠剧吐患者转氨酶水平升高,但通常不超过正常上限值的 4 倍或 300 U/L,血清胆红素水平升高,但不超过 4 mg/dL,血浆淀粉酶和脂肪酶水平升高可达正常值 5 倍,治疗上可选择对症处理或观察;妊娠一过性甲状腺毒症表现为 TSH 水平下降或 FT_4 水平升高,原因在于 hCG 的 α 亚单位与 TSH 基本相似,妊娠后 hCG 水平升高,刺激甲状腺分泌甲状腺激素,继而反馈性抑制 TSH 水平。后续治疗过程中需定期复查明确各脏器功能损伤的恢复情况,若妊娠剧吐好转后肝损伤及窦性心动过速均好转,则无须过多关注,如持续存在,则需进一步明确肝损伤、心律失常的原因。

治疗效果

1. 症状　3 d 后上腹部不适及心慌症状好转，恶心、呕吐稍减轻，但仍每日呕吐 3～4 次，不伴血性分泌物，可少量进食，尿量每日 1 000～1 500 mL。

2. 体格检查　脱水症状改善，神志清楚，心率下降至 90 次/min 左右。

3. 辅助检查　电解质：钾 3.2 mmol/L，钠 132 mmol/L，氯 106 mmol/L；尿酮体（+）。血气分析：pH 7.40，$PaCO_2$ 40 mmHg，PaO_2 92 mmHg，HCO_3^- 24 mmol/L。

（二）病情变化

入院 5 d 后患者仍无法恢复进食，乏力，精神状态欠佳。

复查肝功能：丙氨酸转氨酶 89 U/L↑，天冬氨酸转氨酶 45 U/L↑，γ-谷氨酰转移酶 63 U/L，胆红素正常。

1. 患者病情变化的可能原因及应对

（1）可能原因：患者长期恶心、呕吐，无法进食，体重下降明显，能量严重不足，乏力，精神状态欠佳。

（2）应对：①给予经鼻饲肠内营养或肠外静脉营养。与患者商议后予以静脉营养，50% 葡萄糖注射液 80 mL，10% 葡萄糖注射液 750 mL，脂肪乳 300 mL，8.5% 复方氨基酸 500 mL，丙氨酰谷氨酰胺 50 mL，10% 氯化钾 40 mL，10% 氯化钠注射液 20 mL，10% 葡萄糖酸钙 10 mL，水溶性维生素 1 支，脂溶性维生素Ⅱ 1 支，多种微量元素 10 mL，甘油磷酸钠 20 mL。②止吐药物同前。

2. 思维引导　体格检查患者心率明显下降，辅助检查肝损伤较前好转，上腹部不适症状减轻，原发性肝脏疾病、心脏病、消化道器质性病变可能性不大。经补液纠正循环血容量不足、补充电解质后，脱水症状改善。但患者恶心、呕吐未缓解，无法正常进食，能量摄入不足，乏力、精神状态不佳，考虑进一步补充热量，如葡萄糖、氨基酸、脂肪。方式可选择经鼻饲肠内营养及静脉肠外营养，经鼻饲肠内营养耐受性差，静脉肠外营养作为最后可选择的支持治疗不可长期使用。

治疗 1 周后

（1）无恶心、呕吐症状，精神状态恢复正常，基本可正常饮食。

（2）体格检查：神志清楚，心率 80 次/min，口唇黏膜正常。

（3）血气分析：pH 7.38，$PaCO_2$ 41 mmHg，PaO_2 80 mmHg，HCO_3^- 22 mmol/L。

（4）尿酮体：阴性。

（5）电解质：钾 3.8 mmol/L，钠 136 mmol/L，氯 106 mmol/L。

（6）肝功能：ALT 59 U/L，AST 37 U/L，胆红素正常。

三、思考与讨论

患者孕 6 周出现恶心、呕吐，逐渐加重，至 8 周时出现明显脱水的症状、电解质及酸碱平衡紊乱、尿酮体阳性，符合妊娠剧吐的发展过程。妊娠剧吐为排除性诊断，应与胃肠道疾病、泌尿生殖道疾病、代谢性疾病、神经系统疾病鉴别。胃肠道疾病多数有进食不洁食物的病史或有基础的胃病病史，泌尿系统结石剧烈疼痛时可伴呕吐，合并感染高热时可伴呕吐，代谢性疾病如糖尿病、甲亢，严重时出现酸碱平衡紊乱，可伴呕吐，神经系统疾病恶心、呕吐多伴眩晕、头痛等表现。

妊娠剧吐多发生于血 hCG 水平较高的时期，hCG 可刺激甲状腺激素的分泌，引起一过性甲亢，多数可自行恢复，无须特殊处理，建议孕 20 周左右复查甲状腺功能；妊娠剧吐可并发转氨酶轻中度升高，进食或恶心、呕吐好转后可自行恢复；长期的恶心、呕吐未及时治疗，容易引起维生素 B_1 缺乏，严重时导致 Wernicke 脑病，危及生命。

四、练习题

1. 妊娠剧吐患者终止妊娠的指征有哪些？
2. 妊娠剧吐患者如何选择止吐药物？
3. 妊娠剧吐需要与哪些系统疾病进行鉴别？

五、推荐阅读

[1] 中华医学会妇产科学分会产科学组. 妊娠剧吐的诊断及临床处理专家共识(2015)[J]. 中华妇产科杂志，2015，50(11)：801-804.

（赵会丹）

案例 2 妊娠高血压疾病

一、病历资料

（一）门诊接诊

1. 主诉　停经 32 周，发现血压升高 6 d。

2. 问诊重点　患者孕晚期出现高血压，妊娠高血压疾病病情严重程度跨度广、表现形式多样，可引起母儿多系统的功能损伤。问诊的关键在于早期症状、主要症状、伴随症状要全面，还要询问疾病演变过程、诊治经过、治疗效果等。

3. 问诊内容

（1）诱发因素：有无睡眠障碍、情绪紧张、劳累等诱发因素。

（2）主要症状：①是否有胎儿生长发育迟缓、蛋白尿、胎儿血流频谱异常、胎盘发育异常如小而厚等早期症状。②发病后母体多系统的异常表现及胎儿表现。如中枢神经系统有无头痛、头晕、视力下降；呼吸循环系统有无心慌、胸闷、不能平卧等早期心力衰竭、肺水肿的表现；消化系统有无恶心、呕吐、消化不良、腹胀、上腹痛等肠道水肿、腹水的表现；有无下肢水肿、腹壁水肿等低蛋白血症、代谢紊乱的表现；血液系统有无出血倾向等凝血功能异常、血小板减少的表现；有无胎动减少、宫高增长缓慢等胎盘功能不良的表现。

（3）伴随症状：结合患者具体的高血压的表现来询问伴随症状。如患者有头痛、头晕，是否伴恶心、呕吐、视觉异常，若有持续性头痛伴异常呕吐，需进一步排除脑部疾病，若不伴则可能由高血压导致；患者有胸闷，是否伴咳嗽、咳痰，若有则考虑呼吸道感染可能性大，若不伴则可能由妊娠高血压疾病导致胸腔积液引起；是否伴心慌、痰中带血丝、无法平卧、肺底湿啰音，若有则需进一步评估是否存在心功能不全、肺水肿。

（4）诊治经过：是否用药，用何种药、具体剂量、效果如何，以利于迅速选择药物。

(5)既往史:注意询问患者有无慢性高血压、心脏病、风湿结缔组织病等慢性病病史;有无甲状腺功能异常、血液系统疾病、肾病等。如患者有慢性高血压,孕期加重可并发子痫前期;风湿结缔组织病如系统性红斑狼疮,孕期活动可表现为高血压、尿蛋白、多脏器功能损伤等,需要与妊娠高血压疾病进行鉴别;甲状腺疾病如甲亢控制不佳可出现血压高、心功能不全等高血压的表现;血液系统疾病如特发性血小板减少性紫癜(idiopathic thrombocytopenic purpura,ITP)、再生障碍性贫血等可出现血小板减少,需与妊娠高血压疾病进行鉴别。

(6)个人史:有无吸烟等引起妊娠高血压疾病的高危因素。

(7)婚育史:详细询问生育史,有无反复胚胎停育、既往妊娠高血压疾病、胎盘早剥、胎儿宫内生长受限、早产等病史,指导本次疾病的诊治。

(8)家族史:如慢性高血压等有家族遗传或聚集倾向。

问诊结果

患者 32 岁,育龄女性,无高血压、糖尿病、风湿结缔组织病、血液病等,G2P1,既往因"臀位、足月妊娠"行"子宫下段剖宫产术"。平素月经规律,停经 50 d 左右查彩超提示宫内早孕。孕 5 月自觉胎动至今,外院不规律产检,胎儿颈后透明层厚度(NT)、四维彩超、唐氏筛查、口服葡萄糖耐量试验(OGTT)正常。6 d 前出现头晕、头痛、双下肢水肿,于当地医院测血压 170/100 mmHg,给予口服"拉贝洛尔片 150 mg q8h"降压,血压控制不理想,双下肢水肿逐渐加重,并出现眼睑水肿。今日来医院就诊,现轻微头晕、头痛,无视物不清,无胸闷、上腹不适,无腹痛、阴道流血流液等症状。自停经以来,患者饮食睡眠良好,大小便正常,孕期体重增加约 5 kg。

4. 思维引导　妊娠高血压疾病包括妊娠高血压、子痫前期-子痫、慢性高血压并发子痫前期、妊娠合并慢性高血压 4 种类型。妊娠高血压指 20 周后首次出现高血压,收缩压≥140 mmHg 和/或舒张压≥90 mmHg;尿蛋白检测阴性。妊娠合并慢性高血压指孕妇孕前存在各种原因的继发性或原发性高血压,或在妊娠 20 周前发现血压高,妊娠期无明显加重,或妊娠 20 周后首次发现高血压但持续到产后 12 周以后。子痫前期指妊娠 20 周后孕妇出现血压升高,伴有尿蛋白或无蛋白尿但伴有以下任何 1 种器官或系统受累:心、肺、肝、肾等重要器官,或血液系统、消化系统、神经系统的异常改变,胎盘-胎儿受到累及等。子痫前期孕妇出现下述任一表现为重度子痫前期(severe pre-eclampsia)。①血压持续升高不可控制:收缩压≥160 mmHg 和/或舒张压≥110 mmHg。②持续性头痛、视觉障碍或其他中枢神经系统异常表现。③持续性上腹部疼痛及肝包膜下血肿或肝破裂表现。④转氨酶水平异常:ALT 或 AST 水平升高。⑤肾功能受损:尿蛋白定量>2.0 g/24 h;少尿(24 h 尿量<400 mL,或每小时尿量<17 mL),或血肌酐水平>106 μmol/L。⑥低蛋白血症伴腹水、胸腔积液或心包积液。⑦血液系统异常:血小板计数呈持续性下降并低于 100×10^9/L;微血管内溶血,表现有贫血、血乳酸脱氢酶(LDH)水平升高或黄疸。⑧心力衰竭。⑨肺水肿。⑩胎儿生长受限或羊水过少、胎死宫内、胎盘早剥等。子痫指子痫前期基础上发生不能用其他原因解释的强直性抽搐。

根据患者的病史及辅助检查结果对患者的妊娠高血压疾病给出具体的诊断。鉴别诊断的点主要在于以下几个方面:①高血压出现的时间,以及持续的时间。若高血压发生于妊娠之前或妊娠 20 周前,妊娠状态对机体影响较小的阶段、结束妊娠一段时间仍无法恢复,则考虑高血压的原因与妊娠状态关系不大,倾向于慢性高血压。反之若高血压发生于妊娠 20 周后对机体代谢、循环等影响较大、胎盘功能活跃的时期,终止妊娠高血压得以恢复,倾向于妊娠期的高血压。具体诊断为若高血压发生在妊娠前或妊娠 20 周之前或持续到产后 12 周以后,诊断慢性高血压;若高血压发生在妊娠 20 周之后,产后 12 周内恢复,则诊断妊娠高血压或子痫前期。②病情轻重程度的鉴别在于是否合并脏器功能损伤，若合并，则诊断为重度；若不合并，考虑轻度。

患者妊娠晚期，高血压、水肿，需与其他引起高血压水肿的疾病进行鉴别。妊娠合并慢性肾炎：孕前或孕早期有肾炎病史，血压升高不明显，尿中有蛋白和管型，血尿酸无改变。

（二）体格检查

1. 重点检查内容及目的　妊娠高血压疾病表现为多脏器或系统的损害。体格检查时需注意妊娠高血压疾病时常受累的器官的体征，如低蛋白全身水肿的表现：眼睑、球结膜、腹壁、下肢等水肿；肺水肿或合并早期心力衰竭时可能存在呼吸音粗或肺底湿啰音；胸腔积液存在时可能存在肺不张呼吸音减弱；血液系统受累血小板减少时可能出现散在的出血点；消化系统消化能力下降时可能出现肠鸣音减弱；大量腹水时可能出现移动性浊音阳性；在当地医院治疗应用过硫酸镁的患者注意有无膝反射、腱反射的减弱或消失；胎盘-胎儿受到累及时宫底高度小于孕周等表现。

体格检查

T 36.9℃，R 21 次/min，P 89 次/min，BP 156/101 mmHg，身高 159 cm 体重 89 kg。

神志清楚，自主体位，全身皮肤黏膜无黄染、皮下出血。眼睑水肿、球结膜水肿。双肺呼吸音清，无干、湿啰音。心前区无隆起，心尖搏动正常，心浊音界正常，心率 89 次/min，律齐，心脉率一致，各瓣膜听诊区未闻及杂音。腹膨隆，下腹部可及一长约 13 cm 横行手术瘢痕，中下腹部腹壁水肿，无腹壁静脉曲张，无胃肠型，无蠕动波，腹式呼吸存在，移动性浊音(-)。全腹无压痛，肝、脾肋缘下均未触及。双下肢水肿(++)。

产科检查

宫高 27 cm，腹围 104 cm，胎心率 140 次/min。现无宫缩，无阴道出血、流液等不适。余体格检查正常。

2. 思维引导　经上述检查有全身多处水肿的体征，提示患者可能存在低蛋白血症、多浆膜腔积液；患者宫底的高度小于孕周，提示需进一步核实孕周。若核实孕周无误提示可能存在胎儿宫内生长受限或羊水过少，进一步做实验室或影像学检查以明确诊断。

（三）辅助检查

1. 主要内容及目的

(1)血常规：明确有无妊娠期贫血，评估是否存在妊娠高血压疾病引起的血小板降低。

(2)尿常规、24 h 尿蛋白定量：明确是否存在蛋白的漏出，以及量的多少。

(3)肝功能、肾功能、电解质：明确是否存在肝、肾功能损伤，评估病情的严重程度及内环境。

(4)凝血功能：明确有无妊娠期高凝状态，辅助判断有无胎盘早剥等引起凝血功能异常的并发症。

(5)心电图、心脏彩超、心肌酶、脑钠肽(BNP)：评估有无心脏受累，排除心脏基础疾病。

(6)血脂、血糖：评估有无代谢异常。

(7)甲状腺功能：对于未规律产检或既往甲状腺功能异常的孕妇，注意检查评估目前的甲状腺功能状态。

(8)肝、胆、胰、脾、泌尿系统、胸腹部超声：明确是否存在肝包膜下血肿、脂肪肝，妊娠期发病率较高的泌尿系统积水等。

(9)胎儿及附属物的超声检查：胎儿血流频谱多普勒评估胎儿大小、羊水量、脐动脉、子宫动脉、静脉导管、胎儿大脑中动脉血流，评估胎盘功能状态及是否存在胎儿宫内窘迫。

(10)视病情发展排查自身免疫病、易栓症，进行头颅 MRI、眼底检查。评估妊娠高血压疾病的原因及对眼底和颅脑的影响。

辅助检查

(1)血常规:WBC 9.48×10^9/L,N% 77%,RBC 4.53×10^{12}/L,Hb 127 g/L,PLT 211×10^9/L。

(2)尿常规、24 h 尿蛋白定量:尿蛋白(++),24 h 尿蛋白总量 2.11 g。

(3)肝功能、肾功能、电解质:丙氨酸转氨酶 13 U/L,天冬氨酸转氨酶 21 U/L,白蛋白(ALB)25.5 g/L,总胆红素(TBil)11.80 μmol/L,直接胆红素(DBil)5.60 μmol/L,间接胆红素(IBil)6.2 μmol/L,尿素(Ur)3.74 mmol/L,肌酐(Cr)53 μmol/L,尿酸(UA)407 μmol/L,乳酸脱氢酶(LDH)252 U/L;电解质未见异常。

(4)凝血功能:凝血酶原时间(PT)9.60 s,活化部分凝血活酶时间(APTT)27.00 s,纤维蛋白原测定(FIB)3.75 g/L,凝血酶时间(TT)12.70 s,D-二聚体(D-Dimer)0.21 mg/L,纤维蛋白(原)降解产物(FDP)2.25 mg/L。

(5)心电图、心脏彩超、心肌酶、脑钠肽:大致正常心电图。心脏彩超未见异常。心肌酶:肌酸激酶(CK)126 U/L 肌酸激酶同工酶(CK-MB)14.7 U/L,LDH 240 U/L,脑钠肽(BNP)134.70 pg/mL。

(6)血脂、血糖:血清总胆固醇(T-CHO)5.58 mmol/L,甘油三酯(TG)3.79 mmol/L,载脂蛋白 A-1(ApoA-1)2.12 g/L,载脂蛋白 B(ApoB)1.15 g/L。

(7)甲状腺功能:T_4 129 nmol/L,FT_4 11.9 pmol/L,TSH 2.3 μIU/mL。

(8)肝、胆、胰、脾、泌尿系统、胸腹部超声:均未见异常。

(9)胎儿及附属物的超声检查、胎儿血流频谱多普勒:宫内妊娠,晚孕,单胎,存活,胎儿脐带绕颈一周(双顶径 77 mm,头围 283 mm,腹围 249 mm,股骨长 54 mm),估计胎儿体重 1 362 g,位于 0.6 百分位。母体左侧子宫动脉脉冲指数(PI)增高。

(10)结缔组织病全套:抗核抗体、抗心磷脂抗体等均阴性,未发现异常阳性抗体。

2. 思维引导　根据该患者妊娠 32 周,尿蛋白(++),诊断考虑为子痫前期,同时胎儿彩超提示胎儿宫内生长受限,存在胎盘胎儿受累的表现,考虑为重度子痫前期。目前其他脏器如肝、肾、血液系统、心脏无明显脏器功能损伤的表现。既往无急慢性肾炎病史,查肾功能正常,排除慢性肾炎;肝功能及血肌酐正常,可排除肝、肾衰竭。

(四)初步诊断

分析上述病史、体格检查、辅助检查结果,支持以下诊断:①重度子痫前期;②宫内孕 32 周;③胎儿生长受限;④低蛋白血症;⑤瘢痕子宫;⑥孕 2 产 1(G2P1)。

二、治疗经过

(一)初步治疗

1. 治疗方案

(1)低流量吸氧(2 L/min)每天 2 次,一次 1 h。

(2)拉贝洛尔 150 mg 3～4 次/d,若血压控制不佳,加用硝苯地平片 10 mg 3～4 次/d 或硝苯地平控释片 30 mg 12 h 1 次。根据血压进行调整。

(3)硫酸镁 5 g,5% 葡萄糖注射液 100 mL 快速静脉滴注;之后硫酸镁 10～15 g,5% 葡萄糖注射液 500 mL,微量泵泵入,速度 1～2 g/h。

(4)地塞米松 6 mg,肌内注射 12 h 1 次,共 4 次。

(5)地西泮 5 mg,口服,晚上睡觉前必要时用。

2. 思维引导 患者诊断明确,重度子痫前期,应给予镇静、解痉、降压、预防子痫、地塞米松促胎肺成熟治疗,严密监测母儿的情况。患者超声提示胎儿宫内生长受限,子宫动脉阻力增高,可予以低流量间断吸氧。生化检查提示低蛋白血症,尿蛋白(++),可嘱患者适当高蛋白饮食。定期监测母体血压、尿量、血常规、肝功能、肾功能、尿蛋白、胸腹水、胎儿大小、电子胎心监护、血流频谱,若病情变化及时调整治疗方案。

治疗效果

症状:3 d 后患者血压逐渐稳定,位于血压控制目标范围 130~155 mmHg/80~105 mmHg,头痛、头晕症状减轻。

体格检查:神志清楚,眼睑、球结膜、腹壁、下肢仍水肿,下肢指压痕阳性。

辅助检查:3 d 后复查胸腹水彩超及胎儿附属物、胎儿血流频谱彩超检查,结果提示双侧胸腔少量胸腔积液(左侧深约 18 mm,右侧 22 mm),胎儿羊水偏少,指数 67 mm。胎儿血流频谱提示双侧子宫动脉搏动指数(PI)值增高,脐动脉收缩期峰值流速/舒张末期血流速度(S/D)增高,4.2。复查 24 h 尿蛋白定量,上升至 3.5 g。复查肝功能、肾功能、血常规均未见异常。

(二)病情变化

入院第 5 天,患者诉胎动减少,电子胎心监护提示:基线 120 次/min,变异缺失,反应欠佳。遂完善胎儿附属物、胎儿血流频谱彩超检查,结果提示胎儿羊水过少,指数 47 mm,胎儿血流频谱提示双侧子宫动脉 PI 值增高,脐动脉舒张期血流消失。

1. 患者病情变化的可能原因及应对

(1)可能原因:胎儿宫内缺氧加重,出现胎儿宫内窘迫。

(2)应对:与患者家属沟通病情,促胎肺成熟方案已完成,予以剖宫产终止妊娠。遂在椎管内麻醉下行子宫下段剖宫产术,术中剖娩一女活婴,体重 1 450 g,阿普加评分 1 min 6 分、5 min 9 分,羊水约 200 mL。胎盘中央可见一大小约 5 cm×2 cm 暗红色血性压迹。术后给予控制血压、硫酸镁应用预防子痫、促进子宫收缩、预防感染、低分子量肝素抗凝预防血栓、纠正低蛋白血症、补液等对症治疗。

2. 思维引导 患者重度子痫前期主要表现为胎盘胎儿受累及尿蛋白水肿。治疗期间应密切关注着重监测受累器官的状态。患者胎动减少,胎心监护变异反应欠佳。胎儿彩超羊水过少,血流频谱子宫动脉及脐动脉血流频谱异常,胎儿宫内窘迫证据充分。胎儿宫内窘迫须终止妊娠。考虑既往剖宫产史,现孕近 33 周,宫颈条件不成熟,短时间内无法经阴道分娩,且胎儿宫内缺氧,无法耐受阴道试产可能,予以放宽剖宫产指征,手术终止妊娠。

三、思考与讨论

1. 诊断与鉴别诊断 患者孕晚期出现血压高、全身水肿、尿蛋白(++),胎儿生长受限,支持重度子痫前期的诊断,应与慢性高血压合并妊娠、慢性高血压并发子痫前期、妊娠高血压相鉴别,鉴别点主要在于高血压发生的时机及持续的时间、是否有重要脏器的功能损伤。

2. 临床表现 妊娠高血压疾病的表现形式多样、轻重程度不一,临床上每位患者的表现均不尽相同。有以血压升高为主要表现的重度妊娠高血压,有以胎儿生长受限、羊水少、胎儿宫内窘迫等胎盘功能受累为主要表现的,有以脏器功能损伤如转氨酶升高、心功能不全等为主要表现的,有以中枢神经系统受累如持续性头痛不缓解、可逆性后部白质脑病综合征等为主要表现的。临床上需着重关注受累器官的损伤进展程度。

3. 病程不一 妊娠高血压疾病的病程不尽相同。出现孕周越早，病情越重，进展越快。出现孕周越晚，病情越轻，进展越慢。临床上初次就诊时评估要全面，根据患者病情进展的快慢安排评估的频率。出现病情进展快、治疗效果不佳、HELLP 综合征、心力衰竭、胎盘早剥、子痫、胎儿宫内窘迫等并发症时需及时终止妊娠。

四、练习题

1. 重度子痫前期的诊断标准是什么？
2. 子痫前期的临床表现有哪些？
3. 硫酸镁的用药指征及注意事项有哪些？
4. 子痫前期患者终止妊娠的时机是何时？
5. 子痫前期有哪些高危因素？如何预防？

五、推荐阅读

[1] 中华医学会妇产科学分会妊娠期高血压疾病学组. 妊娠期高血压疾病诊治指南(2020)[J]. 中华妇产科杂志,2020,55(4):227-238.

（赵会丹　赵先兰）

案例 3 妊娠期肝内胆汁淤积

一、病历资料

（一）门诊接诊

1. 主诉 停经 8 月余，四肢及腹部皮肤瘙痒 2 周。

2. 问诊重点 皮肤瘙痒特点，包括部位、各部位的顺序、昼夜变化、诱发因素，主要症状及伴随症状特点、疾病演变过程、诊治经过、治疗效果等。

3. 问诊内容

(1)诱发因素：有无接触变应原等诱发因素。

(2)主要症状：皮肤瘙痒常见于妊娠痒疹、湿疹、妊娠期肝内胆汁淤积(intrahepatic cholestasis of pregnancy,ICP)等，注意询问有无合并皮疹、皮损，同时应询问伴随症状，有无发热、乏力、皮肤黄染、恶心、呕吐、腹泻等。瘙痒症状有无规律：变应性皮疹皮肤瘙痒见于接触某些变应原后加重；湿疹反复发作，无明显诱发因素；妊娠期肝内胆汁淤积的皮肤瘙痒不伴明显的原发皮损，可见抓痕，白昼轻，夜间加剧，首发于手掌脚掌部位，逐渐向近端延伸。

(3)伴随症状：有无腹泻、乏力、皮肤黄染等伴随症状，若有恶心、呕吐、上腹部不适、皮肤巩膜黄染，结合患者是否有肝炎病史及病程长短，若有肝炎病史且本次发病病程时间相对较长，多考虑慢性乙型肝炎活动期；若无肝炎病史，发病时间数天，考虑妊娠期急性脂肪肝不能除外，需进一步结合辅助检查结果进行评估。若无消化道症状或全身症状，仅表现为局部的皮损、皮疹，则考虑皮肤疾病可能性大。有无发热，发热提示感染，是重症肝炎、病情加重等情况的诱发因素。

(4)诊治经过：是否用药，用何种药、具体剂量、效果如何，以利于迅速选择药物。

(5)既往史：若孕妇本身有基础皮肤疾病，如反复湿疹、荨麻疹，则考虑原发病发作可能；若患者有慢性肝炎病史，则需考虑肝病是否处于活动期。既往有无高血压、糖尿病、甲状腺疾病等孕前常见、影响母儿结局的基础疾病，若有，则需加强基础疾病的管理与鉴别。如患者合并慢性高血压，出现肝功能损伤、凝血功能异常的表现须警惕高血压并发子痫前期、HELLP 综合征的可能。

(6)个人史：患者暴露于变应原的环境易诱发荨麻疹、湿疹等；疫情防控期间注意有无疫区的接触史。

(7)家族史：如慢性高血压有家族遗传倾向，肝炎有家族聚集等。

问诊结果

患者育龄女性，职业无特殊，无肝病、慢性肾病、高血压、冠心病等。平素月经规律，停经30 多天自测尿 hCG 阳性。孕早期无毒物、药物、放射性接触史。停经 4 月余自觉胎动，活跃至今。孕期未规律产检，NT 彩超、唐氏筛查、OGTT 未做，四维彩超未见明显异常；孕中期无头晕、头痛、视物不清，无腹痛、阴道出血等情况。半个月前出现四肢及腹部瘙痒，不伴红疹、皮损等，天气炎热时加重，可忍受，未诊治。1 d 前就诊于当地医院，实验室检查示丙氨酸转氨酶 270 U/L，天冬氨酸转氨酶 184 U/L，血红蛋白 82 g/L；彩超示肝内稍强回声（考虑肝血管瘤）。给予补液、地塞米松针 6 mg q12 h 肌内注射促胎肺成熟等治疗。现孕 35^{+3} 周，无腹痛，无阴道出血及流液，为进一步诊治，来院。自停经以来，患者食欲正常，睡眠正常，大小便正常，精神正常，体重增加 9 kg。妊娠 4 次，生产 2 次，2014 年因阴道试产失败于当地县人民医院行剖宫产术，2015 年因个人原因行人工流产术 1 次，2018 年因巨大儿、瘢痕子宫于当地县人民医院行剖宫产术，无节育、绝育。育有 2 子，均体健。

4. 思维引导　患者有皮肤瘙痒半个月，天气炎热时加重，1 d 前于当地医院就诊查转氨酶增高。皮肤病多数出现局部皮肤的皮疹、皮损、红、脱屑等原发部位皮肤局部的表现，可结合患者瘙痒部位的局部情况予以诊断或排除，必要时结合局部活检的病理结果予以鉴别；孕期的肝损伤常见的原因包括妊娠期高血压疾病（如子痫前期、HELLP 综合征）、肝炎活动期或慢性肝炎急性发作、妊娠期急性脂肪肝、妊娠剧吐或药物引起的一过性肝损伤、妊娠期肝内胆汁淤积、全身疾病（如系统性红斑狼疮的脏器损害）等；该患者无肝炎病史，肝损伤的原因是否由肝炎引起需进一步完善病原学标志物、必要时结合病毒核酸检测等相关检查予以明确；患者既往妊娠及孕前均无高血压病史，但本次是否由妊娠高血压疾病导致，尚需结合血压、尿蛋白、其他脏器功能的检查结果予以明确，但高血压患者多数不合并皮肤瘙痒症状；肝炎活动期或慢性肝炎急性发作，多数患者伴皮肤黄染、巩膜黄染等胆红素增高的表现，可伴有恶心、乏力等症状，该患者暂不支持。妊娠期肝内胆汁淤积常见的症状为无皮损的皮肤瘙痒，血清胆汁酸增高，该患者高度怀疑，尚需结合生化检查进一步确诊。

（二）体格检查

1. 重点检查内容及目的　患者妊娠期肝内胆汁淤积的可能性大，应注意血压尿蛋白的监测、肝炎病史及病毒标志物的排查。有无胆红素增高、凝血功能障碍出血、低蛋白血症等肝损伤的体征，如皮肤巩膜黄染、瘀点瘀斑、全身水肿；四肢及腹部瘙痒部位是否有皮疹、皮损及抓痕，皮疹及皮损提示皮肤病的可能，若无皮损皮疹仅可见抓痕，提示全身疾病引起皮肤瘙痒的可能性大。

体格检查

T 36.4 ℃,R 20 次/min,P 98 次/min,BP 122/69 mmHg,身高 160 cm,体重 79 kg。

神志清楚,贫血貌,全身皮肤黏膜无黄染,无皮疹、皮下出血、皮下结节,无肝掌、蜘蛛痣。结膜无充血、水肿。巩膜无黄染、斑点。颈静脉无怒张,肝颈静脉回流征阴性,气管居中,浅表淋巴结不大,胸廓对称,双肺呼吸音清,无干、湿啰音,心界不大,心率 98 次/min,律齐,各瓣膜听诊区未闻及明显异常。腹软,无压痛,肝、脾肋缘下未触及,移动性浊音阴性,下腹部可及长约 15 cm 陈旧性手术瘢痕,双下肢轻度水肿,指压痕阳性,无杵状指(趾)。

产科检查

宫高 32 cm,腹围 112 cm,胎心率 150 次/min,无宫缩,未见红,未破膜,骨产道未触及明显异常,内诊:宫颈消退 30%,宫口未开,位置居后,质中,先露头,高浮。

2. 思维引导 经上述检查患者贫血貌,无皮肤黄染、出血、严重水肿等其他肝炎或妊娠高血压疾病相关体征,需进一步行实验室检查及影像学检查,明确诊断。患者无皮肤瘙痒部位皮损及皮疹的表现,原发皮肤疾病的证据不足。双下肢水肿是孕晚期增大的子宫压迫静脉影响血液回流所致还是合并低蛋白血症、肾损伤引起尚需进一步检查明确。妊娠期急性脂肪肝、自身免疫性肝病、系统性红斑狼疮、妊娠期肝内胆汁淤积等可能引起肝损伤的疾病需进一步结合辅助检查进行鉴别。

(三)辅助检查

1. 主要内容及目的

(1)血常规:进一步明确有无感染、贫血、血小板的情况;鉴别诊断,如妊娠期高血压疾病可能引起的血小板减少,长期肝炎病史、肝硬化可能出现血小板减少。

(2)肝功能和肾功能:包括 AST、ALT、γ-谷氨酰转移酶、总胆红素、直接胆红素、间接胆红素,尿素氮、肌酐等,进一步明确肝损伤程度,以及有无肾损伤。

(3)凝血功能:协助判断肝损伤的程度,若肝损伤严重,可能会影响肝合成凝血因子的能力,出现凝血功能障碍。

(4)血清总胆汁酸测定:有利于诊断、评估病情的严重程度。

(5)病毒学检测:包括肝炎病毒系列如乙型肝炎病毒、丙型肝炎病毒、丁型肝炎病毒、戊型肝炎病毒及 EB 病毒、巨细胞病毒等。

(6)自身免疫性肝炎系列抗体检测:排除自身免疫性肝炎。

(7)尿常规:明确是否有尿蛋白、尿胆红素及尿胆原,与妊娠高血压疾病、肝炎等进行鉴别。

(8)血糖测定:协助判定肝损伤程度,如肝损伤严重可能会出现肝糖原合成减少,血糖调节紊乱;妊娠期急性脂肪肝等严重肝损伤性疾病时会出现血糖降低。

(9)肝、胆、胰、脾彩超:排除肝或胆囊等的基础疾病。

(10)胎儿及附属物的超声检查、胎儿血流频谱多普勒:评估胎儿大小、羊水量、脐动脉、子宫动脉、静脉导管、胎儿大脑中动脉血流,评估胎盘功能状态及是否存在胎儿宫内窘迫。

辅助检查

(1)血常规:WBC 15.88×10^9/L,N% 84%,RBC 3.32×10^{12}/L,Hb 82 g/L,PLT 336×10^9/L。

(2)肝功能、肾功能:ALT 333 U/L,AST 255 U/L,ALB 33 g/L,GGT 45 U/L,碱性磷酸酶

(ALP) 224 U/L, TBil 9.1 μmol/L, DBil 6.0 μmol/L, IBil 3.1 μmol/L; Ur 3.64 mmol/L, Cr 52 μmol/L。

(3)凝血功能:PT 9.30 s, APTT 26.00 s, FIB 4.2 g/L, TT 11.90 s, D-二聚体 0.31 mg/L, FDP 1.45 mg/L。

(4)总胆汁酸:74 μmol/L。

(5)病毒学检查:乙肝表面抗原(-),丙肝病毒抗体(-),甲肝、戊肝病毒抗体均(-)。

(6)自身免疫性肝炎抗体:阴性。

(7)尿常规:尿胆原正常,胆红素(-),尿蛋白(-)。

(8)血糖(GW):随机血糖 5.6 mmol/L。

(9)肝、胆、胰、脾超声:未见异常。

(10)胎儿及附属物的超声检查:双顶径 89 mm,头围 308 mm,股骨长 69 mm,羊水指数 89 mm,胎心率 139 次/min, S/D 1.9。颈部可见“W”形脐带压迹,彩色多普勒血流成像(CDFI):颈部可见彩色血流环绕。意见:宫内孕,单活胎,头位,胎儿脐带绕颈 2 周。胎儿血流频谱多普勒示双侧子宫动脉、脐动脉、静脉导管、胎儿大脑中动脉频谱未见异常。

2. 思维引导　根据该患者肝炎病史,无高血压、尿蛋白等妊娠高血压疾病的表现,无肝炎病毒、嗜肝病毒感染的证据,排除妊娠高血压疾病、病毒性肝炎引起。凝血功能、肾功能、血糖正常,不考虑妊娠期急性脂肪肝。血清总胆汁酸升高,结合瘙痒的特点,考虑妊娠期肝内胆汁淤积。白蛋白、肾功能基本正常,下肢水肿不考虑低蛋白血症、肾功能不全引起,考虑为妊娠晚期子宫增大压迫静脉影响血液回流所致。患者白细胞升高,考虑与妊娠生理情况下处于轻度反应状态有关,若无各系统感染的临床表现,可暂观察。

(四)初步诊断

分析上述病史、体格检查、辅助检查结果,支持以下诊断:①妊娠期肝内胆汁淤积;②宫内孕 35^{+3}周;③中度贫血;④孕 4 产 2(G4P2);⑤瘢痕子宫;⑥脐带缠绕。

二、治疗经过

(一)初步治疗

1. 治疗方案

(1)电子胎心监测:每日 1 次;左侧卧位,计数胎动。

(2)熊去氧胆酸胶囊 0.5 g,每日 2 次,亦可按 15 mg/(kg·d)。

(3)S-腺苷蛋氨酸 500 mg+5% 葡萄糖注射液 500 mL,每日 1 次静脉滴注。

(4)地塞米松 6 mg q12h,肌内注射,共 4 次。

(5)还原性谷胱甘肽 1.2 g+5% 葡萄糖注射液 250 mL,静脉滴注,每日 1 次。

(6)炉甘石洗剂,四肢及腹部皮肤,外用止痒治疗。

(7)蔗糖铁 0.2 g+0.9% 氯化钠注射液 100 mL,静脉滴注,不超过 3 次/周,纠正贫血。

(8)定期复查肝功能、胆汁酸,胎儿彩超及血流频谱检查。

2. 思维引导　患者肝损伤,血清胆汁酸升高,排除病毒性肝炎、妊娠高血压疾病、自身免疫性肝炎、系统性红斑狼疮等疾病引起,同时影像学无肝外胆管梗阻引起胆汁淤积的证据,考虑妊娠期肝内胆汁淤积。血清胆汁酸水平改变是妊娠期肝内胆汁淤积最主要的实验室证据,妊娠期肝内胆汁淤积的转氨系列检查主要表现为 ALT、AST 的轻中度升高,ALT 比 AST 更敏感,部分患者 GGT 及胆红素水平升高，胆红素水平的升高以直接胆红素为主。治疗予以一般处理、母胎监测、降胆汁酸，保肝治疗，以及局部瘙痒的对症处理。同时予以地塞米松促胎肺成熟治疗。

治疗效果

1. 症状　3 d 后瘙痒症状减轻。

2. 体格检查　轻度贫血貌，全身皮肤黏膜无黄染，心肺听诊未见明显异常，双下肢水肿（+），指压痕阳性。未触及明显宫缩，未见红，未破水。

3. 辅助检查　复查肝功能及总胆汁酸，结果示丙氨酸转氨酶 273 U/L，天冬氨酸转氨酶 212 U/L，白蛋白 31 g/L，谷氨酰转移酶 55 U/L；总胆汁酸 54 μmol/L。胎儿及附属物超声：胎儿大小与孕周相符，羊水量正常，子宫动脉、脐动脉、静脉导管、胎儿大脑中动脉频谱未见异常。电子胎心监护：无应激试验（NST）反应型。

（二）终止妊娠时机及方式

入院第 7 天，患者自诉胎动减少，再次复查肝功能及胆汁酸，丙氨酸转氨酶 213 U/L，天冬氨酸转氨酶 162 U/L，血清总胆汁酸 30 μmol/L；复查血常规，血红蛋白 90 g/L；电子胎心监护提示 NST 可疑型。

1. 患者终止妊娠时机及方式的选择　孕 36^{+4} 周，患者既往 2 次剖宫产病史，现无产兆，已完成促胎肺成熟，现胎动减少，胎心监护可疑型，与患者及家属沟通病情后，予以剖宫产终止妊娠。

手术经过

在椎管内麻醉下行第 3 次子宫下段剖宫产术，术中见子宫下段菲薄，以头位顺利剖娩一女活婴，阿普加评分 1 min 9 分、5 min 9 分，羊水呈黄色，吸净羊水约 500 mL，胎盘、胎膜、蜕膜均黄染，剥离面渗血，给予间断缝合止血，手术过程顺利，术后给予抗生素预防感染、促宫缩、保肝、补液支持治疗。

2. 思维引导　患者诊断明确，妊娠期肝内胆汁淤积症重度，经过治疗后转氨酶及胆汁酸均明显下降，总胆汁酸下降至 40 μmol/L 以下，但重度妊娠期肝内胆汁淤积孕周已近 37 周，胎心监护可疑型，按诊治指南需终止妊娠。

终止妊娠方式，考虑患者既往剖宫产 2 次，且无产兆，无阴道试产机会，手术指证明确，予以剖宫产终止妊娠。对于重度妊娠期肝内胆汁淤积患者，若无阴道试产禁忌，37 周前自然临产，或轻度妊娠期肝内胆汁淤积患者，孕足月自然临产，可考虑在严密监测下阴道试产。

剖宫产术后治疗

患者瘙痒症状于剖宫产术后自然消失。

术后第 1 天晨复查肝功能及胆汁酸，ALT 188 U/L，AST 76 U/L，GGT 31 U/L，ALB 33.6 g/L，总胆汁酸 1.70 μmol/L。血常规示 WBC 12.8×10^9/L，N% 78%，Hb 80 g/L，PLT 296×10^{12}/L。

术后第 9 天复查肝功能：ALT 29 U/L，AST 17 U/L，总胆汁酸 1.20 μmol/L，TBil 8.3 μmol/L。

新生儿常规护理及疫苗接种，无呼吸窘迫、病理性黄疸等并发症。

三、思考与讨论

本患者妊娠晚期出现皮肤瘙痒、转氨酶升高、总胆汁酸升高，排除病毒性肝炎、妊娠高血压疾病、自身免疫性肝炎等疾病后，诊断为妊娠期肝内胆汁淤积。经一般处理、降胆汁酸、S-腺苷蛋氨酸、保肝、地塞米松促胎肺成熟治疗后，于近37周行剖宫产终止妊娠，母儿结局良好。

妊娠期肝内胆汁淤积是一种妊娠特发性疾病，一般发生于妊娠中晚期，但妊娠早中期也可能发病，主要表现为不伴皮损、皮疹的皮肤瘙痒、轻中度肝损伤、血清总胆汁酸升高，可伴胆红素升高、γ-谷氨酰转移酶升高，于胎儿娩出后自然恢复，症状消失。妊娠期肝内胆汁淤积的肝功能损害为一过性，终止妊娠后不遗留远期并发症。对胎儿的影响表现为胎儿宫内窘迫、胎盘功能减退、早产，严重时胎死宫内、死产等。

妊娠期肝内胆汁淤积的诊断为排除性诊断，需排除病毒性肝炎、妊娠高血压疾病、自身免疫性肝炎、妊娠期急性脂肪肝、原发性胆道疾病、系统性红斑狼疮等全身性疾病，特异性的生化指标为血清总胆汁酸升高。但临床上对于瘙痒症状明显、转氨酶升高的患者，妊娠终止后很快恢复，排除其他疾病后，即使血清总胆汁酸正常亦可以考虑妊娠期肝内胆汁淤积的诊断。

妊娠期肝内胆汁淤积引起的胎儿宫内窘迫、胎死宫内原因考虑胎盘绒毛血管的痉挛收缩，以及胆汁淤积对胎儿心脏传导系统的直接损害两个方面。胎儿宫内窘迫多表现为急性胎儿窘迫或突发的胎死宫内，目前临床上监测胎儿宫内安危状况的技术包括无应激试验、频谱多普勒（子宫动脉、脐动脉、静脉导管、胎儿大脑中动脉）、生物物理评分、胎动计数等，但均无法准确地预测宫内不良事件的发生。

四、练习题

1. 简述妊娠期肝内胆汁淤积患者终止妊娠的时机。
2. 妊娠期肝内胆汁淤积患者剖宫产终止妊娠的指征有哪些？
3. 妊娠期肝内胆汁淤积需与哪些疾病进行鉴别？

五、推荐阅读

[1] JOANNA CIRLING, CAROLINE L KINIGHT, LUCY CHAPPELL. Intrahepatic cholestasis of pregnancy: Green-top Guideline No. 43 June 2022[J]. BJOG, 2022, 129(13): e95-e114.

[2] SOCIETY FOR MATERNAL-FETAL MEDICINE, LEE R H, MARA G, et al. Society for Maternal-Fetal Medicine Consult Series #53: Intrahepatic cholestasis of pregnancy: Replaces Consult #13, April 2011[J]. Am J Obstet Gynecol, 2021, 224(2): B2-B9.

[3] 贺晶，杨慧霞，段涛，等. 妊娠期肝内胆汁淤积症诊疗指南（2015）[J]. 中华妇产科杂志，2015，50(7): 481-485.

（赵会丹）

案例4 妊娠期急性脂肪肝

一、病历资料

(一)门诊接诊

1. 主诉 停经 36^{+4} 周,尿色发黄 7 d,全身黄染 3 d。

2. 问诊重点 核对孕周,孕期是否定期产检,重要产检项目结果,主要症状及伴随症状特点,疾病变化过程、诊治经过,既往是否存在基础疾病。

3. 问诊内容

(1)诱发因素:有无营养不良,近期有无病毒感染,有无药物、毒物接触史。

(2)主要症状:尿色发黄并进一步发展至全身黄染,妊娠晚期出现进行性加重的黄疸,首先考虑妊娠合并肝病可能。为进一步鉴别肝病特点,重点询问症状出现前有无诱发因素,有无服用特殊药物或食物,排除药物性肝损伤可能。症状出现的时间及病情进展的快慢提示疾病的严重程度,有助于后续疾病诊断。

(3)伴随症状:有无恶心、呕吐、食欲减退、腹痛等上消化道症状,妊娠期急性脂肪肝、妊娠合并重症肝炎、妊娠合并急性胰腺炎、妊娠合并胆囊炎可能出现类似症状。有无皮肤瘙痒,妊娠期肝内胆汁淤积多有此症状。有无血压升高、头痛、水肿、视物模糊等,妊娠高血压疾病、HELLP 综合征多见上述症状。

(4)诊治经过:院外治疗经过,是否用药,具体剂量,辅助检查结果。

(5)既往史:重点排除有无病毒性肝炎、自身免疫性肝病、胆囊炎等病史。

(6)个人史:化学性物质、放射性物质、有毒物质接触史;性生活史。

(7)月经史:月经初潮年龄、周期及经期长短,月经性状。

(8)婚育史:婚姻状况,孕产次,既往分娩方式,既往妊娠过程有无特殊。

(9)家族史:有无家族性遗传病史,有无类似病史。

问诊结果

患者 31 岁,育龄期女性,已婚,以"停经 36^{+4} 周,尿色发黄 7 d,全身黄染 3 d"为主诉于 2019-10-25 23:09 急诊入院,平素月经规律,末次月经(LMP)2019-02-12,预产期(EDC)2019-11-19,孕期定期产检,NT、唐氏筛查、四维彩超、OGTT 无异常。7 d 前无明显诱因发现尿色发黄,无其余不适,未就诊。3 d 前出现全身黄染,伴上腹部不适、恶心、干呕、食欲减退,无发热、头痛、腹痛、皮肤瘙痒等不适,未就诊。3 h 前上述症状较前加重,无阴道出血及流液,到当地医院就诊,测随机血糖 3.1 mmol/L,胎心监护提示胎心偶发减速,最低 100 次/min,急诊转至上级医院。既往体健,无高血压、糖尿病病史,无病毒性肝炎等传染病病史,未服用特殊药物食物。孕 1 产 0(G1P0)。余病史无特殊。

4. 思维引导 患者年轻女性,初产妇,既往无特殊病史,未服用特殊药物食物,孕期定期产检,无特殊高危因素,妊娠晚期出现进行性加重黄疸,出现上腹部不适、恶心、呕吐等消化道症状,外院就诊检查发现血糖 3.1 mmol/L，胎心异常可疑胎儿宫内窘迫。以上病史均提示患者起病急骤，病情进展迅速，低血糖提示肝功能受损明显，妊娠晚期发病，疾病可能与妊娠相关，须进一步检查来协助诊断。

（二）体格检查

1. 重点检查内容及目的　注意患者生命体征是否稳定，有无高血压，有无意识障碍，巩膜有无黄染，全身皮肤黏膜有无出血点、瘀斑（判断患者是否有出血倾向、凝血功能障碍），腹部触诊有无异常，墨菲征是否阳性（鉴别急性胆囊炎），产科检查注意宫高腹围与孕周是否相符，有无宫缩，阴道有无出血、流液。因外院胎心异常，入院立即持续电子胎心监护。

体格检查

T 36.8℃，R 23 次/min，P 95 次/min，BP 129/83 mmHg。

神志清楚，自主体位，正常面容，表情自如，体格检查合作。全身皮肤黏膜黄染，巩膜黄染，全身皮肤黏膜无异常出血点，心肺听诊无异常，腹部膨隆如孕足月，腹部无压痛及反跳痛，墨菲征阴性。

产科检查

宫高 34 cm，腹围 95 cm，胎心波动于 100～130 次/min，不规律宫缩，未破水，未见红，内诊：宫口未开，头先露，高浮，骨软产道无异常。

2. 思维引导　患者全身皮肤黏膜黄染，巩膜黄染提示血胆红素异常；腹软，无压痛及反跳痛，墨菲征阴性，有助于鉴别诊断；宫底高度与孕周相符，不规律宫缩，阴道无出血及流液，胎心波动于 100～130 次/min，提示胎心异常，高度怀疑胎儿宫内窘迫。

（三）辅助检查

1. 主要内容及目的

（1）血常规：了解红细胞、白细胞、血小板计数等指标是否存在异常。

（2）尿常规：了解尿胆原、胆红素、尿蛋白、酮体、病理管型等指标是否存在异常。

（3）凝血五项：判断有无凝血功能障碍。

（4）肝功能、肾功能、电解质、血糖、血氨：是否有肝功能、肾功能损害，电解质紊乱、低血糖。

（5）传染病测定：明确有无病毒性肝炎感染，如乙型肝炎、丙型肝炎、戊型肝炎，排除其他传染性疾病如梅毒、艾滋病。

（6）血型测定：明确血型，为分娩备血准备。

（7）血清淀粉酶：排除有无胰腺炎可能。

（8）自身免疫性肝病抗体测定：排除其他原因肝病可能。

（9）持续电子胎心监护：监测评估胎儿宫内状况。

（10）心电图：明确有无心肌缺血、心律失常。

（11）超声：检测胎儿、母体肝、胆、胰、脾、双肾、输尿管、膀胱有无形态学结构异常。

辅助检查

（1）血常规：Hb 110 g/L，WBC 17×10^9/L，N% 73.5%，PLT 181×10^9/L。

（2）尿蛋白阴性，尿胆红素阴性，尿胆原阴性。

（3）凝血五项：D-二聚体 8.12 mg/L，PT 21.5 s，APTT 48.9 s，TT 25.7 s，FIB 0.61 g/L。

(4)肝功能、肾功能：AST 457 U/L，ALT 457 U/L，GLU 3.3 mmol/L，ALB 35.3 g/L，ALP 694 U/L，TBil 298 μmol/L，DBil 210 Umol/L，IBil 32 μmol/L，Ur 5.8 mmol/L，Cr 145 μmol/L，UA 563 μmol/L。

(5)乙型肝炎表面抗原阴性、丙型肝炎病毒抗体阴性、戊型肝炎病毒抗体阴性、自身免疫性肝病抗体阴性。血型：A 型，Rh(+)。正常心电图。

(6)胎心监护 NST：胎心率基线 120 次/min，频发减速，最低 100 次/min，提示异常 NST。

(7)胎儿 B 超：双顶径(BPD)90 cm，股骨长度(FL)68 cm，胎心 111 次/min，羊水指数 110 cm，脐动脉血流 S/D 3.2。

(8)腹部超声：肝大小形态正常，包膜光滑，实质回声细密增强，分布尚均匀，肝内外胆管未见增宽提示肝弥漫性回声改变(脂肪肝)。脾、胰、腺、双肾、膀胱均未见异常。

2. 思维引导　患者妊娠晚期出现全身黄染，考虑妊娠合并肝病可能，可能出现的肝病包括妊娠期急性脂肪肝(AFLP)、重度子痫前期、HELLP 综合征、妊娠合并病毒性肝炎，还需要排除其他可能引起黄疸症状疾病如妊娠合并胆囊炎等。该患者既往无病毒性肝炎病史，血压正常，墨菲征阴性，从发病突然、进展迅速的特点上符合妊娠期急性脂肪肝，辅助检查结果白细胞明显升高，肝、肾功能异常，血清总胆红素明显升高，凝血功能异常，低血糖，尿蛋白阴性。按照妊娠期急性脂肪肝 Swansea 诊断标准，排除其他疾病后，以下 14 项应满足 6 条以上诊断标准：①呕吐；②腹痛；③多饮/多尿；④肝性脑病；⑤胆红素升高，胆红素>14 μmol/L；⑥低血糖，血糖<4 mmol/L；⑦尿酸>340 μmol/L；⑧白细胞计数>11×10^9/L；⑨腹水或者超声检查提示明亮肝；⑩转氨酶>42 U/L；⑪血氨>47 μmol/L；⑫肌酐> 150 μmol/L；⑬凝血功能障碍：PT > 14 s 或 APTT >34 s；⑭肝穿刺提示微泡脂肪变性。该患者病史、体征、辅助检查结果不支持其余疾病诊断，满足 Swansea 6 项诊断标准，应诊断为妊娠期急性脂肪肝。需要特别指出的是该患者孕周已接近足月，入院监测胎心异常，可疑胎儿窘迫，在完善检查、明确诊断的同时需要做终止妊娠准备，不应等待所有检查结果回示而延误治疗时机。

(四)初步诊断

分析上述病史、体格检查、辅助检查结果，支持以下诊断：①妊娠期急性脂肪肝；②胎儿窘迫；③宫内孕 36^{+4}周；④G1P0；⑤LOA。

二、治疗经过

(一)初步治疗

1. 治疗方案　入院后完善相关检查，给予持续心电监护，建立静脉通道，书面告病危，消化内科等相关科室会诊，急诊行“子宫下段剖宫产术”，术中剖娩一男活婴，阿普加评分 1 min 4 分、5 min 7 分，新生儿转入 ICU，输注冷沉淀 10 U，人纤维蛋白原 4 g，血浆 400 mL，术中出血 500 mL，尿量 200 mL，血压 110/60 mmHg，术后转入 ICU 治疗。

2. 思维引导　妊娠期急性脂肪肝一旦诊断，无论病情轻重，均应尽快终止妊娠。因妊娠期急性脂肪肝是妊娠期特有疾病，无产前康复可能，尽快终止妊娠是改善母儿结局的唯一手段，对短期内不能阴道分娩或子宫颈条件不佳者优先选择剖宫产终止妊娠。该患者不规律宫缩，未临产，分娩方式首选剖宫产术，术前建立快速反应多学科团队，包括产科、麻醉科、ICU、新生儿科、输血科等，术前与患者及家属充分沟通风险，术中严密止血，预防产后出血，监测凝血功能变化，补充血制品，给予促宫缩药物，留置腹腔引流管，监测术后腹腔出血情况。

治疗效果

患者术后转入 ICU 继续治疗。

1. 症状　全身黄染较前减轻。

2. 体格检查　患者神志清楚，精神可，气管导管已拔，生命体征：T 36.8℃，P 86 次/min，R 12 次/min，BP 111/63 mmHg，全身皮肤黏膜黄染，巩膜黄染，无异常出血点及皮肤瘀斑，腹软，子宫收缩良好，宫底高度脐下一指，阴道出血少于月经量。

3. 辅助检查结果　术后复查血常规示 Hb 97.3 g/L，WBC 12.21×10^9/L，N% 82.9%，PLT 161×10^9/L。血生化：AST 240 U/L，ALT 240 U/L，GLU 4.54 mmol/L，ALB 26.1 g/L，ALP 530 U/L，TBil 216 μmol/L，DBil 201.3 μmol/L，IBil 14.7 μmol/L，Ur 6.86 mmol/L，Cr 135 μmol/L，UA 593 μmol/L。凝血五项：D-二聚体 7.7 mg/L，PT 24.1 s，APTT 57.8 s，TT 25.4 s，FIB 0.52 g/L。

（二）病情变化

术后第 5 天，患者出现嗜睡，意识模糊，呼之可睁眼。体格检查：T 36.6℃，P 122 次/min，R 25 次/min，BP 123/71 mmHg。瞳孔散大，直径约 3 mm，对光反射灵敏，听诊双肺呼吸音粗；心律齐，心脏各瓣膜听诊区未闻及异常杂音；肠鸣音弱；皮肤巩膜黄染，腹部切口敷料覆盖，敷料干燥无渗湿。腹部膨隆，可触及宫底脐下两指，阴道出血量少。24 h 出入量：总入量 4 153 mL，总出量 2 050 mL（其中尿量 2 000 mL）。

思维引导 1：患者病情变化的可能原因包括肝性脑病前期。同时要排除脑血管病、术后感染因素。行头颅 CT、盆腔超声、快速血氨测定、降钙素原、C 反应蛋白（CRP），监测动脉血气分析、凝血功能、肝功能、肾功能变化。

复查结果

（1）血常规：Hb 88.8 g/L，WBC 15.46×10^9/L，N% 86.9%，PLT 58×10^9/L。

（2）动脉血气分析：pH 7.529，$PaCO_2$ 24.90 mmHg，PaO_2 73.10 mmHg，HCT 30.00%，Hb 99.00 g/L，GLU 7.02 mmol/L，乳酸（lac）3.20 mmol/L。

（3）肝功能及肾功能：AST 74 U/L，ALT 43 U/L，ALB 26.1 g/L，ALP 530 U/L，TBil 295.1 μmol/L，DBil 246.1 μmol/L，IBil 49 μmol/L，Ur 25.77 mmol/L，Cr 118 μmol/L，UA 587 μmol/L。

（4）凝血五项：D-二聚体 10.46 mg/L，PT 18.4 s，APTT 26.7 s，TT 22.8 s，FIB 1.52 g/L。

（5）CRP 12.00 mg/L，PCT 1.680 ng/mL。

（6）头颅 CT 及盆腔超声无异常。

思维引导 2：妊娠期急性脂肪肝是妊娠期特有的肝衰竭，孕妇的病情是动态演变的，剖宫产终止妊娠后仍是产妇临床症状和生化指标恶化的高发期，需要不断评估病情的发展，血常规、肝功能、肾功能、凝血功能是产前产后病情变化的重要预测指标。该患者术后第 5 天出现嗜睡、意识模糊，血氨明显升高，胆酶分离，肾功能异常，凝血功能异常，考虑肝性脑病、肾功能不全，病情有加重趋势，应启动人工肝治疗。重症 AFLP 孕妇人工肝治疗的应用指征：中枢神经系统障碍加重，出现感知异常或昏迷；持续的凝血功能障碍；严重肾功能障碍导致水、电解质紊乱；心肺功能进行性下降；持续的体液紊乱，包括大量腹水、水肿、少尿或无尿和/或体液负荷；达到以上一项情况时，应立即开始人工肝治疗。

治疗4周后

经人工肝治疗,同时结合抗感染、保肝护胃、降低血氨、补充白蛋白、营养支持、维持内环境稳定等综合治疗。患者病情逐渐好转。治疗4周后,患者神志清楚,精神可,皮肤巩膜黄染较前明显减轻。病情稳定办理出院。

三、思考与讨论

妊娠期急性脂肪肝是妊娠期严重并发症,多在妊娠晚期发生,平均发病孕周35~37周,多见于初产妇,母儿死亡率高,病情进展迅速,以进行性黄疸、凝血功能障碍和肝功能快速衰竭为主要临床特点,肝细胞短期内快速脂肪变性为病理特点。该病为产后自限性疾病,无产前康复可能,一旦发生需立即终止妊娠。大部分AFLP孕妇的临床症状及血常规、肝功能、肾功能和凝血功能等实验室指标产后可逐渐恢复正常。但有部分重症AFLP孕妇终止妊娠后病情仍进一步加重,导致不良结局。该名患者既往无病毒性肝炎病史,无高血压病史,孕36周出现进行性黄疸加重,凝血功能障碍,肝衰竭并导致胎儿窘迫符合典型妊娠期急性脂肪肝诊断,入院后立即终止妊娠。术后病情仍有可能进一步发展,出现肝性脑病,在综合治疗同时及时应用人工肝治疗,最终母儿预后良好。

四、练习题

1. 妊娠期急性脂肪肝的诊断标准是什么?
2. 妊娠期急性脂肪肝与哪些疾病进行鉴别?
3. 妊娠期急性脂肪肝的处理原则是什么?

五、推荐阅读

[1]谢幸,孔北华,段涛.妇产科学[M].9版.北京:人民卫生出版社,2018.
[2]中华医学会妇产科分会产科学组,李平,周奇,等.妊娠期急性脂肪肝临床管理指南(2022)[J].临床肝胆病杂志,2022,38(4):776-785.

(周 艳 赵先兰)

案例5 妊娠期糖尿病

一、病历资料

(一)门诊接诊

1. 主诉 确诊糖尿病4年,停经8月余,血糖控制欠佳半月。

2. 问诊重点 患者基础病为糖尿病,问诊时应注意发病时主要症状及诊断是否明确,患病以来的诊治经过、治疗效果。本次妊娠前是否全面评估身体状况。本次妊娠后治疗方案的调整、治疗效果、对母儿的影响。

3. 问诊内容

(1)诱发因素:有无感染、摄食过多、妊娠、运动量减少等诱发因素。

（2）主要症状：糖尿病发病时主要临床表现为三多一少，即多饮、多食、多尿、体重下降；同时应询问患者发病时的体重，是肥胖还是偏瘦，帮助鉴别1型糖尿病和2型糖尿病。孕前是否有胃肠功能紊乱、痛觉减退、视力下降等糖尿病周围神经病变、视网膜病变等慢性并发症的表现。

（3）本次妊娠上述症状是否再发。

（4）伴随症状：发病时有无恶心呕吐、腹痛等消化道症状，若有，需进一步排查有无糖尿病酮症酸中毒；是否伴有黑棘皮症、多囊卵巢综合征（PCOS），若有提示胰岛素抵抗可能，支持2型糖尿病；本次妊娠是否出现体重增加过快，腹部增大明显，胎儿过大的表现。

（5）诊治经过：是否用药，用何种药、具体剂量、效果如何，以利于迅速选择及调整药物。

（6）既往史：患有2型糖尿病的育龄女性多有肥胖，应注意询问患者过去体重变化的情况，是否有高血压、多囊卵巢综合征、血脂异常、冠心病、脑血管病变、周围血管病变、脂肪肝、自身免疫病及治疗情况。

（7）个人史：包括吸烟、饮酒、饮食等情况。还应了解患者的文化、工作、经济及宗教信仰情况，这些信息有助于制订个体化的综合控制目标和治疗方案。

（8）婚育史：详细询问生育史，有无反复胚胎停育、胎儿发育异常，既往妊娠高血压疾病、糖尿病、胎儿宫内生长受限、巨大胎儿、早产等病史，指导本次疾病的诊治。

（9）家族史：包括一级亲属是否患糖尿病及治疗情况，是否有高血压、血脂异常、冠心病、脑血管病变、周围血管病变、脂肪肝、自身免疫病、肿瘤等疾病。

问诊结果

患者27岁，女性，4年前因妊娠期出现多饮、多食、多尿，诊断为2型糖尿病合并妊娠，生产完复查血糖未恢复正常。孕前服用“阿卡波糖50 mg每天3次（tid），盐酸二甲双胍片0.5 g tid”，孕前3个月服用“盐酸二甲双胍片0.5 g tid”，自查妊娠后，规律注射“胰岛素（孕早期：门冬胰岛素14 U/14 U/14 U三餐前；地特胰岛素30 U睡前，皮下注射；孕期逐渐加量。孕晚期：门冬胰岛素早餐前40 U、中午30 U、晚餐前40 U；地特胰岛素睡前35 U）”，孕期血糖控制尚可，近半个月血糖控制欠佳，监测末梢指尖血糖值餐前6～7 mmol/L，餐后8～10 mmol/L。

患者平素月经不规律，5～6 d/60～90 d，LMP 2021-08-28，EDC 2022-06-4。促排卵怀孕，停经1月余自测尿妊娠试验阳性，孕50余天当地医院彩超提示：宫内早孕，双胎妊娠，双绒双羊。定期产检，NT检查提示两胎儿NT正常，一胎儿开放性脊柱裂不排除；孕17周时小排畸彩超提示双胎妊娠，一胎儿开放性脊柱裂，脊髓脊膜膨出，与患者及家属沟通后行选择性减胎术，减去发育异常胎儿，并行双胎羊水穿刺术，羊水染色体核型及拷贝数变异测序（CNV-seq）未见异常。孕5月余自觉胎动，活跃至今。孕中期Ⅲ级产科彩超保留胎儿结构未见异常。孕中晚期无头晕、胸闷、水肿、阴道流血、流液等不适，监测血压正常。半个月前开始血糖控制欠佳，5 d前于医院门诊检查，彩超提示：宫内妊娠，晚孕，单胎，存活（双顶径90 mm，头围329 mm，腹围346 mm，股骨长69 mm，羊水指数157 mm，胎心率156次/min）。患者现无恶心、呕吐、腹痛、阴道流液等。自妊娠以来，患者饮食睡眠好，大小便正常，孕期体重增加10 kg。

既往患PCOS 5年，无其他慢性病病史，无吸烟饮酒史。4年前因“糖尿病合并妊娠、巨大胎儿”于当地医院剖娩一活婴，体重4 600 g，新生儿因低血糖转NICU，治愈出院，现体健。

患者父亲体健，外公、母亲及姨母均患“2型糖尿病”。

4.思维引导　孕前1型糖尿病（T1DM）和2型糖尿病（T2DM）的鉴别：发病机制不同，T1DM表现为胰岛功能破坏，胰岛素分泌不足；T2DM主要表现为胰岛素抵抗，胰岛素不敏感，可伴随胰岛素抵抗的表现，如黑棘皮症、多囊卵巢综合征，可伴随高血压、血脂异常、代谢综合征等。T1DM 具有以下特点：年龄通常小于 30 岁；“三多一少”症状明显；常以酮症或酮症酸中毒起病；非肥胖体形；空腹或餐后的血清 C 肽浓度明显降低；出现胰岛自身免疫标志物等。结合上述特点，该患者考虑 T2DM。

T2DM 患者妊娠前首先需评估病史、糖尿病的病程、急慢性并发症、糖尿病治疗情况、其他伴随疾病和治疗情况、月经、生育史、家庭支持情况。其次需评估代谢与妊娠之间的相互影响，评价血糖、糖化血红蛋白（HbA1c）、血压、血脂、肝功能、肾功能、体重等指标。同时需评价糖尿病慢性并发症，如视网膜病变，因妊娠可加重糖尿病视网膜病变，未经治疗的增殖期视网膜病变不建议妊娠；糖尿病肾病，妊娠可加重已有的肾损伤，妊娠可对部分患者的肾功能造成永久性损害，肾功能不全对胎儿的发育有不良影响；糖尿病大血管病变，有妊娠意愿的糖尿病妇女应该接受心血管病变的评估与筛查。并进行综合管理，加强糖尿病相关知识教育，戒烟。在不出现低血糖的前提下，空腹和餐后血糖尽可能接近正常，建议 HbA1c<6.5% 时妊娠，应用胰岛素治疗者 HbA1c<7.0%，合并高血压者血压控制在 130/80 mmHg 以下，体重超标者减轻体重，心功能建议达到能够耐受平板运动试验的水平。对二甲双胍无法控制的高血糖及时加用或改用胰岛素控制血糖，停用二甲双胍以外的其他类别口服降糖药。

T2DM 患者妊娠后需要着重关注高血糖对母儿的影响，对孕妇的影响包括导致胚胎发育异常，严重时胎死宫内，发生妊娠高血压疾病风险增高，易发生感染，羊水过多，因巨大胎儿增加难产、产道损伤、产后出血风险，糖尿病酮症酸中毒等；对胎儿的影响包括巨大胎儿、胎儿生长受限、流产和早产、胎儿畸形、胎儿窘迫等；对新生儿的影响包括呼吸窘迫综合征、低血糖、黄疸等。问诊时要着重关注上述情况。

（二）体格检查

1. 重点检查内容及目的　患者 T2DM，病史 4 年，妊娠晚期，体格检查时应常规测量血压、心率、身高、体重、计算体重指数（BMI）。应注意宫高是否超过或小于相应孕周；对肥胖的糖尿病患者，应检查是否存在黑棘皮症。应检查视力、神经系统（如踝反射、针刺痛觉、振动觉、压力觉、温度觉）、足背动脉搏动、下肢和足部皮肤。

体格检查

T 36.5 ℃，R 20 次/min，P 85 次/min，BP 128/85 mmHg，身高 173 cm，体重 142.0 kg。

发育正常，营养良好，体形肥胖，神志清楚，自主体位。毛发分布正常，无异常色素沉着。全身浅表淋巴结未触及。视力正常，甲状腺无肿大、无压痛、震颤、血管杂音。双肺呼吸音清，无干、湿啰音。心前区无隆起，心尖搏动正常，心率 85 次/min，律齐。下肢及周围血管搏动正常。腹膨隆，无压痛、反跳痛，下腹部可见一长约 15 cm 横行手术瘢痕。神经反射存在，病理征阴性。双下肢轻度水肿，无明显溃疡。

产科检查

宫高 41 cm，腹围 154 cm，胎心率 144 次/min，无宫缩，未见红，骨软产道未及异常。

2. 思维引导　经上述检查患者孕前重度肥胖，孕前 BMI 44.1 kg/m^2，现 47.5 kg/m^2，合并 PCOS 及糖尿病家族史，属于典型的糖尿病高危人群，本次妊娠为双胎，进一步加重了胰岛素抵抗，增加了孕期糖尿病的管理难度。本次因 PCOS 促排卵妊娠，双绒双羊，一胎开放性脊柱裂，染色体未见异常，不除外血糖控制欠佳增加胎儿发育畸形的可能。孕足月宫高 41 cm，考虑巨大胎儿不除外，需结合超声进一步明确。患者现无明显恶心、呕吐症状，血糖控制欠佳，是否存在糖尿病酮症酸中毒需进一步评估，病情严重程度需要结合血糖值、尿酮体、血酮体、血气分析进一步明确。

（三）辅助检查

1. 主要内容及目的

（1）监测包括空腹和三餐后 2 h 血糖：明确近期血糖控制情况。

（2）糖化血红蛋白（HbA1c）：评估近 2～3 个月整体血糖水平。

（3）血常规、凝血功能：明确是否有贫血或炎症、是否存在高凝。

（4）肝功能、肾功能：是否有肝功能、肾功能的损害。

（5）血尿酸、血脂：明确是否存在代谢紊乱。

（6）尿常规：如尿酮体阳性，应测定血电解质并进行血气分析检查，明确是否有糖尿病酮症或酸中毒。

（7）眼底检查：眼底检查可以使用免散瞳眼底照相机拍摄眼底照片明确是否有糖尿病视网膜病变。

（8）胎儿及附属物超声检查：胎儿血流频谱检测明确胎儿大小、羊水情况、是否有慢性胎儿宫内窘迫。

（9）泌尿系统超声检查、腹部超声检查、超声心动图检查：了解是否伴脂肪肝及胆石症、泌尿系统积水或肾损伤、心功能情况。

（10）心电图。

（11）下肢血管超声检查：因患者肥胖、妊娠，合并糖尿病，VTE 风险明显增高，明确下肢有无血栓。

辅助检查

（1）监测指尖血糖，包括三餐前和三餐后 2 h 血糖，血糖维持在三餐前 6～7 mmol/L，三餐后8～10 mmol/L。

（2）糖化血红蛋白（HbA1c）7.5%。

（3）血常规：WBC 9.99×10^9/L，N% 72%，Hb 123 g/L，PLT 233×10^9/L。凝血功能：PT 10.70 s，凝血酶原时间活动度（PTA%）104.00%，国际标准化比值（INR）0.97，APTT 27.20 s，FIB 6.42 g/L，TT 11.60 s，D-二聚体 0.47 mg/L。

（4）肝功能、肾功能：均正常。

（5）血尿酸 559 μmol/L；血脂：总胆固醇（TC）6.73 mmol/L，TG 4.79 mmol/L，高密度脂蛋白胆固醇（HDL-C）2.12 g/L，低密度脂蛋白胆（LDL-C）4.15 mmol/L。

（6）尿常规：尿胆原（-），胆红素（-），酮体（-），蛋白（-），葡萄糖（-）。

（7）眼底检查：未见异常。

（8）胎儿及附属物超声检查：双顶径 93 mm，头围 345 mm，腹围 362 mm，股骨长 70 mm，羊水指数 262 mm，胎心率 146 次/min。胎儿血流频谱：未见异常。

（9）泌尿系统超声检查：轻度肾积水。腹部超声检查：脂肪肝。超声心动图检查：心室舒张功能下降。

（10）心电图：未见异常。

（11）下肢血管超声检查：未见异常。

2. 思维引导　根据该患者糖化血红蛋白、餐前及餐后血糖值明显高于正常范围，考虑患者近期血糖控制欠佳。根据超声生物学测量指标，估计胎儿体重 3 636 g，位于同孕周的第 95 百分位，羊水过多，出现了高血糖所致的母儿并发症。结合患者血脂、血尿酸检查结果提示该患者存在其他的代谢异常；尿酮体阴性，暂不考虑酮症及酮症酸中毒。心、肝、肾、周围血管等暂无并发症出现。

（四）初步诊断

分析上述病史、体格检查、辅助检查结果，支持以下诊断：①糖尿病合并妊娠；②宫内孕 37^{+3} 周；③羊水过多；④双胎妊娠减胎术后；⑤瘢痕子宫；⑥孕 2 产 1（G2P1）；⑦肥胖；⑧高脂血症；⑨高尿酸血症；⑩脂肪肝。

二、治疗经过

（一）初步治疗

1. 治疗方案

（1）医学营养治疗 根据患者孕前体重指数≥25 kg/m²，推荐平均每日能量 6 200～7 500 kJ。

（2）运动疗法 每日餐后 30 min 后进行中等强度的运动，每周 150 min 左右。

（3）持续葡萄糖监测（CGM）。

（4）胰岛素泵治疗。

（5）与患者及家属沟通后行羊膜腔穿刺术，抽取羊水行泡沫试验明确胎肺成熟度，同时地塞米松 10 mg，羊膜腔注射促胎肺成熟。

2. 思维引导 CGM 是指通过葡萄糖传感器连续监测皮下组织间液的葡萄糖浓度变化的技术，可以提供更全面的血糖信息，了解血糖变化的特点。适用于 T1DM、需要胰岛素强化治疗的 T2DM、妊娠糖尿病（GDM）或糖尿病合并妊娠等情况。该患者糖尿病合并妊娠，是 CGM 的适应证，且血糖控制欠佳，出现了母儿并发症，CGM 可以更好、更全面地了解血糖情况。

患者三餐前速效胰岛素+睡前中长效胰岛素的给药方式，全天胰岛素用量已达 145 U，血糖仍控制不佳，继续加量增加低血糖的风险，且效果不确切，可考虑更精细的胰岛素给药方式胰岛素泵治疗即持续皮下胰岛素输注（CSII），一方面减少胰岛素的用量，另一方面降低低血糖的风险。

患者应用大剂量胰岛素的情况下血糖控制不佳，继续妊娠母儿风险较大，需提前终止妊娠。终止妊娠前需考虑胎肺是否成熟，以及是否需要应用促胎肺成熟药物，血糖控制不佳的情况下应用糖皮质激素促胎肺成熟会进一步升高血糖，诱发糖尿病酮症酸中毒或高渗性昏迷，对此类患者可抽取羊水评估胎肺成熟度，同时羊膜腔内注射糖皮质激素可降低对母体血糖的影响，或采取超声肺纹理分析等无创的方法评估胎儿肺成熟度后决定是否进行糖皮质激素促胎肺成熟。

治疗效果

1. 症状 医学营养治疗+运动+胰岛素泵应用 5 d 后，持续葡萄糖监测提示餐前血糖波动于 4.5～6.0 mmol/L，餐后 2 h 血糖波动于 4.6～7.5 mmol/L，较前明显改善。

2. 体格检查 双下肢轻度水肿，宫高 41 cm，无宫缩未见红。

3. 辅助检查 超声再次评估胎儿大小及羊水，双顶径 93 mm，头围 348 mm，腹围 367 mm，股骨长 71 mm，羊水指数 212 mm，胎心率 142 次/min，胎儿血流频谱：未见异常。

4. 尿酮体 阴性。

（二）终止妊娠

入院第 7 天，患者孕周达 38^{+3} 周，患者血糖基本平稳，偶有波动，已完成促胎肺成熟，与患者及家属沟通后剖宫产终止妊娠。术中以头位迅速剖宫产娩出 1 女活婴，体重 4 100 g，阿普加评分 1 min

9 分、5 min 10 分，羊水 1 800 mL。胎儿娩出后，给予产妇缩宫素 20 U、麦角新碱 0.4 mg 子宫肌层注射，胎盘胎膜娩出完整，双侧卵巢多囊样改变。

思维引导：患者终止妊娠时机及方式的选择。患者终止妊娠时机需考虑两方面因素：①糖尿病合并妊娠，对于糖尿病合并妊娠和应用胰岛素控制血糖的 GDM 孕妇，若血糖控制良好，无母儿并发症，可严密监测下 39 周终止妊娠。若血糖控制不佳或出现母儿并发症，则需个体化。该患者血糖长时间控制不佳，巨大胎儿羊水过多不除外，可考虑于 39 周前终止妊娠。②双胎妊娠一胎减胎术后，目前对于双胎妊娠一胎减胎术后应何时终止妊娠尚无统一明确的结论，但可作为一参考因素，适当提前终止。综合考虑，该患者在胎心、胎动正常的情况下选择于 38^{+3} 周终止。终止妊娠方式：患者糖尿病合并妊娠，巨大胎儿不除外，既往剖宫产病史，现无明显产兆，宫颈条件不成熟，需提前终止妊娠，手术指证明确，可考虑剖宫产终止。

糖尿病合并妊娠的患者围手术期风险增高，应注意围手术期切口管理、抗生素应用、产后出血的预防等问题，做好新生儿呼吸窘迫综合征、新生儿低血糖等处理预案。

母儿预后

患者术后无发热、产后出血，于术后 4 d 出院，出院时门冬胰岛素三餐前 15 U/12 U/15 U，睡前地特胰岛素 12 U，皮下注射，血糖餐前波动于 4.5 ~6.0 mmol/L，餐后 6 ~8 mmol/L。

体格检查：宫底脐下三横指，宫缩具体，腹部切口愈合良好，无红肿、渗出。

血常规：WBC 8.7×10^{9}/L，N% 72%，RBC 3.60×10^{12}/L，Hb 115 g/L，PLT 296×10^{12}/L。

新生儿出生后测血糖 2.2 mmol/L，予以早接触、早吸吮、喂奶后，30 min 复测，血糖 1.9 mmol/L，转 NICU，给予静脉输注葡萄糖溶液后渐稳定，第 3 天出现病理性黄疸，予以综合治疗，7 d 出院。

三、思考与讨论

患者有 2 型糖尿病家族史，孕前重度肥胖，第一次妊娠时已发生母儿并发症，本次孕前未减重，孕前咨询及评估不足，是否应用叶酸预防神经管缺陷具体不详，因多囊卵巢综合征促排卵致双胎妊娠，进一步增加了妊娠风险，孕期血糖控制不佳，导致孕期出现了严重的母儿并发症。一胎儿发育异常、另一胎儿为巨大胎儿、新生儿低血糖、新生儿黄疸。由此可见，糖尿病是一种长期的慢性病，管理不佳严重危害母儿健康。但糖尿病的管理涉及方方面面，错综复杂，需要社会、家庭、医院、患者的共同努力。

胰岛素泵治疗是 CSII，即采用人工智能控制的持续胰岛素皮下注射给药方式；可以最大程度地模拟人体生理性胰岛素分泌模式，从而达到更好控制血糖的目的。妊娠期间使用 CSII 治疗可以减少胰岛素用量，使母亲体重增加更少，改善 HbA1c。一般而言，基础输注量占全天胰岛素总量的 40% ~60%，可以按需将 24 h 分为若干个时间段，分别设置不同的输注速率。餐前大剂量通常按照 1/3、1/3、1/3 分配。带泵初期应严密监测血糖，根据血糖变化调节胰岛素泵的设置，包括基础输注量和各个时间段的输注率，以及餐前剂量。

四、练习题

1. 糖尿病患者终止妊娠的时机是什么时候？
2. 糖尿病患者孕期体重如何管理？
3. 围手术期胰岛素应如何使用？

五、推荐阅读

[1]GAUGHEY A B. Gestational diabetes mellitus[J]. Obstet Gyhecol,2017,130(1):E17-E31.

[2]中华医学会妇产科学分会产科学组,中华医学会围产医学分会,中国妇幼保健协会妊娠合并糖尿病专业委员会. 妊娠期高血糖诊治指南(2022)[第一部分][J]. 中华妇产科杂志,2022,57(1):3-12.

[3]中华医学会妇产科学分会产科学组,中华医学会围产医学分会,中国妇幼保健协会妊娠合并糖尿病专业委员会. 妊娠期高血糖诊治指南(2022)[第二部分][J]. 中华妇产科杂志,2022,57(2):81-90.

[4]中国医师协会内分泌代谢科医师分会,国家代谢性疾病临床医学研究中心. 糖尿病分型诊断中国专家共识[J]. 中华糖尿病杂志,2022,14(2):120-139.

[5]中华医学会糖尿病学分会. 中国 2 型糖尿病防治指南(2020 年版)[J]. 中华糖尿病杂志,2021,13(4):315-409.

[6]中华医学会儿科学分会新生儿学组. 新生儿低血糖临床规范管理专家共识(2021)[J]. 中国当代儿科杂志,2022,24(1):1-13.

(赵会丹　赵先兰)

案例 6　过期妊娠

一、病历资料

(一)门诊接诊

1. 主诉　停经 42^{+6}周,超声发现羊水过少 1 d。

2. 问诊重点　首先核实孕周是关键,就诊时应注意询问患者是否月经规律、早孕期有无行超声核实孕周;胎动计数是否正常,有无阴道流液、阵发性下腹痛等。

3. 问诊内容

(1)诱发因素:有无胎儿结构异常、胎盘功能减退、胎膜破裂、母体合并症等。

(2)主要症状:过期妊娠及羊水过少临床症状多不典型,有时胎动时孕妇感腹部不适,胎盘功能减退时常伴有胎动减少。胎膜破裂者,有阴道流液,或孕妇自觉内裤潮湿。

(3)伴随症状:有无胎动减少,如胎动<10 次/12 h 或逐日下降超过 50%,提示胎儿缺氧;有无阵发性下腹痛,若有宫缩则为先兆临产或者临产;有无阴道流液,若有则可能为胎膜早破。

(4)诊治经过:是否规律产检、早孕期是否超声核实孕周、是否行胎儿系统超声检查、是否行电子胎心监护,评估胎儿宫内状况。

(5)既往史:了解既往身体状况,有无其他影响妊娠的合并症。

(6)个人史:孕前及妊娠期从事接触化学性物质、放射性物质、有毒物质的孕妇,其母儿不良结局的风险增加。

(7)月经生育史:根据月经、排卵情况,核算孕周是否正确;每次妊娠具体情况及转归,了解有无难产史、死胎死产史、过期妊娠史、羊水过少史、分娩方式、新生儿情况,以及有无产后出血史、产褥感染史。

（8）家族史：询问家族里有无传染病及遗传相关的疾病。

问诊结果

患者女性，35 岁，因"停经 42^{+6} 周，超声发现羊水过少 1 d"入院。患者平素月经规律，5 d/28 d，LMP 2021-10-04，EDC 2022-07-11。停经 35 d 自测尿妊娠试验阳性，停经 42 d 于当地医院查超声提示：宫内早孕，与停经天数相符。早孕反应不明显，孕期不规律产检 3 次，自诉胎儿系统超声未见明显异常，未行胎儿无创 DNA 产前检测（NIPT）及羊膜腔穿刺、OGTT 检查。1 d 前超声发现羊水过少，羊水指数 45 mm，今日自觉胎动明显减少，无阵发性下腹部疼痛、阴道流液、阴道流血等不适。患者既往体健，孕 3 产 1 流 1（G3P1A1），2018 年于当地县人民医院足月顺产 1 女活婴，体重 3 500 g，无产褥感染及产后出血；2020 年孕 8 周稽留流产 1 次，行药物流产，未行胚胎染色体检查。

4. 思维引导 患者育龄期女性，月经规律，现停经 42^{+6} 周，考虑过期妊娠，首先要核实孕周。核实孕周的方法有以下 4 种。①按末次月经计算：月经规律，周期 28～30 d，停经≥42 周或≥294 d。②按排卵日计算：排卵日后≥280 d。③体外受精-胚胎移植（IVF-ET）按胚胎移植日期计算：移植日向前推 17 d 为末次月经，再按照月份加 9 或减 3，日期加 7 计算预产期。④按超声核实孕周：妊娠早期超声检测胎儿头臀长是估计孕周最准确的指标，头臀长（cm）+6.5 为相应孕周。羊水过少超声诊断标准：羊水池最大垂直深度<2 cm 和/或羊水指数<5 cm。羊水过少与其产生不足或吸收、外漏增加有关。该患者月经规律，早孕超声提示孕囊与停经天数相符，现停经 42^{+6} 周为过期妊娠，考虑胎盘功能减退引起羊水过少可能性大。患者自觉胎动明显减少，如胎动<10 次/12 h 或下降超过 50%，考虑可能存在胎儿窘迫。

（二）体格检查

1. 重点检查内容及目的 患者过期妊娠，胎盘功能减退引起羊水过少可能性大，评估胎儿宫内安危状况是关键，应注意胎心监护、有无宫缩发动及宫口扩张。根据电子胎心监护，进一步评估有无胎儿窘迫；腹部触摸有无宫缩发动。

体格检查

T 36.2 ℃，R 18 次/min，P 68 次/min，BP 114/70 mmHg，身高 160 cm，体重 72.0 kg。

神志清楚，自主体位，全身浅表淋巴结未触及肿大，心、肺听诊无异常，腹部膨隆，无压痛及反跳痛，肝、脾肋缘下未触及，左、右肾区无叩击痛，双下肢活动自如，无水肿。

产科检查

宫高 33 cm，腹围 110 cm，胎心率 130 次/min，右枕前位（ROA），未触及宫缩，无阴道流血、流液。阴道检查：宫颈消退 50%，质软，居后，宫口未开，S-3，骨产道未触及明显异常。

2. 思维引导 过期妊娠和羊水过少一般无明显症状及体征，通过核算孕周、超声检查可明确诊断。胎盘功能减退，可能出现胎儿窘迫，需根据胎动、胎心监测、超声等评估胎儿宫内安危状况。

（三）辅助检查

1. 主要内容及目的

（1）胎动情况：通过胎动自我监测，如胎动明显减少提示胎儿窘迫。

（2）电子胎心监护：评估胎儿宫内储备能力，若无应激试验（NST）为无反应型须进一步做催产素激惹试验（OCT），若多次反复出现胎心晚期减速，提示胎盘功能减退，胎儿明显缺氧。

（3）超声：观察胎动、胎儿肌张力、胎儿呼吸运动及羊水量，彩色多普勒超声胎儿血流监测，有助于判断胎儿宫内安危状况。

（4）心电图、心脏超声：妊娠晚期心脏负担较重，评估患者心功能。

（5）血常规：了解患者有无妊娠期贫血、血小板减少等。

（6）血糖、肝功能、肾功能、电解质：是否有肝功能、肾功能损害，内环境紊乱，了解患者一般状况。

（7）凝血功能：妊娠期高凝，评估静脉血栓栓塞（VTE）发生风险。

辅助检查

（1）胎动情况：自数胎动明显减少，较平时下降>50%。

（2）电子胎心监护：基线 130 次/min，可见微小变异。

（3）超声：双顶径 98 mm，头围 348 mm，腹围 350 mm，股骨长 69 mm，胎心率 135 次/min，头位，胎盘位置为子宫后壁，厚 30 mm。脐动脉 S/D 3.0，羊水指数 40 mm；胎儿生物物理评分 4 分。

（4）心脏超声：未见明显异常。

（5）心电图：正常心电图。

（6）血常规：WBC 7.3×10^9/L，N% 75%，RBC 3.20×10^{12}/L，Hb 92 g/L，PLT 200×10^9/L。

（7）血生化检查：ALT 12 U/L，AST 15 U/L，Cr 30 μmol/L，GLU 4.9 mmol/L，钾 3.5 mmol/L，钠 135 mmol/L。

（8）凝血功能：PT 10.2 s，APTT 30 s，AFP 3.41 g/L，D-二聚体 1.20 mg/L。

2. 思维引导　患者过期妊娠，超声提示羊水过少，自觉胎动明显减少，胎心监护提示基线微小变异，胎儿生物物理评分 4 分，提示胎儿窘迫。根据胎儿宫内安危状况、胎儿大小、宫颈成熟度综合分析，选择恰当的分娩方式。

（四）初步诊断

分析上述临床表现、体格检查、辅助检查结果，支持以下诊断：①过期妊娠；②羊水过少；③胎儿窘迫？④孕 42^{+6}周，头位；⑤G3P1A1；⑥妊娠合并中度贫血；⑦高龄孕妇；⑧不良孕史。

二、治疗经过

该患者急诊行子宫下段剖宫产术，术中吸羊水约 100 mL，呈Ⅲ度粪染，新生儿体重 3 500 g，身长 50 cm，阿普加评分 1 min 7 分，复苏后 5 min 10 分。手术顺利，术中出血约 200 mL，术后恢复良好。

思维引导：一旦确诊过期妊娠，出现以下情况应终止妊娠。①宫颈条件成熟；②胎儿≥4 000 g 或≤2 500 g；③12 h 胎动<10 次；④超声提示羊水过少；⑤出现胎儿窘迫；⑥合并其他妊娠并发症。终止妊娠方式，根据宫颈条件、胎盘功能、胎儿宫内状况等决定。若胎盘功能正常，宫颈条件成熟、胎儿宫内状况良好者，静脉滴注缩宫素引产；宫颈条件不成熟者，需先促宫颈成熟。若胎盘功能不

良，胎儿储备不足，确诊或可疑胎儿窘迫者，且短时间内无阴道分娩条件者，应急诊行剖宫产结束分娩，并做好新生儿复苏准备。

三、思考与讨论

过期妊娠患者，核实孕周和判断胎盘功能是处理的关键。妊娠40周以后胎盘功能逐渐下降，因此在孕41周以后，应考虑终止妊娠，尽量避免过期妊娠。一旦妊娠过期，则应终止妊娠，终止妊娠的方式应根据胎儿安危状况、胎儿大小、宫颈成熟度综合分析，恰当选择。对于羊水过少合并正常胎儿者，若妊娠已足月，应及时终止妊娠，合并胎盘功能不全、胎儿窘迫，或破膜时羊水过少且胎粪严重污染，估计短时间不能结束分娩者，应采用剖宫产手术终止妊娠，以降低围产儿死亡率。该患者过期妊娠，羊水过少，合并胎儿窘迫，无产兆，短时间内无法经阴道分娩，予以行剖宫产手术终止妊娠。

四、练习题

1. 如何准确核实孕周？
2. 如何监测胎儿宫内状况？
3. 孕期发现羊水过少应如何处理？

五、推荐阅读

[1]谢幸，孔北华，段涛. 妇产科学[M]. 9版. 北京：人民卫生出版社，2018.
[2]ACOG. Management of late-term and postterm pregnancies[J]. Obstet Gynecol，2014，124(NO. 2 Part 1)：390-396.

（李秀芳）

案例7 妊娠合并梅毒

一、病历资料

（一）入院接诊

1. 主诉　停经3月余，体检发现梅毒初筛实验阳性4 d。

2. 问诊重点　主要症状与伴随症状特点，疾病变化过程，外院诊治经过，冶游史。

3. 问诊内容

（1）诱发因素：有无不洁性生活、免疫力低下等诱因。

（2）主要症状及伴随症状：全身有无明显皮疹，有无硬下疳，腹股沟、会阴、肛周有无皮疹及溃烂，有无关节痛、发热、乏力、听力下降等伴随症状。

（3）诊治经过：院外治疗经过，是否用药，具体剂量，辅助检查结果。

（4）发病以来的一般情况：体重变化、饮食、大小便、精神、睡眠情况。

（5）既往史：重点询问手术史、外伤史、输血献血史。

（6）个人史：重点询问流行病学史、冶游史，有无不安全性行为、性伴侣感染史。

(7)月经史:月经初潮年龄、周期及经期长短,月经性状等。

(8)婚育史:既往妊娠情况,有无类似病史。

(9)家族史:有无家族性遗传病史,家族成员有无类似感染病史。

问诊结果

患者33岁,育龄期女性,已婚,因"停经3月余,体检发现梅毒初筛试验阳性4 d"为主诉于2022-02-17入院,平素月经规律,7 d/30 d,LMP 2021-11-06,EDC 2022-08-13。停经30多天自测尿妊娠试验阳性,至当地医院查彩超:宫内早孕。早孕反应不明显,4 d前外院孕期建档时发现梅毒螺旋体初筛阳性,进一步查梅毒甲苯胺红不加热血清试验(TRUST)阳性,全身未发现明显皮疹,会阴、肛周无皮疹及糜烂,无关节痛、发热、乏力,患者为进一步诊治,前来医院。自停经以来,患者精神、睡眠佳,饮食正常,大小便正常。既往体健,无外伤、输血史,可疑性伴侣感染病史。孕2产1,2009年行"子宫下段剖宫产",现有1子。无药物过敏史。家族中无遗传病、传染病史。

4. 思维引导　所有孕妇在妊娠后首次产科检查时均需要行梅毒血清学筛查,建议在妊娠3个月内开始首次产科检查。对梅毒高发地区孕妇或梅毒高危孕妇,妊娠末3个月或临产前需要再次筛查。该患者无特殊临床表现,首次产科检查发现梅毒螺旋体初筛阳性,可疑性伴侣感染病史,需要进一步完善检查明确诊断。

(二)体格检查

1. 重点检查内容及目的　患者梅毒螺旋体初筛阳性,重点查看全身皮肤黏膜包括外生殖器有无损害,有无硬下疳,腹股沟有无淋巴结肿大,有助于判断有无梅毒症状及梅毒分期。

体格检查

T 36.8℃,R 23次/min,P 95次/min,BP 125/63 mmHg。

发育正常,营养良好,体形肥胖,神志清楚,自主体位,正常面容,表情自如,体格检查合作。全身皮肤黏膜无黄染及出血点,全身皮肤未见明显红斑,会阴、肛周未见皮疹及糜烂,未触及淋巴结肿大。

产科检查

宫底耻骨联合上四横指,未触及宫缩,胎心140次/min。余体格检查正常。

2. 思维引导　梅毒分为早期梅毒和晚期梅毒,其中早期梅毒病程在2年以内,包括一期梅毒、二期梅毒、早期潜伏梅毒。早期潜伏梅毒无与梅毒相关的明显临床症状与体征。一期梅毒潜伏期为2~4周,梅毒螺旋体潜入人体后在侵入部位形成硬下疳,常单发,也可多发,初为粟粒大小高出皮面的结节,再发展成为直径1~2 cm圆形或椭圆形浅在溃疡,可伴有腹股沟或皮损附近淋巴结肿大,性接触感染者多见于外生殖器。二期梅毒是一期梅毒的进一步发展,梅毒螺旋体由硬下疳附近的淋巴结进入血液扩散到全身,经过6~8周,几乎所有的组织及器官均可能受侵,称为二期梅毒。二期梅毒的症状可不经过治疗自然消失进入潜伏状态,称为潜伏梅毒。妊娠合并梅毒以潜伏梅毒多见,该患者无梅毒相关临床症状与体征,妊娠产检化验发现梅毒螺旋体感染,属于早期潜伏梅毒。

(三)辅助检查

1. 主要内容及目的

(1)血常规:了解红细胞、白细胞、血小板计数等指标是否存在异常。

(2)尿常规:了解尿胆原、胆红素、尿蛋白、酮体、病理管型等指标是否存在异常。

(3)肝功能、肾功能、电解质:是否有肝功能、肾功能损伤,电解质紊乱。

(4)快速血浆反应素试验(RPR test):属于非梅毒螺旋体试验,可定性或定量检测,敏感性高,特异性低,确诊需要梅毒螺旋体试验。

(5)梅毒螺旋体颗粒凝聚试验(TPPA):属于梅毒螺旋体试验,也是梅毒确证试验,可测定血清特异性 IgG 抗体,但该抗体终身阳性,不能用于观察疗效、鉴别复发或再次感染。

辅助检查

(1)血常规:Hb 134 g/L,WBC 8.6×10^9/L,N%,84.9%,PLT 320×10^9/L。

(2)血生化:AST 23 U/L,ALT 30 U/L,GLU 4.2 mmol/L,ALB 35.3 g/L,ALP 85 U/L,TBil 4.7 μmol/L,DBil 2 μmol/L,IBil 2.7 μmol/L,Ur 3.6 mmol/L,Cr 35 μmol/L,UA 261 μmol/L。

(3)尿常规:阴性。

(4)TPPA:阳性

(5)RPR 滴度:1∶8。

2. 思维引导 诊断梅毒的实验室检查方法如下。①暗视野显微镜检查:早期梅毒皮肤黏膜损害处渗出物可查到活动的梅毒螺旋体。②血清学检查:非梅毒螺旋体试验包括性病研究实验室试验(VDRL test)、梅毒甲苯胺红不加热血清试验和快速血浆反应素试验等。梅毒螺旋体试验包括梅毒螺旋体颗粒凝聚试验、荧光密螺旋体抗体吸收试验(FTA-ABS),非螺旋体试验或螺旋体试验可相互确诊。③脑脊液检查:主要用于诊断神经梅毒,包括脑脊液非螺旋体试验、WBC $\geq5\times10^6$/L,蛋白量>500 mg/L。

孕产妇梅毒检测流程:首先采用梅毒螺旋体血清学试验进行初步筛查,如结果为阳性,进行非梅毒螺旋体血清学试验(RPR/TRUST),结果阳性,确认梅毒感染,给予 1 个疗程治疗,每月定期检测非梅毒螺旋体血清学试验(RPR)至分娩。如结果阴性,应用梅毒螺旋体颗粒凝聚试验复检,结果阴性,排除梅毒感染;结果阳性,给予 1 个疗程治疗。

(四)初步诊断

患者外院梅毒螺旋体初筛阳性,入院后行 TPPA、RPR 检测均为阳性,支持以下诊断:①妊娠合并梅毒;②宫内孕 14^{+5}周;③孕 2 产 1(G2P1);④瘢痕子宫。

二、治疗经过

(一)初步治疗

入院后完善相关检查,了解患者一般状况,排除其他疾病及药物过敏史,给予苄星青霉素 240 万 U肌内注射,每周 1 次,连续 3 周。

思维引导:妊娠合并梅毒的治疗原则应及早规范治疗。妊娠期治疗既可治疗孕妇梅毒,又可预防或减少婴儿患先天性梅毒。

(1)用药选择:具体如下。①一期梅毒、二期梅毒、病程不到 1 年的潜伏梅毒:苄星青霉素 240 万 U 肌内注射,每周 1 次,连续 2 周;或普鲁卡因青霉素 80 万 U 肌内注射,1 次/d,10～14 d。

②病程超过 1 年或病程不清楚的潜伏梅毒：苄星青霉素 240 万 U 肌内注射，每周 1 次，连续 3 周；或普鲁卡因青霉素 80 万 U 肌内注射，1 次/d，10 ~ 14 d。对青霉素过敏者，可选择头孢菌素类抗生素或红霉素治疗，如头孢曲松 1 g 肌内注射，1 次/d，10 ~ 14 d；或红霉素 500 mg 口服，4 次/d，15 d，但红霉素无法通过胎盘，对胎儿无治疗作用。

(2)治疗过程中注意事项：非梅毒螺旋体血清学试验抗体高滴度患者(如 RPR≥1∶32 阳性)，治疗过程中要注意预防吉-海反应。吉-海反应是治疗过程中梅毒螺旋体被杀死后释放出大量异种蛋白和内毒素，导致机体产生强烈变态反应。主要表现为发热、宫缩、胎动减少，可引起死胎、死产、早产等。患者治疗前口服泼尼松(5 mg/次，4 次/d，共 4 d)，可减轻症状。

该孕妇妊娠期建档时发现梅毒螺旋体初筛抗体阳性，入院后复查 TPPA、RPR 双阳性，无特殊临床表现，属于病程不明的潜伏梅毒，选择苄星青霉素 240 万 U 肌内注射，每周 1 次，连续 3 周为 1 个疗程。

治疗效果

患者正规治疗 3 周后顺利出院，每月定期复查非梅毒螺旋体血清学试验。

(二)病情变化

患者孕期定期产检，孕期胎儿超声检查未发现异常。3 个月后患者复查 RPR 滴度 1∶4，再次给予 1 个疗程治疗。

思维引导：每月定期进行 1 次非梅毒螺旋体血清学试验定量检测，若 3 ~ 6 个月内非梅毒螺旋体血清学试验结果滴度未下降 4 倍(2 个稀释度)、滴度上升 4 倍(2 个稀释度)或检测结果由阴转阳，应立即再给予 1 个疗程治疗。

(三)分娩情况及新生儿处理

患者孕 39^{+5} 周自然分娩，分娩一男性活婴，阿普加评分 1 min、5 min 均 10 分。孕妇产前复测 RPR 滴度 1∶1，新生儿 RPR 阴性。给予新生儿预防性治疗，苄星青霉素，5 万 U/kg 体重，1 次肌内注射(分两侧臀肌)。

思维引导：根据妊娠合并梅毒孕妇分娩前是否诊断或有效治疗，对新生儿给予不同处理。如果妊娠合并梅毒孕妇所分娩婴儿，体检无异常发现，婴儿血非梅毒螺旋体试验抗体滴度≤4 倍母血抗体滴度，且母亲满足以下条件：母亲在妊娠前或分娩前 1 个月已经得到恰当治疗，非梅毒螺旋体试验抗体滴度降低超过 4 倍，孕期和分娩时非梅毒螺旋体试验抗体滴度稳定维持在低水平(VDRL≤1∶2，RPR≤1∶4)，孕妇无梅毒复发或再感染证据，新生儿可以观察或给予预防性治疗[苄星青霉素，5 万 U/kg 体重，1 次肌内注射(分两侧臀肌)]。如母亲不满足以上条件或妊娠期应用非青霉素疗法治疗或高度怀疑新生儿先天性梅毒的，按照先天梅毒治疗。该患者孕期已给予正规治疗并满足上述母体条件，新生儿出生后可给予预防性治疗并定期随访。

三、思考与讨论

梅毒螺旋体可经过胎盘传给胎儿，引起流产、早产、死胎、死产、低出生体重儿和先天梅毒，妊娠合并梅毒如能规范治疗，可有效预防新生儿先天性梅毒，避免不良围产结局，因此应及时筛查、诊断并正规治疗，所有孕妇首次产检需要筛查梅毒。妊娠合并梅毒属于高危妊娠，在妊娠 24 ~ 26 周需要做超声检查，注意有无胎儿先天性梅毒征象如胎儿肝脾大、胃肠道梗阻、腹水、胎儿水肿、胎儿生长受限及胎盘增大变厚等。妊娠合并梅毒不是剖宫产指征，可以尝试阴道分娩。新生儿出生后需要根据情况给予不同的处理并进行随访。

四、练习题

1. 妊娠合并梅毒有哪些检测方法？如何进行诊断？
2. 妊娠合并梅毒的治疗原则和治疗方案有哪些？
3. 什么是吉-海反应？如何进行预防？
4. 妊娠合并梅毒分娩新生儿如何处理？

五、推荐阅读

[1]谢幸，孔北华，段涛，等. 妇产科学[M]. 9 版. 北京：人民卫生出版社，2018.
[2]中华医学会妇产科分会感染性疾病协作组. 妊娠合并梅毒的诊断和处理专家共识[J]. 中华妇产科杂志，2012，47(2)：158-160.
[3]中国疾病预防控制中心性病控制中心，中华医学会皮肤性病学分会性病学组，中国医师协会皮肤科医师分会性病亚专业委员. 梅毒、淋病和生殖道沙眼衣原体感染诊疗指南（2020 年）[J]. 中华皮肤科杂志，2020，53(3)：168-179.

（周　艳）

案例 8　瘢痕子宫中期妊娠引产

一、病历资料

（一）门诊接诊

1. 主诉　停经 5 月余，超声发现胎儿畸形 8 d。

2. 问诊重点　孕期保健情况；生育史，有无不良孕产史如胎儿畸形、流产等；有无家族遗传病史。

3. 问诊内容

（1）一般情况：年龄及职业。

（2）核对孕周：根据妊娠早期超声检查报告核对孕周。妊娠早期超声检测胎儿头臀长是估计孕周最准确的指标。

（3）本次妊娠的经过：了解妊娠早期有无病毒感染及用药史；是否有毒物、药物、放射线接触史。孕期保健情况：早孕超声、NT 超声、血清学筛查等。高龄产妇是否行产前诊断。孕期超声是否有胎盘附着位置异常、是否为瘢痕子宫，为后续可能终止妊娠引产做准备。

（4）既往史：了解有无高血压、心脏病、糖尿病、血液病、肝病、肾病等，了解有无手术、外伤史等，有无药物过敏史。

（5）个人史：了解有无化学性物质、放射性物质、有毒物质接触史，有无吸毒史，有无吸烟、饮酒史。

（6）婚姻史：丈夫健康状况，有无遗传病等。

（7）月经生育史：询问初潮年龄、月经周期。经产妇应了解有无难产史、死胎死产史、分娩方式、新生儿情况，以及有无产后出血史，了解末次分娩或流产的时间及转归。

(8)家族史:询问家族有无遗传病史。

问诊结果

患者35岁,育龄期女性。平时月经规律,6~7 d/28~30 d,末次月经不详。2022-04-12彩超提示:胎芽长5 mm,相当于孕47 d,推算末次月经为2022-02-24。就诊孕周:22^{+6}周。停经40 d余出现恶心、乏力等早孕反应,孕4月自行消失。不规律产检,NT超声未做,未行羊膜腔穿刺产前诊断,于外院行无创产前检测提示13-三体综合征、18-三体综合征、21-三体综合征均为低风险。孕早期无毒物、药物、放射线接触史,无阴道流血、腹痛等不适。8 d前于外院查超声提示胎儿股骨、肱骨短小,2022-08-03复查彩超提示:宫内妊娠,中孕,单胎,存活,胎盘位于后壁,位置不低。胎儿多发异常:颅骨骨化差,小脑小,胸廓狭小,四肢骨短小并弯曲。双顶径64 mm相当于孕26^{+2}周、头围232 mm相当于孕25^{+4}周、腹围208 mm相当于孕24^{+5}周、股骨18 mm相当于孕15^{+2}周、肱骨15 mm相当于孕14^{+1}周,考虑致死性骨发育不全。孕期患者饮食、睡眠等一般情况良好。既往体健,22岁结婚,配偶体健,妊娠2次,生产1次,无流产、早产、死产等不良孕产史。3年前足月妊娠因个人因素于当地医院行剖宫产术,剖娩一活婴,无产后出血及产褥感染史。1女健康。无家族性遗传病史。

4. 思维引导　出生缺陷指胚胎或胎儿在发育过程中所发生的结构或功能代谢的异常。我国出生缺陷的总发生率约5.6%。一级、二级、三级预防是降低出生缺陷的有效措施。根据原国家卫生部2002年颁布的《产前诊断技术管理办法》妊娠16~24周应诊断的致命畸形包括无脑儿、脑膨出、开放性脊柱裂、严重的胸腹壁缺损伴内脏外翻、单腔心、致死性软骨发育不全等。超声筛查出以上严重的出生缺陷时建议孕妇到有产前诊断资格的医院进一步明确诊断。患者为高龄产妇,孕期未行产前诊断,无不良孕产史,无家族类似疾病及遗传病史,建议复查超声进一步明确诊断。复查超声诊断胎儿致死性骨发育不全,孕妇及家属要求终止妊娠。

(二)体格检查

1. 重点检查内容及目的　观察发育、营养及精神状态;注意步态及身高,注意检查有无心脏病变,检查腹部情况,检查脊柱及下肢有无畸形;产科检查及妇科检查,注意阴道、宫颈情况。

体格检查

T 36.5℃,R 22次/min,P 85次/min,BP 115/79 mmHg,身高166 cm,体重68.0 kg。

发育正常,营养良好,体格检查合作。心肺听诊未及异常。腹膨隆,宫底平脐,耻骨联合上方可见一长约12 cm横向手术瘢痕。腹部柔软,无压痛、反跳痛。脊柱活动正常,无侧凸、前凸、后凸,四肢活动自如,无畸形、下肢静脉曲张、杵状指(趾)、水肿。

专科检查

宫高20 cm,腹围98 cm,胎心140次/min。外阴已婚式,阴道通畅,黏膜光滑,少量白色分泌物,无异味;宫颈居中,质中,未消退,宫口未开。

2. 思维引导　患者中期妊娠,既往有一次剖宫产史,超声检查确认胎儿致死性骨发育不全畸形,孕妇及家属要求终止妊娠。妊娠中期子宫肌纤维对缩宫剂不敏感,加之子宫颈不成熟,不易扩张,引产可能失败;另外,患者为瘢痕子宫,引产过程中可能发生子宫破裂、软产道损伤及引产术中或术后大出血等并发症，建议到具备抢救大出血条件和经验丰富的医院引产。下一步需完善引产前的相关化验检查，选择合适的引产方式，做好相应的预案。引产前需注意采用超声核对胎儿情况、胎盘位置、羊水量等，子宫瘢痕部位肌层的连续性、浆膜层的连续性，特别要仔细观察胎盘附着位置与子宫瘢痕的关系，注意是否有胎盘前置状态或植入的情况。

（三）辅助检查

1. 主要内容及目的　完善引产前常规化验，了解有无贫血、心脏病等，并做好配血准备。血常规、尿常规、肝功能、肾功能、空腹血糖、血型、血凝、传染病检查及心电图、心脏常规超声、阴道分泌物常规回示无异常。

辅助检查

（1）血常规：WBC 9.6×10^9/L，N% 71.1%，RBC 3.8×10^9/L，Hb 115g/L，PLT 218×10^9/L。
（2）尿常规：未见异常。
（3）肝肾功能及空腹血糖：均正常。
（4）血型：A 型，Rh 阳性。
（5）血凝试验：FIB 4.46g/L，D-Dimer 0.36mg/L。
（6）传染病四项：乙肝、梅毒、丙肝及艾滋病筛查均为阴性。
（7）心电图：正常范围心电图。
（8）心脏彩超：心内结构及功能无异常。
（9）阴道分泌物：清洁度Ⅱ度，外阴阴道假丝酵母菌、细菌性阴道病、滴虫检测均为阴性。

2. 思维引导　孕妇初步诊断：①胎儿畸形，致死性骨发育不全；②孕 22^{+5} 周；③瘢痕子宫；④孕 2 产 1（G2P1）；⑤高龄经产妇。住院后第 1 天，完善引产相关化验检查，结果回示无明显异常。核对超声，胎盘位于后壁，胎盘位置不低，子宫瘢痕部位肌层厚 3 mm，肌层连续性可。剖宫产术后瘢痕子宫中期妊娠引产方法有经阴道引产和剖宫取胎术。经阴道引产又包括药物和物理两种引产方式。经阴道引产存在子宫颈扩张的问题，子宫颈不成熟，可增加子宫颈裂伤及子宫破裂的风险。目前常用的中期妊娠引产方法包括：依沙吖啶羊膜腔内注射引产、米非司酮配伍米索前列醇引产、水囊引产和剖宫取胎术等。孕妇宫颈不成熟，经阴道引产前使用药物或物理的方法促子宫颈成熟，对于提高引产成功率并减少子宫颈裂伤和子宫破裂等并发症具有关键作用。向孕妇及家属解释引产方式选择、引产过程和可能发生的风险，签署知情同意书，选择米非司酮联合依沙吖啶羊膜腔内注射引产。

二、治疗经过

1. 患者口服米非司酮片　晨 50 mg、晚 25 mg，服用 2 d 后行依沙吖啶羊膜腔内注射引产。

依沙吖啶羊膜腔内注射引产记录

患者排空膀胱后，取平卧位，超声引导下定位穿刺点，常规消毒，铺无菌洞巾，穿刺针进入羊膜腔内，拔出针芯，5 mL 注射器回抽见清亮液体，随后给予依沙吖啶注射液 100 mg 羊膜腔注射，过程顺利，置入针芯，拔出穿刺针，局部加压止血。术毕患者无不适，休息 10 min 后返回病房。注意观察体温、腹痛及阴道出血情况。

2. 引产记录 依沙吖啶羊膜腔内注射后第2天，患者出现规律宫缩，阴道排出一女死婴，外观可见四肢明显短小，身长28 cm，体重620 g。死婴排出后立即给予缩宫素20 U静脉滴注，1 min后胎盘胎膜娩出，查看胎盘完整，胎膜娩出不完整，阴道出血量多，给予超声引导下清宫，清出胎膜组织约40 g，查看宫颈无裂伤，术后子宫收缩好，阴道出血少于月经量。产后血压105/70 mmHg，给予预防感染、促进子宫收缩、回奶等处理，严密监测患者生命体征、阴道出血及子宫收缩情况。

3. 引产后第7天，复查彩超 宫腔内膜7～11 mm，回声不均匀，未见残留。患者一般情况好，子宫收缩正常，阴道出血明显减少，嘱其院外继续随访复查。

4. 思维引导 依沙吖啶羊膜腔内注射引产一直被临床广泛使用，操作简单，安全有效，不良反应少，在我国一般作为中期妊娠引产的首选。依沙吖啶羊膜腔内注射的剂量为80～100 mg，引产成功率在95%以上。瘢痕子宫中期妊娠采用依沙吖啶引产更要重视子宫颈的准备，妊娠中期子宫颈不成熟者经阴道引产前促子宫颈成熟，宫缩发动后加强产程监测，高度警惕强直性宫缩，产后要仔细检查软产道，若有产道裂伤及时发现。胎盘胎膜娩出不完整、出血多者及时行清宫术，防止子宫破裂、失血性休克和孕产妇死亡等严重并发症发生。

三、思考与讨论

超声筛查出严重的出生缺陷，到有产前诊断资质的医院进一步明确诊断，妊娠20～24周通过超声对胎儿的各器官进行系统的筛查，可发现严重的、致死性胎儿结构畸形，及时终止妊娠可避免严重的出生缺陷发生，提高出生人口质量。剖宫产术后瘢痕子宫中期妊娠引产需在具备抢救大出血条件和经验丰富的医疗机构进行。除全面的引产术前准备外，还需要进行仔细全面的子宫瘢痕部位的综合评估，宫颈不成熟者经阴道引产前促子宫颈成熟，引产过程中要重视子宫破裂（先兆子宫破裂）、软产道损伤等并发症的防治。

四、练习题

1. 中期妊娠引产有哪些方法？
2. 剖宫产术后瘢痕子宫孕妇中期妊娠引产的注意事项有哪些？

五、推荐阅读

[1]中华医学会计划生育学分会. 剖宫产术后瘢痕子宫孕妇中期妊娠引产的专家共识[J]. 中华妇产科杂志，2019，54(6)：381-386.

[2]屈在卿，马润玫，杜明钰，等. 剖宫产瘢痕子宫妊娠孕中期引产方法的探讨[J]. 实用妇产科杂志，2016，32(1)：77-79.

（李 艳）

案例9 胎儿生长受限

一、病历资料

（一）门诊接诊

1. 主诉 停经9月余，超声发现胎儿发育偏小3月余。

2. 问诊重点　注意询问月经情况，孕早期超声检查情况；孕期保健情况，孕早期是否有毒物、药物、放射线接触史；产前筛查及产前诊断情况、胎儿结构发育情况；有无胎儿生长受限的高危因素如贫血、妊娠高血压、糖尿病、肾病等，孕期营养情况；既往生育史，有无不良孕产史如胎儿生长受限、复发性流产、妊娠高血压疾病史、胎盘早剥等；有无家族性遗传病史。

3. 问诊内容

(1)一般情况：年龄、职业、营养状况、是否偏食，有无妊娠剧吐、蛋白质摄入不足；孕妇及配偶身高、体重、经济状况等。

(2)准确核实孕周，核对预产期：准确核实孕周至关重要。根据孕妇月经史、是否辅助生殖技术受孕、妊娠早期超声等信息核实孕周。根据妊娠早期超声核实孕周，尤其对记不清末次月经日期或于哺乳期无月经来潮而受孕者，采用超声检查来协助核实孕周推算预产期。

(3)本次妊娠的经过：了解妊娠早期有无早孕反应、病毒感染及用药史；是否有毒物、药物、放射线接触史；胎动开始时间和胎动变化；饮食、睡眠和运动情况；有无阴道流血、头痛、眼花、心悸、气短、下肢水肿等症状。是否有规律产检，孕期保健情况：早孕超声、NT 超声、血清学筛查、有无进行产前诊断、胎儿结构发育情况及结果。孕期有无合并症及并发症。

(4)既往史：了解有无高血压、心脏病、糖尿病、血液病、肝病、肾病、自身免疫病等，注意其发病时间及治疗情况，了解有无手术、外伤史，有无食物、药物过敏史，如有过敏史，注意过敏表现及处理情况。预防接种是否随社会计划免疫接种。

(5)个人史：了解有无疫区、疫情、疫水接触史，有无牧区、矿山、高氟区、低碘区居住史，有无化学性物质、放射性物质、有毒物质接触史，有无吸毒史，有无吸烟、饮酒史。

(6)婚姻史：丈夫健康状况，有无遗传性疾病等。

(7)月经生育史：询问初潮年龄、月经周期是否规律、月经量。了解妊娠次数及结局，有无复发性流产、胎儿生长受限、死胎等不良孕产个人史，有无产后出血及产褥感染。

(8)家族史：询问家族有无结核病、高血压、糖尿病及其他与遗传相关的疾病。

问诊结果

患者 30 岁，育龄期女性。平时月经规律，5～7 d/28～30 d，LMP 2021-09-17，EDC 2022-06-24。停经 1 月余自测尿 hCG 阳性。停经 50 d 查超声：宫内见一大小约 32 mm×30 mm×27 mm 囊性回声，内可见胎芽长约 8 mm，可见原始心管搏动，胚胎发育与停经天数相符。停经 2 月余出现恶心、呕吐等早孕反应，早孕反应持续至孕 3 月自行消失。停经 4 月余自觉胎动，活跃至今；规律产检，NT 彩超未见异常，超声孕周与月经孕周符合，唐氏综合征筛查均为低风险。孕 23 周行三维彩超检查提示：胎儿大小如孕 22 周，胎儿结构未见明显异常。孕 26 周测 OGTT 值正常。孕 28 周复查彩超提示超声孕周如孕 25 周，胎儿脐动脉血流正常，在某医院静脉输液“葡萄糖、氨基酸、脂肪乳”及皮下注射“依诺肝素注射液，每天 1 次”治疗 1 周，孕 30 周后每 2 周复查超声胎儿发育仍偏小 2～3 周。孕 36^{+4} 周时在当地医院查彩超：宫内晚孕，单活胎，头位，脐带绕颈一周，双顶径 81 mm，头围 298 mm，腹围 280 mm，股骨长 65 mm，羊水指数 102 mm，心率 153 次/min，脐动脉 S/D 2.2；超声胎龄测算约 32^{+6} 周。孕晚期无头晕、心慌、心悸、胸闷、水肿等不适。

孕期饮食、睡眠正常，一般情况良好。既往体健，27 岁结婚，配偶体健，初次妊娠，无家族性遗传病史。孕期体重增加 12 kg。

4. 思维引导

（1）胎儿生长受限的诊断：首先准确核实孕周、评估胎龄至关重要，根据孕妇月经史，以及妊娠早期、中期的超声检查结果，综合判断核实孕周，是否需要纠正预产期。该患者孕期规律产检，根据末次月经及妊娠早期、NT 超声核实孕周，孕周符合。

（2）超声评估胎儿生长：超声是诊断胎儿生长受限的重要工具。早孕期采用超声测量胎儿头臀长是准确评估胎龄的重要手段。中孕期可以通过超声评估胎儿的各项生长指标（包括双顶径、头围、腹围及股骨长度等），估测胎儿体重，动态监测了解胎儿的生长趋势。该孕妇孕 28 周时胎儿腹围小于相应胎龄的第 10 百分位，后期超声随访胎儿仍发育迟缓，孕 36^{+4} 周超声检查胎儿大小如孕 32^{+6} 周，胎儿腹围小于相应胎龄的第 10 百分位，可诊断胎儿生长受限。

（3）胎儿生长受限的病因：导致胎儿生长受限的因素通常涉及母体、胎儿、脐带胎盘及其他因素。①母体因素常见病因：营养不良；妊娠合并症（合并发绀型心脏病、慢性肾病、慢性高血压、糖尿病、甲状腺疾病、自身免疫病等）；妊娠并发症（子痫前期、妊娠期肝内胆汁淤积、多胎妊娠等）。②胎儿因素：包括染色体疾病或结构异常。③胎盘异常：帆状胎盘、轮状胎盘、小胎盘等。④脐带异常：脐带过细、脐带扭转等。⑤其他因素：如宫内感染、环境致畸物、滥用药物等。

胎儿生长受限的准确诊断前提是核实孕周，该孕妇经过月经及超声核对孕周无误。根据超声监测胎儿大小，胎儿腹围小于相应胎龄的第 10 百分位，胎儿生长受限诊断明确。对于此类患者应积极寻找病因，经过问诊，该孕妇无不良孕产史，无合并症，无家族性、遗传性代谢性疾病，无感染病史，孕期规律产检，未发现贫血、血压及血糖异常。妊娠反应消失后饮食正常，无偏食情况；血清学筛查低风险。系统超声胎儿结构发育未见明显异常。发现胎儿生长受限后未行产前诊断及母体自身免疫系统疾病筛查，目前对该例胎儿生长受限的病因尚不清楚，因就诊时孕周已接近孕 37 周，需进一步检查了解胎儿宫内状况。

（二）体格检查

1. 重点检查内容及目的　观察发育、营养及精神状态；注意检查有无心脏病变，检查腹部情况，产科检查情况。

体格检查

T 36.2℃，R 20 次/min，P 90 次/min，BP 120/65 mmHg，身高 163 cm，体重 65.0 kg。

发育正常，营养良好，体形匀称，神志清楚，自主体位，正常面容，表情自如，体格检查合作。全身皮肤黏膜无黄染，无皮疹、皮下出血、皮下结节、瘢痕，毛发分布正常，皮下无水肿。全身浅表淋巴结未触及。双肺呼吸音清，无干、湿啰音，无胸膜摩擦音。心前区无隆起，心尖搏动正常，心浊音界正常，心前区无异常搏动，心率 90 次/min，律齐，心脉率一致，各瓣膜听诊区未闻及杂音，无心包摩擦音。腹膨隆，腹部柔软，未触及宫缩，无压痛、反跳痛。脊柱活动正常，无侧凸、前凸、后凸，四肢活动自如，无畸形、下肢静脉曲张、杵状指（趾）、水肿。

产科检查

宫高 28 cm，腹围 95 cm，先露头，胎心 140 次/min。骨盆外测量正常。阴道检查：宫颈质地硬，居中，宫颈管消退 40%，宫口未开，胎膜未破，头先露，LOA，S-2。骨产道未及异常。

2. 思维引导　该孕妇无其他合并症及并发症，体格检查需要注意孕妇体形、身高、宫高、腹围。由于腹部触诊测量宫高腹围受孕妇体重、产次、种族、是否合并子宫肌瘤，以及羊水量等因素影响，利用宫高筛查胎儿生长受限的敏感性差异较大。孕 24 周后宫高对胎儿生长受限的筛查价值增加，动态监测宫高是一个较好的预测胎儿生长受限的指标。妊娠 26 周后宫高低于对应标准 4 cm 以上,应高度怀疑胎儿生长受限,需进一步行超声检查评估胎儿大小。

(三)辅助检查

1. 主要内容及目的

(1)血常规、尿常规、肝功能、肾功能、血糖、血型、血凝功能、传染病四项检查及腹部超声:了解母体有无基础疾病,如贫血、肝肾功能损伤、糖尿病等。

(2)心电图、心脏常规超声:了解有无严重的心脏病。

(3)胎儿超声、电子胎心监护、脐动脉及大脑中动脉血流监测:了解胎儿大小、羊水、宫内状况。

(4)免疫结缔组织病、狼疮抗凝物、心磷脂抗体等:了解母体有无合并自身免疫结缔组织病、易栓症、抗磷脂综合征等。

辅助检查

(1)血常规:WBC 6.65×10^9/L,N% 71.0%,RBC 4.2×10^9/L, Hb 114g/L,PLT 215×10^9/L。

(2)尿常规:未见异常。

(3)肝肾功能及空腹血糖:正常。

(4)血型:B 型,Rh 阳性。

(5)血凝试验:FIB 5.10g/L,D-二聚体 0.51mg/L。

(6)传染病四项:乙肝、梅毒、丙肝及艾滋病筛查均为阴性。

(7)腹部超声:肝胆胰脾、双肾、输尿管及膀胱未见明显异常。

(8)心电图:正常范围心电图。

(9)心脏彩超:心内结构及功能无异常。

(10)结缔组织病、狼疮抗凝物、抗磷脂综合征:均为阴性。

2. 思维引导

(1)治疗:鉴于风湿免疫系统疾病及抗磷脂综合征可能引起的产科严重不良结局,为其完善了母体自身免疫病、狼疮抗凝物、心磷脂抗体等化验以排除相关疾病。门诊复查超声:胎儿测值孕周约 32^{+3}周,双顶径 81 mm;头围 291 mm,腹围 276 mm,股骨长 64 mm,羊水指数 125 mm,心率 143 次/min,S/D 2.21,胎儿胎心监护 NST 反应型,脐动脉及大脑中动脉血流检查正常。

该孕妇曾在某院接受了静脉输注营养及低分子量肝素注射治疗,但目前缺乏充分的证据支持常规吸氧、增加饮食、静脉补充营养和注射低分子量肝素对治疗胎儿生长受限有效。监测胎儿宫内状况、适时终止妊娠是胎儿生长受限的主要治疗措施。

(2)生长受限宫内监测:胎儿生长受限宫内监测方案是综合评估,即联合多普勒超声血流、羊水量、电子胎心监护、生物物理评分等多个指标。自我监测胎动也非常重要。胎儿生长受限>37 周,应积极终止妊娠,可取得较好的结果。胎儿生长受限以下风险增高:胎儿宫内死亡、产时胎儿窘迫、产时窒息、产后及新生儿低血糖、神经发育受损、胎粪吸入综合征等,与患者及家属沟通病情,入院进一步治疗。

(四)初步诊断

该孕妇已接近足月,初步诊断:①胎儿生长受限;②孕 36^{+6}周;③孕 1 产 0(G1P0)。

二、治疗经过

1. 沟通及胎儿宫内监测

（1）住院后第 1 天，监测胎心胎动情况，胎心监护正常 NST，孕妇自数胎动正常。胎龄已达 37 周，诊断胎儿生长受限，建议积极终止妊娠。孕妇及家属经考虑要求继续延长孕周。再次与患者及家属沟通病情风险及利弊，孕妇及家属仍拒绝终止妊娠。叮嘱孕妇计数胎动，定期行胎心监护等加强监测胎儿宫内状况。住院后第 3 天复查羊水指数 67 mm，孕妇及家属仍拒绝终止妊娠。住院第 6 天复查羊水指数 50 mm，反复与孕妇及家属沟通，应积极终止妊娠，孕妇及家属同意终止妊娠，要求阴道试产。经阴道检查宫颈条件不成熟，沟通病情后给予 OCT 试验评估胎儿宫内储备能力。

（2）分娩记录：患者 OCT 试验阴性，促宫颈成熟后缩宫素引产，阴道分娩 1 女活婴，羊水量约 300 mL，羊水清，新生儿阿普加评分 1 min 10 分、5 min 10 分。新生儿身长 46 cm，头围 31.5 cm，体重 2 200 g。胎盘、胎膜完整娩出。脐带长 60 cm，附着于胎盘中央，脐带扭转 46 周，可能为胎儿生长受限病因。

2. 思维引导

（1）胎儿生长受限终止妊娠的时机：终止妊娠指征，需综合考虑胎儿生长受限的病因、监测指标异常情况、孕周、新生儿重症监护的技术水平。对于>孕 37 周的胎儿生长受限，可以考虑积极分娩终止妊娠。>34 周的胎儿生长受限胎儿如果出现停滞生长>2 周、羊水过少（最大羊水池深度<2 cm）、胎儿生物物理评分（BPP）<6 分、无应激试验频发异常图形或明确的多普勒血流异常，可考虑积极终止妊娠。该孕妇孕周已 37 周，经沟通、告知病情及风险要求观察，严密监测胎心、计数胎动，复查超声，羊水量进行性下降，再次与患者及家属沟通后最终同意终止妊娠。

（2）胎儿生长受限终止妊娠的方式：胎儿生长受限者胎儿对缺氧耐受力差，胎儿胎盘储备不足，难以耐受分娩过程中子宫收缩时的缺氧状态，应适当放宽剖宫产指征。胎儿生长受限孕妇自然临后，应尽快入院，加强胎心监护。排除阴道分娩禁忌证，根据胎儿情况、宫颈成熟度、羊水量决定是否引产及引产方式，阴道分娩过程中需密切监测胎心及宫缩情况。胎儿宫内缺氧，产道条件欠佳，或有其他剖宫产指征，应行剖宫产结束分娩。

三、思考与讨论

胎儿生长受限的诊断首先需准确核实孕周、评估胎龄。导致胎儿生长受限的因素通常涉及母体、胎儿、脐带、胎盘及其他因素。在问诊病例的时候需要注意询问与胎儿生长受限相关的高危因素。超声检查是诊断胎儿生长受限的主要方法。监测胎儿宫内状况、适时终止妊娠是胎儿生长受限的主要治疗措施。宫内监测方案包括多普勒超声血流、羊水量、电子胎心监护等多个指标。自我监测胎动也非常重要。终止妊娠的时机需综合考虑胎儿生长受限的病因、监测指标异常情况、孕周等。对于>孕 37 周的胎儿生长受限，可以考虑积极分娩终止妊娠。

四、练习题

1. 胎儿生长受限的可能病因有哪些？
2. 胎儿生长受限者的孕期如何管理？
3. 胎儿生长受限终止妊娠的时机和方式是什么？

五、推荐阅读

[1]中华医学会围产医学分会胎儿医学学组，中华医学会妇产科学分会产科学组. 胎儿生长受限专家共识（2019 版）[J]. 中华围产医学杂志，2019，22（6）：361-380.

[2]谢幸,孔北华,段涛.妇产科学[M].9版.北京:人民卫生出版社,2018.
[3]马骏楠,谢敏,孙倩,等.胎儿生长受限分类与管理研究进展[J].实用妇产科杂志,2021,37(8):595-598.

(李 艳 赵先兰)

案例10 巨大胎儿

一、病历资料

(一)门诊接诊

1. 主诉 停经9月余,不规律下腹痛5 h。

2. 问诊重点 应关注患者主要症状,诊治经过,治疗效果。重点关注腹痛有无诱因,持续时间,间隔时间等。

3. 问诊内容

(1)诱发因素:有无劳累、负重、外伤等。

(2)主要症状:孕晚期不规律下腹痛,考虑为先兆临产可能性大,应仔细询问腹痛的特点,是间歇性还是持续性,腹痛的位置及程度,疼痛有无进行性加重。

(3)伴随症状:有无阴道流血、排液;有无尿频、尿急;有无腹部下坠、腹胀和/或肛门坠胀感;有无腰疼及会阴疼痛;有无心慌、胸闷、恶心、呕吐、腹泻等。

(4)诊治经过:是否用药,用何种药,具体剂量、效果如何。

(5)既往史:有无高血压、糖尿病、心血管系统疾病,有无传染病,有无手术、外伤史,有无输血、献血史,有无药物和食物过敏史。

(6)个人史:生于何地,在何地久居,有无疫区、疫情、疫水接触史,有无职业相关有害物质接触史,有无吸烟、饮酒、冶游史。

(7)月经生育史:平素月经是否规律,月经初潮时间,末次月经时间,经期及月经周期,足月产、流产、早产情况,分娩方式,既往分娩新生儿体重,有无产后出血,有无不良孕产史;有无人工流产史或宫腔镜诊治史。

(8)家族史:有无遗传病,家庭成员健康情况。

问诊结果

28岁女性,公司文员,初次妊娠,无高血压、糖尿病、心脑血管疾病,平素月经规律,LMP 2021-11-03,EDC 2022-08-10,孕期正规产检,OGTT无异常。5 h前无明显诱因出现不规律间断性下腹痛,10~15 s/10~30 min,程度轻,可耐受,无阴道流血、流液,无心慌、胸闷、恶心、呕吐、头晕、头痛等不适,遂来医院就诊。自妊娠来,患者饮食睡眠可,大小便正常,体重增加25 kg。

4. 思维引导 ①青年女性,妊娠晚期,无高危因素,不规律下腹痛,宫缩10~15 s/10~30 min,无其他不适,考虑先兆临产。②患者腹痛,应排除腹腔内其他脏器病变,如急性胃肠炎、胆囊炎、阑尾炎、胰腺炎等，了解是否存在相关高危因素，并仔细体格检查，是否存在相应的临床表现。③患者孕期体重增加明显，若腹壁较厚，无法据宫高、腹围准确判断胎儿体重，需及时超声检查评估胎儿大小，决定何种分娩方式相对安全。

（二）体格检查

1. 重点检查内容及目的　测量宫高、腹围，四部触诊法初步判断胎儿体重、胎方位。超声检查测量双顶径、头围、股骨长、腹围、羊水、胎盘位置、胎方位等，判断是否需要尽快终止妊娠及终止妊娠的方式。胎心监护监测胎心及宫缩频率、强度，判断是否进入临产状态。内诊检查了解骨盆出口及软产道有无异常，判断是否有阴道试产禁忌，同时了解宫颈评分，若需药物引产干预，判断是否需要促宫颈成熟。

体格检查

T 36.6 ℃，R 20 次/min，P 92 次/min，BP 110/70 mmHg，身高 168 cm，体重 97 kg。

神志清楚，体格检查合作，正常面容，双肺呼吸音清，无干、湿啰音，心脏各瓣膜听诊区未闻及明显异常，腹软，膨隆，腹壁稍松弛，可见暗红色妊娠纹，上腹部、右下腹无压痛、反跳痛，双下肢无水肿。

产科检查

宫高 37 cm，腹围 118 cm，胎心 132 次/min，不规律宫缩，未见红，未破膜，内诊查产道无特殊，宫颈管质软，居中，容受 50%，胎头高浮。

2. 思维引导　①患者体格检查无异常，无其他高危因素，初步判断为孕晚期先兆临产。②经上述检查，宫高+腹围>135 cm，存在巨大胎儿可能性，患者身高 168 cm，充分评估产道情况。③患者体重 97 kg，BMI 34.3 kg/m^2，肥胖，患者腹壁较厚，仅依据宫高、腹围不能准确估计胎儿体重，且若存在子宫肌瘤、子宫腺肌病、羊水过多、多胎妊娠等，更影响胎儿估重，因此需完善胎儿彩超了解胎儿大小，同时了解羊水及胎盘位置是否异常，有无相对或绝对阴道试产禁忌。

（三）辅助检查

1. 主要内容及目的

（1）血常规、凝血功能、肝功能、肾功能、血糖、电解质、传染病、血型：了解患者一般情况，产前、产后是否需要相应的治疗。

（2）心电图：了解患者是否存在心功能异常，评估能否耐受阴道分娩。

（3）胎心监护：了解胎儿宫内情况。

（4）胎儿彩超：了解胎儿大小及附属物情况。

（5）因孕期特殊生理改变，完善心脏彩超、肝、胆、胰、脾、泌尿系统、双下肢深静脉彩超，了解是否存在器质性或功能性病变。

辅助检查

（1）相关检验均无特殊。

（2）胎儿彩超：双顶径 96 mm，头围 349 mm，腹围 370 mm，股骨长 74 mm，羊水指数 95 mm，胎盘前壁，位置正常。其他部位彩超无特殊。

（3）胎心监护：基线 140 次/min，NST 反应型。

2. 思维引导　①患者身高>165 cm，根据彩超结果，双顶径>95 mm，腹围大于350 mm，据股骨长、腹围，胎儿估重>4 000 g，巨大胎儿可能性大。②患者现孕40^{+2}周，据宫缩强度及宫颈Bishop评分，目前为先兆临产，短时间内无法经阴道分娩，胎心监护正常，可完善相关检验、检查后，综合评估孕妇一般情况，判断是否存在阴道试产相对或绝对禁忌证。③充分告知胎儿巨大儿可能性大，阴道试产风险增加，并告知可替代的分娩方式剖宫产，并同时告知剖宫产的利弊，让患者及家属慎重考虑后决定分娩方式。

(四)初步诊断

①巨大胎儿？②先兆临产；③宫内孕40^{+2}周；④G1P0；⑤肥胖。

二、治疗经过

1. 治疗方案

(1)左侧卧位，监测胎心、宫缩及阴道流血、排液情况。

(2)观察产程进展情况。

(3)充分与患者及家属沟通风险，决定分娩方式。

2. 思维引导　①宫高、腹围及彩超结果提示巨大儿可能性大，患者现不规律宫缩，与患者及家属充分沟通，若继续阴道试产，做好手术助产、中转剖宫产甚至新生儿抢救的准备，有出现艰难产、锁骨骨折、臂丛神经损伤、新生儿窒息等风险；②告知剖宫产终止妊娠相对安全，完善术前检查，联系手术室、麻醉科，同时观察产程进展，若情况允许，待检验、检查结果回示后剖宫产终止妊娠。

治疗结果

剖宫产分娩1男活婴，身长51 cm，头围37 cm，体重4 250 g，阿普加评分1 min 10分、5 min 10分。

三、思考与讨论

1. 终止妊娠　患者青年女性，孕晚期，产检无特殊，先兆临产入院，评估无母体高危因素，但据宫高、腹围及彩超结果提示巨大儿可能性大，充分告知患者巨大胎儿可能性大，试产风险相对增加，并告知可替代的分娩方式为剖宫产，同时告知剖宫产的利弊，患者及家属慎重考虑后要求剖宫产终止妊娠，新生儿体重4 250 g，与前期判断相符，及时手术终止妊娠，避免了阴道分娩中母婴相关并发症的发生。

2. 巨大儿定义　以同胎龄正常体重分布指数为标准，当新生儿或胎儿体重≥同胎龄儿对应体重的第90百分位数定义为“大于孕龄儿”。“巨大胎儿”指不考虑胎龄因素，当胎儿体重绝对值>4 000 g或4 500 g，则为“巨大胎儿”。我国的定义是任何孕周胎儿体重>4 000 g。

3. 判断指标　产前对巨大胎儿判断以下列多项指标综合诊断为宜。①宫高+腹围≥135 cm；②宫高≥38 cm；③B超胎头双顶径≥9.5 cm；④孕妇身高≥165 cm；⑤妊娠延期≥7 d；⑥孕期体重增加≥20 kg；⑦产前体重≥68 kg。符合上述3项者可诊断巨大儿，该标准正确诊断率为72.73%，错判率为2.62%。

4. 处理

(1)妊娠期：对有巨大胎儿分娩史或胎儿为可疑巨大儿患者，应监测血糖，排除糖尿病。糖尿病患者应积极控制血糖。足月后根据胎盘功能及糖尿病控制情况综合评估分娩时机。

(2)分娩期：胎儿估重>4 000 g且合并糖尿病者，建议剖宫产终止妊娠；胎儿估重>4 000 g无糖尿病者，可尝试阴道试产，必要时手术助产，做好预防肩难产的准备，可适当放宽剖宫产指征。

(3)预防性引产：对胎儿为可疑巨大胎儿患者，不建议预防性引产，因为预防性引产并不能改善围产儿结局，不能降低肩难产发生率，反而增加剖宫产概率。

(4)新生儿处理：预防新生儿低血糖，有效喂养后 30 min 监测血糖。及早开奶。新生儿易发生低钙血症，应补充钙剂，多用 10% 葡萄糖酸钙 1 mL/kg 加入葡萄糖注射液中静脉滴注。

四、练习题

1. 巨大胎儿的判断指标有哪些？
2. 巨大胎儿阴道试产需评估哪些风险？
3. 巨大胎儿分娩后新生儿有哪些注意事项？

五、推荐阅读

[1]谢幸，孔北华，段涛. 妇产科学[M]. 9 版. 北京：人民卫生出版社，2018.
[2]杨炜博，唐仕芳，马娟，等. 美国妇产科医师协会“巨大儿指南(2020)”解读[J]. 中国计划生育和妇产科，2020，12(8)：15-18，23.

（王　宁）

案例 11　胎儿窘迫

一、病历资料

(一)门诊接诊

1. 主诉　停经 8 月余，自觉胎动减少半天。

2. 问诊重点　孕晚期，胎动减少，除生理性因素外，要警惕各种病理性因素导致的胎儿窘迫。应仔细询问是否有明确诱因、母体有无异常临床表现、胎心有无异常、诊治经过、治疗效果等。

3. 问诊内容

(1)诱发因素：分为生理性因素和病理性因素。生理性因素：有无长时间平躺，有无上腹部压迫感减轻(胎先露入盆)。病理性因素：①母体因素，是否合并内外科疾病；②胎儿因素，有无胎儿发育异常或宫内生长受限；③胎盘因素，有无前置胎盘出血、胎盘早剥等；④羊水因素，有无羊水过少、羊水过多；⑤脐带因素，有无脐带脱垂、脐带受压、脐带缠绕等。

(2)伴随症状：有无发热、心慌、胸闷、乏力等；有无阴道出血、阴道排液；有无子宫压痛、反跳痛等绒毛膜羊膜炎表现。

(3)诊治经过：是否用药，是否吸氧，用何种药，具体剂量，效果如何，以利于迅速选择药物。

(4)既往史：有无高血压、糖尿病、心脏病、结核、自身免疫病、不良孕产史等病史，有无手术、外伤史，有无输血、献血史，有无药物和食物过敏史。

(5)个人史：生于何地，在何地久居，有无疫区、疫情、疫水接触史，有无化学性物质、放射性物质、有毒物质接触史；有无吸烟、饮酒、冶游史。

(6)月经史：平素月经是否规律，月经初潮年龄、周期及经期长短，月经性状，有无痛经等。

(7)婚育史：既往足月产、流产、早产情况，若有分娩史，需询问分娩孕周、分娩方式、新生儿情况、产时情况等。

(8)家族史:有无家族性遗传病史,家庭成员健康状况。

问诊结果

患者青年女性,平素月经规律,4~5 d/30 d,LMP 2019-05-29,EDC 2020-03-04,此次自然受孕,停经30多天自测尿妊娠试验阳性,停经40多天医院彩超提示宫内早孕。孕2月余轻微恶心、呕吐、择食,未处理,持续2月余自行消失,孕5月自觉胎动良好,孕期定期围产保健,胎儿发育正常。孕期监测血压、血糖无异常。自觉半天前胎动较前明显减少,胎动<10次/2 h,无心慌、胸闷、头晕、眼花、咳嗽、咳痰、双下肢水肿等不适,无腹痛,无阴道流血、流液,至当地妇幼保健院查胎心监护提示:胎心基线波动于170~180次/min,变异差,无反应,吸氧复查后胎心监护无好转,遂至医院,门诊以"胎儿窘迫?宫内孕35周,G1P0"为诊断收入科。自妊娠来,患者神志清楚,精神可,饮食睡眠可,体重增加25 kg。

4.思维引导 ①育龄期女性,孕35周,无明显高危因素,自觉胎动减少半天,胎心增快,NST无反应型,胎儿窘迫诊断明确;②详细询问病史,判断胎儿窘迫的原因,是否可采取相应的治疗措施,改善胎儿宫内情况;③完善彩超,明确是否存在胎盘早剥、羊水过少等;④持续电子胎心监护,判断是否需要尽快终止妊娠,评估宫缩、产道及宫颈情况,决定分娩方式。

(二)体格检查

1.重点检查内容及目的 患者孕晚期胎动减少明显,NST呈无反应型,考虑胎儿窘迫,监测患者生命体征,了解有无发热及高血压,评估是否存在宫内感染或胎盘早剥,抽血查血常规、C反应蛋白(CRP)、降钙素原(PCT),凝血功能、肝功能、肾功能、血糖、电解质、传染病、血型、尿常规、白带常规;彩超明确胎儿及附属物情况;持续电子胎心监护监测胎儿宫内情况。

体格检查

T 37.6 ℃,R 22次/min,P 98次/min,BP 120/70 mmHg。

皮肤无瘙痒、黄染,双肺听诊呼吸音清,无咳嗽、咳痰,心脏各瓣膜听诊区未闻及明显杂音,无恶心、呕吐、厌食等不适,腹软,无压痛、反跳痛,双肾区无叩击痛,无尿频、尿急等,双下肢无水肿。

产科检查

宫高32 cm,腹围112 cm,胎心基线波动于175~185次/min,NST无反应型,触诊胎头高浮,宫体轻压痛,无反跳痛,无宫缩,未见红,未破膜,内诊查宫口未开,宫颈管质中,未消退。

2.思维引导 ①患者发热,无呼吸系统及泌尿系统等其他感染表现,宫体轻压痛,胎心增快,NST无反应型,考虑宫内感染可能性大。②尽快完善血常规、尿常规、白带常规及宫颈分泌物培养等检查,初步判断感染原及感染程度。③评估短时间内无法经阴道分娩,持续电子胎心监护,若胎心无改善,告知有随时手术终止妊娠的可能,并告知术中、术后及新生儿的相关风险。

(三)辅助检查

1.主要内容及目的

(1)血常规、CRP、PCT:进一步证实感染性疾病。

(2)尿常规、尿培养、阴道分泌物常规及培养:判断感染原。

(3)心电图、凝血功能、传染病、血型、肝功能、肾功能、血糖、电解质:完善术前检查,若胎心无改善,需尽快剖宫产终止妊娠。

(4)胎儿彩超:了解胎方位、胎儿发育大小、羊水、胎盘位置、胎盘早剥情况。

(5)心脏、肝、胆、胰、脾、泌尿系统、双下肢深静脉彩超:评估脏器结构及功能情况。

(6)持续电子胎心监护:了解胎儿宫内情况。

辅助检查

(1)血常规:WBC 16.6×10^9/L,Hb 116 g/L,PLT 259×10^9/L,N% 82.1%。

(2)CRP 83.4 mg/L,PCT 0.16 mg/mL,血糖 4.8 mmol/L;心肌酶、BNP、尿常规(-)、传染病、凝血功能、肝功能、肾功能、电解质均无异常。

(3)心电图:窦性心动过速,心率 112 次/min。

(4)胎儿彩超:双顶径(BPD)87 mm,头围(HC)308 mm,腹围(AC)325 mm,股骨长度(FL)69 mm,羊水指数(AFI)105 mm,胎儿心率(FHR)186 次/min,脐动脉 S/D 2.1,胎盘成熟度Ⅱ度。心脏、肝、胆、胰、脾、泌尿系统彩超(-),双下肢深静脉彩超(-)。

(5)NST 无反应型,吸氧复查 NST 仍为无反应型。

2. 思维引导 ①患者诉胎动明显减少,胎动<10 次/2 h,NST 持续呈无反应型,考虑胎儿窘迫。②彩超提示胎儿大小与孕周相符,羊水量和胎盘位置无异常,可排除胎儿宫内生长受限、羊水过少、前置胎盘诊断。③心电图提示心率较快,考虑与发热有关,心脏彩超及心肌酶、BNP 无异常,器质性病变可排除。④腹软,无压痛、反跳痛,无肾区叩击痛,肝、胆、胰、脾、泌尿系统彩超无异常,无暴饮暴食病史,无尿频、尿急,胆囊炎、胰腺炎、尿路感染等可排除。⑤皮肤无黄染、瘙痒,无食欲减退,肝功能、肾功能、凝血功能、尿常规无异常,可排除妊娠期肝内胆汁淤积和妊娠期急性脂肪肝。⑥依据体征、临床表现及检验、检查结果,考虑母体感染继发宫内感染,导致胎儿窘迫可能性大。

(四)初步诊断

①胎儿窘迫;②发热待查,③宫内孕 35^{+1} 周;④G1P0。

(五)鉴别诊断

主要与引起胎动变化的疾病相鉴别。

(1)若轻度减少且不伴胎心异常,可考虑为:①是否处于胎儿睡眠周期;②孕晚期胎头衔接后胎儿活动幅度减轻,可通过四步触诊法了解胎先露入盆情况;③孕晚期羊水量较中孕期有所下降,胎儿体积增大,宫内活动空间受限,可出现胎动减少;④平躺时间较长,影响胎盘血供,导致一过性胎儿宫内缺氧,可先有胎动频繁,继而出现胎动减少,侧卧位后症状可缓解。

(2)若胎动减少明显不伴胎心异常,可考虑为:①各种原因导致羊水过少,宫内活动严重受限;②羊水过多,胎儿距腹壁相对较远,感觉胎动幅度下降和/或次数减少;③胎儿单纯生长受限,活动幅度有限;④胎方位改变:由头先露转为臀先露,活动受限。

(3)若胎动减少伴胎心异常,应考虑胎儿窘迫,查找可能的原因:①母体是否存在感染性疾病,致宫内感染的发生;②是否存在前置胎盘出血或胎盘早剥;③若有胎膜早破,应迅速阴道检查排除脐带脱垂或脐带受压;④详细询问既往是否存在不良孕产史,排除因胎盘功能下降导致的胎儿窘迫;⑤仔细询问近期有无食欲减退、恶心、呕吐、皮肤瘙痒、皮肤黄染等异常,警惕妊娠期肝内胆汁淤积或妊娠期急性脂肪肝的发生;⑥孕期血糖是否正常,近期有无口渴、多饮、多尿等高血糖表现,警惕高血糖酮症酸中毒致胎儿窘迫。

二、治疗经过

(一)初步治疗

1. 治疗方案

(1)左侧卧位,持续低流量吸氧 2 L/min,持续电子胎心监护。

(2)抗生素静脉滴注抗感染治疗。

(3)5% 葡萄糖注射液+维生素 C 静脉滴注。

2. 思维引导　①孕期子宫右旋,左侧卧位增加胎盘血供,持续吸氧,持续电子胎心监护了解胎儿宫内情况。②抗感染治疗,控制病情。③孕妇发热、进食差,维生素 C 静脉滴注补液支持。综合治疗后观察胎心是否改善。

治疗效果

T 38.1°C,P 98 次/min,R 22 次/min,BP 120/70 mmHg。NST 呈持续无反应型。

(二)手术治疗

初步治疗胎心无改善,手术备血,联系手术室、麻醉科、新生儿科,急诊剖宫产终止妊娠,术中留取胎盘行细菌培养。同时告知患者及家属,术中、术后有出现感染加重、脓毒血症、感染性休克、子宫坏死等可能,新生儿有宫内感染、败血症、多脏器功能受损等可能。

诊治经过

术中剖宫产娩出 1 女活婴,2 550 g,阿普加评分 1 min 6 分、5 min 7 分。术后第 1 天,T 39.0 ℃,抽取血培养,升级抗生素为头孢哌酮舒巴坦,治疗 2 d 体温无改善,2 d 后胎盘细菌培养及血培养均提示:单核细胞性李斯特菌。再次追问患者病史,自诉 3 d 前曾食用生鱼片,更换抗生素为氨苄西林,2 d 后体温恢复正常,术后 4 d 出院。

三、思考与讨论

孕晚期胎动减少,要警惕胎儿窘迫,仔细询问病史,完善抽血检验及彩超检查,持续电子胎心监测,了解胎儿宫内情况。患者孕 35^{+1} 周,近足月,宫高、腹围及彩超结果提示胎儿大小与孕周相符,评估无分娩产兆,短时间内不能阴道分娩,需尽快剖宫产终止妊娠以改善围产儿结局。术前持续吸氧,改善氧供。术后体温再次升高,经验性用药后效果差,胎盘细菌培养及血培养结果回示单核细胞性李斯特菌感染,更换敏感抗生素后体温控制正常。患者发热,胎动减少,NST 无反应型,炎症指标升高,提示感染致胎儿窘迫,且宫内感染不排除。术中留取胎盘组织行细菌培养,新生儿查血培养明确宫内感染及新生儿感染情况,便于指导用药。T>38.5 ℃及时抽取血培养,明确病情进展,指导临床用药。

胎儿窘迫诊断方法:①临床上常用的评估胎儿宫内健康状况的方法包括胎动计数、胎儿监护、超声评估。胎动计数时监测胎儿宫内情况最简便经济的方法,随着孕周增加,胎动逐渐由弱变强,一般自孕 35 周后由于羊水量减少和空间相对受限导致减弱。根据国际建议的方法,每 2 h 胎动次数≥6 次为正常,>10 次/2 h 为胎儿状态良好,<6 次/2 h 或减少 50% 者提示胎儿缺氧可能。②产前胎儿监护,即 NST,指在无宫缩、无外界刺激下,对胎儿进行胎心率宫缩图的观察和记录,以了解胎儿

储备能力。NST的判读参考2007年加拿大妇产科医师学会建议，分为反应型、可疑型和无反应型，相应的处理措施分别为观察或进一步评估、进一步评估（复查NST）、全面评估及时终止妊娠。需要注意的是，NST假阳性率较高，异常NST需要复查，延长监护时间，必要时行生物物理评分。③产时胎儿监护，临床上常用OCT了解宫缩时胎儿的储备能力，分为Ⅰ类、Ⅱ类和Ⅲ类，相应的处理措施为全面评估可能需要干预、立即进行宫内复苏必要时紧急剖宫产终止妊娠。

产时胎儿窘迫的处理要点：不能单凭一项检查来诊断，如羊水污染或电子胎心监护图像，要结合是否存在高危因素，如母体疾病或胎儿发育异常等，首要的处理是宫内复苏，包括改变体位，持续吸氧，停用缩宫素，阴道检查评估产程进展并排除脐带脱垂，建议补液纠正脱水、低血压和电解质紊乱。若经上述处理后胎心不能恢复，且伴有宫缩过频、过强或不协调，可使用宫缩抑制剂，并尽快阴道助产或剖宫产终止妊娠。

四、练习题

1. 产前胎动减少常见于哪些高危因素？
2. 胎儿窘迫的诊治思路有哪些？
3. 产时胎儿窘迫的处理要点有哪些？

五、推荐阅读

[1]余海燕，刘兴会. 胎儿窘迫诊断标准的国外指南解读[J]. 现代妇产科进展，2011，20(10)：764-767.

[2]谢幸，孔北华，段涛. 妇产科学[M]. 9版. 北京：人民卫生出版社，2018.

（王　宁）

案例12　多胎妊娠

一、病例资料

（一）门诊接诊

1. 主诉　停经4月余，腹胀1周。

2. 问诊重点　末次月经时间，早期彩超核对孕周，是否为辅助生殖技术助孕，此次妊娠儿数，绒毛膜性，孕期产前检查情况。腹胀出现的孕周，程度是否有改变，是否有伴随症状如阴道出血、阴道流液、腹痛等，是否经过治疗，治疗效果如何。孕期的一般情况。既往是否有慢性病、遗传病，以及生育史。

3. 问诊内容

（1）高危因素：是否有胎儿发育异常，此次妊娠的胎儿数，绒毛膜性，胎盘及脐带病变，母体是否有基础性疾病。

（2）主要症状及伴随症状：孕期腹胀出现的孕周、程度。胎儿发育及胎盘、脐带情况。母体的一般情况。注意是否有心慌、胸闷、水肿、阴道出血、阴道流液、腹痛等。

（3）诊疗经过：是否用药，用何种药，具体剂量、效果，采用何种治疗方案等。

(4)发病以来的一般情况:体重变化、饮食、大小便、精神、睡眠情况。

(5)既往史:是否有基础性疾病,既往妊娠是否出现过相似或相同症状。当出现一个症状或体征时,不能认为是某一种疾病所致,有可能是多种疾病逐步进展、共同作用所致。

(6)个人史:化学性物质、放射性物质、有毒物质接触史;性生活史。

(7)月经史:月经初潮年龄、周期及经期长短,月经性状,有无痛经等。

(8)婚育史:既往妊娠情况,有无类似病史。

(9)家族史:有无家族性遗传病史,有无类似病史。

问诊结果

育龄期女性,已婚,32岁,平素月经规律,LMP 2020-11-04,停经2月余,查彩超提示宫内早孕(单绒双羊)。孕期查NT彩超(2021-02-01):宫内孕 双活胎(单绒双羊);胎儿1(F1)胎儿测值相当于妊娠12^{+6}周(NT 1.8 mm);胎儿2(F2)胎儿测值相当于妊娠12^{+2}周(NT 1.3 mm);近1周出现明显腹胀,持续性,无宫缩及阴道出血,无心慌、胸闷、恶心、呕吐等不适。门诊超声(2021-03-10):F1超声孕周18^{+2}周,羊水过多(AFV 77 mm);F2胎儿超声孕周16^{+6}周,羊水过少、膀胱未显示(AFV 8 mm)。频谱:两胎儿大脑中动脉PI/脐动脉PI均<1.08。自然受孕,首次妊娠,家族史及个人史均无特殊。

4. 思维引导 患者妊娠18周,近1周出现明显腹胀,无宫缩及阴道出血,无心慌、胸闷等不适。妊娠期出现的腹胀,对于单胎,以羊水量增多最常见,同时应考虑母体自身疾病或妊娠期并发症导致的腹水、水肿等情况。对于双胎,要考虑到并发双胎输血综合征的可能。

(二)体格检查

1. 重点检查内容及目的 患者孕18周,近1周出现腹胀,无腹痛、腹胀,体格检查时应注意有无因膈肌抬高,胸部受到挤压,出现呼吸困难,甚至发绀,不能平卧。体格检查时,观察腹部皮肤形态。宫底高度是否与孕周相符。

体格检查

T 36.5℃,R 22次/min,P 100次/min,BP 110/70 mmHg,体重51 kg。

心前区无隆起,心尖搏动正常,心浊音界正常,心前区无异常搏动,心率100次/min,律齐,心脉率一致,各瓣膜听诊区未闻及杂音。腹部隆起如孕5月状,腹部皮肤紧绷,皮下静脉清晰可见,无压痛,宫缩不能触及。

产科检查

宫高18 cm,腹围86 cm,胎心156次/min,140次/min。阴道检查:宫颈形态正常,宫口闭合,未破膜。

2. 思维引导 经上述体格检查及院前彩超,羊水量增多所导致的腹胀不难判断。进一步实验室检查及影像学检查,排除母体疾病及妊娠并发症,明确诊断。

(三)辅助检查

1. 主要内容及目的

(1)血常规、肝功能、肾功能、电解质、传染病筛查、尿常规等:了解患者内环境情况。

(2)心电图、心脏彩超:检查心功能。
(3)胸腔积液、腹水彩超:判断是否存在多浆膜腔积液。
(4)肝胆及双肾输尿管超声:判断有无门静脉及泌尿系统异常。
(5)双下肢深浅静脉彩超:判断是否存在双下肢压迫所致的静脉血栓形成。
(6)胎儿及附属物彩超:进一步明确病情并了解变化情况。

辅助检查

(1)血常规、肝功能、肾功能、电解质、传染病筛查、尿常规:均未见异常。

(2)心电图、心脏彩超、胸腔积液彩超、腹水彩超、肝胆及双肾输尿管超声、双下肢深浅静脉彩超:均未见明显异常。

(3)胎儿及附属物超声:F1 位于宫腔左侧,超声孕周 18^{+2} 周,估重 242 g,体重位于同孕周第 68 百分位,羊水过多(AFV 82 mm),子宫动脉、脐动脉、静脉导管、大脑中动脉频谱未见明显异常。F2 位于宫腔右侧,超声孕周 17 周,估重 167 g,体重位于同孕周 1.6 百分位,羊水过少(AFV 13 mm),膀胱未显示。胎儿大脑中动脉 PI/脐动脉 PI<1.08。

孕妇宫颈管长约 32 mm,内口呈闭合状态。

2. 思维引导 根据患者本次妊娠情况,院前及入院后胎儿及附属物彩超,不难得出:该患者为双胎妊娠并发症。双胎妊娠分为双卵双胎和单卵双胎:双卵双胎是由 2 个卵子分别受精形成的双胎妊娠,是由 2 个受精卵分别发育而成,各自的遗传基因不完全相同;胎盘多为 2 个,也可融合成一个,但血液循环各自独立;胎盘胎儿面有 2 个羊膜腔,绒毛膜性为双绒双羊。单卵双胎是由一个受精卵分裂形成的双胎,占双胎妊娠的 30%;一个受精卵分裂形成的两个胎儿具有相同的遗传基因;根据受精卵在早期发育阶段发生分裂时间的不同,绒毛膜性可以表现为双绒双羊、单绒双羊和单绒单羊。

根据孕期 NT 超声,该患者为单绒双羊双胎妊娠。由于两胎儿共用一个胎盘,胎盘之间存在血管吻合,因故可以出现较多且严重的并发症。①双胎输血综合征(tiwn to twin transfusion syndrome, TTT):通过胎盘间的动静脉短路,血流从动脉向静脉单向分流,使一个胎儿成为供血儿,另一个成为受体儿,双胎输血综合征若不经治疗,胎儿死亡率高达 90%。②选择性胎儿生长受限(selective IUGR, sIUGR):sIUGR 胎儿体重估重位于该孕周第 10 百分位以下,两胎儿体重相差 25% 以上。③动脉反向灌注序列(twin reversed arterial perfusion sequence, TRAPS),亦称一胎无心畸形,发病率 1∶35 000,顾名思义双胎之一心脏阙如、残留或无功能。④贫血多血质序列征(twin anemia polycythemia sequence, TAPS):单绒双羊双胎的一种慢性胎–胎输血,两胎儿出现严重的血红蛋白差异。

根据入院后胎儿及附属物彩超的结果不难得出双胎输血综合征的诊断。按照 Quintero 分期,双胎输血综合征可分为 5 期:Ⅰ期仅羊水量异常;Ⅱ期超声不能显示供血儿膀胱;Ⅲ期出现脐动脉、静脉导管、脐静脉多普勒血流的异常;Ⅳ期出现任何一胎水肿;Ⅴ期任何一胎儿死亡。根据病史提供的早期 NT 彩超,该患者为单绒双羊双胎妊娠,彩超提示:F1 羊水过多(AFV 82 mm),F2 羊水过少(AFV 13 mm),膀胱未显示。该患者供血儿膀胱不显示,因此诊断为双胎输血综合征Ⅱ期。

同时根据单绒双羊双胎 sIUGR 的诊断标准,该患者较小胎儿估重位于同孕周第 1.6 百分位,胎儿频谱未见异常,考虑选择性胎儿宫内生长受限Ⅰ型。

(四)初步诊断

根据上述病史、体格检查及辅助检查结果,支持以下诊断:①双胎输血综合征Ⅱ期合并 sIUGR

Ⅰ型;②宫内孕 18^{+1}周;③孕1产0流0(G1P0A0)。

(五)鉴别诊断

TTT 是单绒毛膜单卵双胎的严重并发症,在诊断上与 sIUGR 易出现混淆,但其诊断均需满足单绒毛性双胎这一前提。TTT 必要条件是2个胎儿出现羊水过多-过少序列征(twin oligohydramnios-polyhydramnios sequence,TOPS),而并非2个胎儿体重是否有差异。sIUGR 胎儿羊水量可正常,或仅出现一胎的羊水异常,其诊断依据为2个胎儿之间出现的体重差异且一胎存在 IUGR。本案例患者,供血胎儿生长发育有限:体重位于同孕周第1.6百分位、估重167 g,与受血胎儿体重位于同孕周第68百分位、估重242 g,体重相差25%以上,但2个胎儿均存在羊水量异常,因此诊断为双胎输血综合征合并选择性胎儿生长受限。

TTT 与 TAPS 同为胎儿间输血性疾病,不同的是 TTT 为急性输血,而 TAPS 为慢性输血,在超声上表现为大脑中动脉血流峰值速度的差异,缺少 TOPS 影像,此两胎儿频谱均未见异常,可鉴别。

二、治疗经过

入院后行胎儿镜下胎盘交通血管激光凝固术,手术方式选择 Solomon 手术,供血儿脐带帆状插入,受血儿脐带插入点正常,手术顺利。

思维引导1:TTT Ⅰ期,约2/3病例保持稳定或好转,可予期待、羊水减量治疗方法。余1/3进展至Ⅱ期及以上。TTT Ⅱ期及以上,可根据病情发展选择胎儿镜胎盘血管交通支激光凝固术、选择性减胎术、期待治疗、羊水减量术、终止妊娠等治疗方案。

治疗效果:术后第1天复查超声示双活胎;供血儿脐动脉舒张期血流消失,静脉导管 a 波反向;受血儿血流正常。术后第3天复查超声示单活胎,供血儿停育,考虑与供血儿胎盘份额小不足以支持自身发育有关。孕 28^{+2}周胎膜早破,保胎至孕 29^{+2}周行剖宫产术,术中剖一女活婴,体重1 490 g,阿普加评分1 min 9分、5 min 10分,出生后转新生儿科治疗。出生后持续随访,至撰稿时,生长发育、运动功能均良好。

思维引导2:目前常见的3种激光凝固血管交通支技术,非选择性血管交通支凝固术(NSLCPY)、选择性血管交通支凝固术(SLCPY)、Solomon 技术,根据不同情况选择治疗方案。①NSLCPY:技术要点为使用激光凝固全部通过双胎之间隔膜的血管。②SLCPY:技术要点为根据血管交通支的类型,按照“动脉-静脉吻合支,静脉-动脉吻合支和静脉-静脉吻合支”的顺序进行激光凝固。③Solomon 技术:在 SLCPY 的基础上,连续线状激光凝固胎盘表面,连接 SLCPY 凝固的各个凝固点,从而阻断此区域中胎盘浅表可能存在的维系血管交通支,进而减少 TTT 的复发和 TAPS 的发生。

思维引导3:sIUGR Ⅰ型预后,胎死宫内的比例仅为3.1%;存活胎儿中仅2.1%出神经系统并发症;出现病情进展的比例为11.1%~26.0%;可期待妊娠至34~36周分娩、Ⅱ型预后,期待治疗的小胎儿存活率为70%~88%;70%~90%的胎儿在孕30周前出现病情恶化;病情稳定,建议一般不超过孕32周终止;Ⅲ型预后小胎儿突然死亡的比率15%~20%;即使双胎均活产,大胎儿存在脑损伤的风险为15%~30%;接受期待治疗的Ⅲ型 sIUGR 中,双胎存活率为87%~92%;一般不超过孕34周终止。

三、思考与讨论

双胎的临床管理与绒毛膜性有很大关系,因此在孕早期进行绒毛膜性的判断非常重要。妊娠10~14周,可以通过判断胎膜与胎盘插入点呈“双胎峰”(双绒毛膜性双胎)或者“T”字征(单绒毛膜性双胎)。双绒毛膜性双胎定期(每4周1次)超声监测胎儿生长情况,单绒毛膜性双胎应每2周超声监测胎儿生长发育从而早期发现单绒毛膜性双胎特殊并发症。对于无并发症及合并症的双绒毛膜性双胎可期待至38周分娩，最晚不超过39周；无并发症及合并症的单绒毛膜双羊膜囊双胎可在严密监测下至孕35～37周分娩；单绒毛膜单羊膜囊分娩孕周为32～34周。复杂性双胎如TTT、sIUGR及TRAPS需要结合孕妇及胎儿情况制订个体化的方案。

双胎胎儿的预后取决于绒毛膜性。单绒毛膜性双胎围产儿并发症及死亡率较高。对于TTT，Quintero分期Ⅱ～Ⅳ期及部分Ⅰ期在孕16～26周，应首选胎儿镜激光治疗。对于严重的sIUGR或者TRAPS或单绒毛膜性双胎一胎畸形，可采用选择性减胎术。

四、练习题

1. 简述双胎妊娠的分类和终止妊娠的时机。
2. 简述单绒毛膜性双胎的特有并发症。
3. 简述双胎输血综合征的诊断及分型。
4. 简述选择性胎儿生长受限的诊断及分型。

五、推荐阅读

[1]谢幸，孔兆华，段涛. 妇产科学[M]. 9版. 北京：人民卫生出版社，2018.

[2]中华医学会围产医学分会胎儿医学学组，中华医学会妇产科学分会产科学组. 双胎妊娠临床处理指南（2020年更新）[J]. 中国产前诊断杂志（电子版），2021，13（1）：51-58.

[3]中国妇幼保健协会双胎妊娠专业委员会. 胎儿镜激光治疗双胎输血综合征技术规范（2021年更新版）[J]. 中国实用妇科与产科杂志，2020，37（1）：67-69.

（杨　蕾）

案例13　前置胎盘

一、病历资料

（一）门诊接诊

1. 主诉　停经8月余，阴道间断出血1周，加重1 d。

2. 问诊重点　患者为晚期妊娠女性，阴道出血为孕期常见症状，问诊时应注意出血的诱因、出血的特点、伴随症状、疾病的演变过程、诊治经过及治疗效果等。

3. 问诊内容

（1）诱发因素：有无劳累、负重、便秘、外伤等诱发因素。

（2）主要症状：阴道出血速度、持续时间及出血次数，初步判断失血量；出血的颜色及性质，判断是否合并胎膜早破。

（3）伴随症状：有无心慌、胸闷、头晕、乏力、面色苍白、脉搏细速等；有无发热、子宫压痛、阴道异味等；有无恶心、呕吐、腹泻等消化道症状（腹压增加可导致出血，胎盘早剥伴有消化道症状），有无规则或不规则宫缩，有无子宫张力增大，有无胎动、胎心变化，阴道出血与体位改变、宫缩有无关系。

（4）诊疗经过：是否用药，何时开始用药，用何种药、具体剂量、效果如何。

（5）既往史：有无高血压、糖尿病、心脏病、结核等病史，预防接种情况，有无手术（宫腔镜、剖宫产术）、外伤、输血史，有无献血史，有无药物和食物过敏史。

（6）个人史：生于何地，在何地久居，有无疫区、疫情、疫水接触史，有无职业相关物质接触史，有无吸烟、饮酒及吸毒史，有无冶游史。

（7）月经生育史：初潮时间，月经是否规律，末次月经时间，经期及月经周期，有无痛经，有无流产、早产、足月分娩史，询问流产孕周、流产原因及流产方式，早产或足月产的分娩孕周、分娩方式、新生儿评分及体重等，有无产褥期并发症。

（8）家族史：有无高血压、糖尿病、自身免疫病、多胎妊娠史等，家族成员健康状况，有无家族遗传病史。

问诊结果

患者30岁，平素月经规律，LMP 2020-01-12，EDC 2021-10-19。此次自然受孕，停经30余天尿妊娠试验阳性，查彩超提示宫内妊娠，单胎存活。孕40余天出现恶心、呕吐、食欲减退等早孕反应，未处理，持续2月余自行消失，孕5月余出现胎动，自觉胎动良好至今。孕期按时围产保健，四维彩超示单活胎，胎盘后壁，胎盘低置状态。1周前无明显诱因出现阴道出血，色暗红，较黏稠，约5 mL，不伴血块，出血自行停止，未处理。1周来夜里间断阴道出血，量约5～10 mL，色暗红，偶有鲜红色，无腹痛及阴道排液，未处理。1 d前清晨起床后再次出现阴道出血，色鲜红，量约20 mL，无宫缩，无阴道排液，无心慌、胸闷、头晕等不适，遂来医院。自发病来，患者饮食睡眠可，大小便正常。既往2次人工流产史，余无特殊。

4. 思维引导　患者孕晚期无明显诱因突发阴道出血，分析出血原因。①前置胎盘：患者孕中期提示胎盘低置，前置胎盘不排除，其典型临床表现为孕晚期无痛性阴道出血。②先兆早产有阴道少量出血，但伴有规则或不规则宫缩及宫颈管的进行性缩短。③胎盘早剥常有高血压、糖尿病、抗磷脂综合征、结缔组织病、慢性肾病、羊水过多时胎膜早破或外伤史，典型临床表现可有阴道出血、腹痛，伴有子宫张力增高和子宫压痛，可出现胎心、胎动变化，宫缩间歇期子宫不放松，呈高张状态，严重时呈硬板状，可伴有恶心、呕吐、腹胀、腹泻、面色苍白等。④滋养细胞肿瘤阴道出血较多，且子宫明显大于相应孕周，彩超可鉴别。⑤前置血管是胎儿血管走形于胎先露下方胎膜跨越宫颈内口或邻近宫颈内口，位于胎儿娩出的通道上，没有胎盘及脐带的保护，彩超可鉴别。⑥孕期宫颈息肉或宫颈癌可有阴道出血，妇科检查或病理检查可辅助鉴别。

（二）体格检查

1. 重点检查内容及目的　患者孕晚期无明显诱因、无痛性阴道出血，不伴宫缩及阴道排液，子宫大小与孕周相符，考虑前置胎盘可能性大，但仍需排除隐匿性胎盘早剥、前置血管等。观察患者生命体征、皮肤颜色、阴道出血时间、出血速度等，判断失血量，是否需紧急备血并输血治疗。触诊子宫，明确宫缩情况及子宫张力，核实孕周，判断是否需要抑制宫缩及促胎肺成熟治疗。监测胎心变化，了解是否存在胎儿窘迫。

体格检查

T 36.5°C，R 18 次/min，P 82 次/min，BP 118/71 mmHg。

营养中等，无贫血貌，左侧卧位，无头晕、眼花，无心慌、胸闷，无恶心、呕吐，律齐，各瓣膜听诊区未闻及明显杂音，双肺呼吸音清，未闻及干、湿啰音，肝脾肋缘下未触及，腹软，膨隆，神经系统（-），双下肢无水肿。

产科检查

宫高:30 cm,腹围:103 cm,胎头高浮,胎心 146 次/min,胎心监护 NST 呈反应型,子宫软,未触及宫缩,阴道少量暗褐色出血,无阴道排液。

2. 思维引导　①患者无宫缩,可排除先兆早产。②患者无胎盘早剥高危因素,子宫触诊无张力,胎心、胎动正常,NST 反应型,胎盘早剥可能性小。③据宫高、腹围,子宫大小与孕周基本相符,且既往彩超未提示滋养细胞肿瘤,该病基本可排除。④前置血管可合并有帆状胎盘或副胎盘,少量阴道出血即可能引起胎心变化,彩超可明确诊断。⑤宫颈息肉孕期可反复出现阴道出血,孕早期彩超可提示,妇科检查可明确诊断。

(三)辅助检查

1. 主要内容及目的

(1)血常规、CRP、PCT:患者阴道出血时间较长,证实是否有贫血及感染。

(2)凝血功能:明确是否需要补充凝血因子。

(3)肝肾功能、电解质:严重失血或感染、妊娠均可导致肝肾功能、电解质异常,明确是否需要纠正治疗。

(4)传染病:判断患者是否存在乙型肝炎、丙型肝炎、梅毒、艾滋病,阳性者还需完善相关 DNA 检测,了解疾病状态及是否需要干预治疗,且患者孕周较大,有随时分娩可能,明确新生儿是否需要免疫阻断。

(5)血型:患者随时有阴道流血增多及分娩可能,明确血型为备血及输血做好准备;若为 O 型和/或 Rh 阴性血,有胎儿宫内溶血可能,需进一步完善相关检查。

(6)尿常规:间接了解肾功能及尿路感染情况。

(7)心电图:明确是否存在心律失常等。

(8)胎儿彩超:了解胎儿及附属物情况,明确胎盘位置、有无隐匿性胎盘早剥、宫腔积血、前置血管等。

辅助检查

(1)血常规:WBC 13.2×10^9/L,Hb 112 g/L,N% 89%。炎症指标:CRP 23 mg/L,PCT 0.2 mg/mL。

(2)尿常规、凝血功能、肝功能、肾功能、血糖、电解质、心电图均无明显异常,传染病(-),血型 A+。

(3)胎儿彩超:双顶径 87 mm,头围 314 mm,腹围 315 mm,股骨长 67 mm,羊水指数 126 mm,脐动脉 S/D 2.3,胎盘后壁,下缘完全覆盖宫颈内口,胎盘边缘有一大小约 6 cm×8 cm 的血窦,可见密集光点涌动。

2. 思维引导　①患者既往四维彩超提示胎盘低置状态,但无阴道出血史,此次结合患者临床表现、体征及辅助检查结果,完全性前置胎盘诊断明确。②彩超提示胎盘下缘覆盖宫颈内口,排除了胎盘早剥和前置血管。③既往彩超及此次彩超均未提示宫腔内异常回声表现,排除了妊娠滋养细胞肿瘤。

（四）初步诊断

①完全性前置胎盘；②宫内孕 35^{+4}周；③孕 3 产 0 流 2（G3P0A2）。

（五）鉴别诊断

应与孕晚期常见的引起阴道出血的疾病相鉴别。

（1）胎盘早剥：胎盘早剥常有高血压、糖尿病、抗磷脂综合征、结缔组织病、慢性肾病、羊水过多时胎膜早破或外伤史，典型临床表现可有阴道出血、腹痛，伴有子宫张力增高和子宫压痛，可出现胎心、胎动变化，宫缩间歇期子宫不放松，呈高张状态，严重时呈硬板状，可伴有恶心、呕吐、腹胀、腹泻、面色苍白等。

（2）前置血管：分为 2 种类型，一类是胎盘帆状附着或边缘附着，脐血管经过胎膜与胎盘相连出现的血管前置；另一类为分叶胎盘或副胎盘时，胎盘之间的连接血管引起的血管前置，彩超可予鉴别。

（3）滋养细胞肿瘤：常有停经后阴道异常出血，子宫异常增大、变软，腹痛，妊娠剧吐或妊娠高血压疾病征象，卵巢黄素化囊肿，甲状腺功能亢进征象，B 超下可见小的低回声或无回声区，形如雪花，又名落雪征。

（4）宫颈病变：宫颈息肉或其他宫颈病变，妊娠期可有间断性阴道流血，流血时间及流血量不固定，出血时及时妇科检查可鉴别。

二、治疗经过

1. 治疗方案

（1）左侧卧位休息，观察患者宫缩及阴道出血情况；监测胎心、胎动；嘱按摩双下肢，预防静脉血栓形成；易消化饮食，预防便秘。

（2）抑制宫缩。

（3）促胎肺成熟治疗。

（4）抗生素抗感染治疗。

2. 思维引导　①患者孕晚期，子宫增大明显，且孕期子宫右旋，左侧卧位改善胎盘血供；②易消化饮食，避免便秘增加腹压时阴道再次流血；③孕期血液高凝，卧床休息易发生双下肢深静脉血栓，活动及按摩双下肢，预防血栓形成；④患者出血时间>1 周；且 CRP 升高，给予抗感染治疗，避免感染加重，造成围产期严重并发症；⑤患者孕周<37 周，尚不足月，给予促胎肺成熟治疗；⑥虽然患者孕周>35 周，不再保胎治疗，但反复出血次数较多，出血时间较长，且为预防再次大量阴道出血及争取促胎肺成熟的时间，给予抑制宫缩治疗。

治疗结果

体格检查：生命体征平稳，无心慌、胸闷、头晕、眼花，听诊双肺呼吸音清，无干、湿啰音，心脏各瓣膜听诊区未闻及异常杂音，腹软，无压痛、反跳痛，双下肢无红肿疼痛；症状为子宫软，无压痛，监测胎心正常，无阴道出血、流液。

辅助检查：WBC 8.2×10^9/L，Hb 116 g/L，CRP 3 mg/L，PCT 0.02 mg/mL，N% 70%（入院 3 d 后）。

无宫缩，无阴道流血、排液，胎心 145 次/min，NST 反应型，诉胎动正常。

孕妇入院后病情稳定，给予一般支持治疗和抗感染治疗，复查白细胞、中性粒细胞百分比、CRP

及 PCT 结果正常，无宫缩，无阴道流血、流液，监测胎心正常，目前宫内孕 36 周。结合彩超提示为完全性前置胎盘，为阴道试产禁忌，可严密监测下期待至孕 37 周后剖宫产终止妊娠。

三、思考与讨论

患者孕晚期阴道出血，应与胎盘早剥、前置血管、滋养细胞肿瘤等相鉴别，必要时排除宫颈息肉或宫颈病变出血。结合患者体征及辅助检查明确诊断，明确前置胎盘的类型、既往生育史及子宫手术史，明确是否存在胎盘植入。治疗原则是一般处理、纠正贫血、抑制宫缩、应用糖皮质激素、预防感染，适时终止妊娠。

1. 期待治疗

(1)一般处理：适当休息，高纤维饮食，避免便秘。监测孕妇的生命体征及阴道流血情况。常规进行血常规、凝血功能检测并备血。监护胎儿情况，包括胎心率、胎动计数、胎儿电子监护及胎儿生长发育情况等。

(2)纠正贫血：补充铁剂，维持血红蛋白≥110 g/L 及以上，血细胞比容>0.3。

(3)宫缩抑制剂的应用：基于母亲或胎儿情况需终止妊娠时，不应再使用宫缩抑制剂延长孕周。对于有先兆早产症状者，可考虑使用宫缩抑制剂 48 h 以利于完成糖皮质激素治疗。

(4)糖皮质激素：对于妊娠<37 周、有阴道流血的前置胎盘孕妇，予以糖皮质激素促胎肺成熟；有早产高危因素的孕妇，可在妊娠 34 周前做好促胎肺成熟的准备。

(5)宫颈环扎术：前置胎盘不是子宫颈环扎术的指征。尚无有效证据支持宫颈环扎术可减少出血、改善预后，不推荐前置胎盘者使用。

(6)预防血栓：长期住院治疗增加血栓栓塞的风险，要注意防范。

2. 终止妊娠

(1)指征：出血量大甚至休克，为挽救孕妇生命，无须考虑胎儿情况，应立即终止妊娠；出现胎儿窘迫等产科指征时，胎儿已可存活，可行急诊手术。无临床症状者以前置胎盘类型决定合适的分娩时机(合并胎盘植入者可于妊娠 36 周或以上择期终止妊娠；完全性前置胎盘可于妊娠 37 周及以上择期终止妊娠；边缘性前置胎盘可于 38 周及以上择期终止妊娠；部分性前置胎盘应根据胎盘遮盖宫颈内口情况适时终止妊娠)。结合患者目前孕周、临床表现、体征及辅助检查，可期待观察治疗。

(2)手术管理：术前充分备血，辅助检查了解前置胎盘的类型及是否有胎盘植入，评估术中出血风险，做好处理产后出血及抢救新生儿的准备。术前详细谈话，告知相关风险，认识病情的严重性及不确定性，多学科合作，保障母婴安全。

3. 诊疗过程中注意事项

(1)超声检查时避免膀胱过度充盈，会导致胎盘边缘相对下移，造成诊断的假阳性。

(2)患者描述阴道流血，要详细询问出血量、出血次数、出血的颜色和性质，了解是否有胎膜早破及继发的感染，避免造成治疗上的延误。

(3)详细询问既往 2 次人工流产后月经量恢复情况，尤其是否有宫腔镜治疗史，宫腔镜电切后可继发严重的胎盘植入，产时可出现大出血、失血性休克甚至子宫切除可能，术前充分评估，做好术中大出血预防措施。

(4)完全性前置胎盘尽量避免产科内诊检查，避免再次阴道出血。

(5)有剖宫产史的孕妇，要了解胎盘的位置，前壁胎盘判断是否胎盘植入，后壁胎盘要仔细排查胎盘下缘越过宫颈内口后是否向前壁延伸及与前壁子宫瘢痕的关系，必要时 MRI 进一步明确是否有胎盘植入、植入范围和植入程度。

(6)评估阴道流血病情的同时，做好胎儿的胎心监测，及时了解胎儿宫内情况。

(7)前置胎盘的分类包括完全性前置胎盘、部分性前置胎盘、边缘性前置胎盘和低置胎盘。不同的前置胎盘分类，终止妊娠的时机不同，要严格把握指征，避免不良妊娠结局的发生。

四、练习题

1. 前置胎盘的临床分类及临床表现有哪些？
2. 前置胎盘的孕妇终止妊娠的时机是什么？
3. 前置胎盘的处理原则是什么？

五、推荐阅读

[1]谢幸，孔北华，段涛. 妇产科学[M]. 9 版. 北京：人民卫生出版社，2018.
[2]中华医学会妇产科学分会产科学组. 前置胎盘的诊断与处理指南（2020）[J]. 中华妇产科杂志，2020，55（1）：3-8.

（王 宁 赵先兰）

案例 14 胎盘早剥

一、病历资料

（一）门诊接诊

1. 主诉 停经 6 月余，间断阴道出血 8 d。

2. 问诊重点 核对孕周（末次月经、早期彩超），此次妊娠的胎儿数，孕期产检的情况（超声有无提示胎盘低置、宫颈病变），阴道出血的持续时间、量、颜色、是否有伴随症状、是否存在诱因、胎动情况。孕期的一般情况，既往是否有慢性病、遗传病，以及生育史。

3. 问诊内容

（1）诱发因素：有无妊娠高危因素如高血压、糖尿病及其他血管源性病变，高龄多产，多胎妊娠，是否为辅助生殖技术助孕，是否有机械因素如外伤等，有无宫腔压力骤减的情况如突然发生的胎膜早破。

（2）主要症状及伴随症状：孕中晚期阴道出血常见的病理原因有晚期先兆流产、先兆早产、前置胎盘、胎盘早剥，少见于先兆子宫破裂但不容忽视。应询问阴道出血的情况：持续时间、出血量、颜色，是鲜红还是暗红，是稀薄还是黏稠，是否有诱因。有无伴随腹痛及子宫压痛，若为无痛性阴道出血，多见于前置胎盘；若子宫硬如板状，有压痛，宫底持续升高，应考虑胎盘早剥；若子宫下段持续压痛，出现病理缩复环，特别是出现血尿，应考虑先兆子宫破裂；是否伴有胎心异常，当以上疾病的临床表现不典型时，胎心异常通常为首发症状；有无失血性休克的表现等。

（3）诊疗经过：是否用药，用何种药物，剂量、持续时间、效果如何，以利于迅速选择药物。

（4）发病以来的一般情况：体重变化、饮食、大小便、精神、睡眠情况。

（5）既往史：患者是否有基础疾病，是否进行规范治疗，效果如何。当出现一个症状或体征时，不能认为是一种疾病所致，有可能是多种疾病共同作用的结果。所患基础疾病孕期是否继续治疗、在孕期是否监测、孕期是否有加重的趋势。此次妊娠是否出现并发症。以上情况与患者目前症状是否有联系。

（6）个人史：是否有吸烟、饮酒、吸毒史；地方病地区居住史。母体的血管源性疾病与吸烟、饮酒、吸毒有很大关系。

（7）月经史：月经初潮年龄、周期是否规律、经期长短、月经性状、有无痛经等。

（8）婚育史：孕产次，每次妊娠具体情况，有无类似情况出现。

（9）家族史：如高血压、糖尿病有家族遗传倾向。

问诊结果

患者育龄期女性，于2022-05-25 14:25入院。停经42 d测血hCG阳性，停经60 d出现食欲减退、呕吐等早孕反应，持续至孕13周，孕17周自觉胎动，活跃至今。NT、唐氏筛查、胎儿系统超声自诉无异常（未见单），未行OGTT。8 d前无明显诱因出现阴道出血，色暗红，量少，无腹痛等不适，遂至当地医院住院治疗，给予硫酸镁解痉治疗，具体用量不详，未见明显好转。住院期间血常规及肝功能：血小板 70×10^9/L，丙氨酸转氨酶44 U/L，天冬氨酸转氨酶40 U/L；24 h尿蛋白4.085 g，现口服“拉贝洛尔片200 mg+硝苯地平10 mg q8h”，血压控制不佳，最高达190/130 mmHg，当地医院建议终止妊娠，遂转至医院治疗。

高血压病史3年，未规律监测血压，未治疗。停经6周后开始规律口服拉贝洛尔（100 mg，bid），血压控制不佳（具体不详），孕12周改为200 mg bid；1月余前口服拜新同30 mg bid，孕期血压波动在130～170/90～100 mmHg；2 d前血压达190/130 mmHg，改为口服拉贝洛尔片200 mg+硝苯地平10 mg q8h。

狼疮性肾炎15年，口服泼尼松（20 mg qd）、环孢素（50 mg bid，近1周改为75 mg bid），羟氯喹（0.2 g bid）。尿蛋白阳性10多年，孕前24 h尿蛋白为2～3 g。

孕3产0流2（G3P0A2），分别于2015年孕23周胎死宫内于当地镇卫生院行引产术、2016年孕23周因胎死宫内于当地市人民医院行引产术，均未行胎儿染色体检查。

4.思维引导　患者患狼疮性肾炎15年，尿蛋白阳性10余年，孕前24 h尿蛋白定量2～3 g。高血压病史3年，未治疗、未监测血压。此二者均可导致妊娠期母体血管源性胎盘疾病。既往两次中孕死胎史，均为23周，未行胎儿染色体检查。本次妊娠，自停经6周后开始规律口服拉贝洛尔（100 mg bid），血压控制不佳（具体不详），孕12周改为200 mg bid，1月余前口服拜新同30 mg bid，孕期血压130～170/90～100 mmHg。2 d前血压达190/130 mmHg改为口服拉贝洛尔片200 mg+硝苯地平10 mg q8h。院前：血小板 70×10^9/L；转氨酶轻度升高，丙氨酸转氨酶44 U/L，天冬氨酸转氨酶40 U/L；24 h尿蛋白4.085 g，较孕前2～3 g升高，提示并发重度子痫前期、HELLP综合征的可能。重度子痫前期患者胎盘底蜕膜螺旋小动脉痉挛或硬化，易引起远端毛细血管变型坏死甚至破裂出血，使血液在底蜕膜与胎盘之间形成血肿，从而导致胎盘早剥的发生，此时阴道出血量与实际出血量不符。该患者阴道间断出血8 d，在体格检查时应着重腹部张力、宫底位置、胎心情况的变化。同时掌握全身水肿的情况，完善相关检查、检验，了解胎儿及附属物情况，监测生命体征，警惕子痫发生。

（二）体格检查

1.重点检查内容及目的　患者存在胎盘早剥的高危因素，故在体格检查中应注意腹部特征：腹壁张力的强度，标注宫底位置以便观察是否上升。胎心的情况：是否存在胎儿窘迫的可能。了解水肿的程度，下肢水肿是凹陷性还是非凹陷性。

体格检查

T 36.60℃,R 21 次/min,P 92 次/min,BP 169/121 mmHg,身高 148 cm,体重 64 kg。

心前区无隆起,心尖搏动正常,心浊音界正常,心前区无异常搏动,心率 92 次/min,律齐,心脉率一致,各瓣膜听诊区未闻及杂音。腹部隆起如孕 6 月状,无压痛及反跳痛,未触及宫缩,宫底部位于脐上一横指。凹陷性水肿Ⅳ度。

产科检查

宫高 21 cm,腹围 95 cm,胎心 156 次/min,未触及宫缩。阴道检查:宫颈形态正常,宫口闭合,未破膜,宫口处及阴道内可见少量暗红色血迹。

2. 思维引导　经上述体格检查,血压 169/121 mmHg,凹陷性水肿Ⅳ度。加之患者既往患狼疮性肾病并治疗至今,不排除低蛋白血症、肾功能不全所致。专科检查提示:宫底高度小于孕周,胎心 156 次/min,不排除血管源性疾病导致的胎儿供血不足所致的生长受限,进一步行实验室及影像学检查,明确诊断。

(三)辅助检查

1. 主要内容及目的

(1)血常规、凝血功能:凝血情况及血小板是否进一步下降。

(2)尿常规、肝功能、肾功能、电解质:肝功能、肾功能损伤程度如何,内环境是否紊乱失衡,是否存在低蛋白血症。

(3)CRP、PCT:是否存在炎性反应及强度。

(4)心肌酶及肌钙蛋白Ⅰ:是否有心肌损伤。

(5)蛋白 S(PS)、蛋白 C(PC)、狼疮抗凝物活性:是否存在易栓倾向。

(6)自身免疫体谱及抗磷脂综合征特异性抗体检测:排除其他免疫疾病。

(7)胎儿超声:胎儿发育情况,羊水量,胎盘形态、位置等。

(8)彩色多普勒超声胎儿血流监测:胎儿血流动力学情况。

(9)心电图:明确心肌缺血、心律失常等。

(10)心脏超声:心脏大小及结构是否正常,是否有心包积液产生,间接测量评估肺动脉压,排除其他原因导致心源性水肿。

(11)胸、腹水超声学检查:是否存在多浆膜腔积液。

(12)肝、胆、胰、脾及泌尿系统超声:是否存在形态学异常、占位,尤其有无肝被膜下血肿形成。

辅助检查

(1)胎儿超声:宫内孕,单活胎,胎儿脐绕颈 1 周(双顶径 66 mm,股骨长 44 mm,羊水最深值 55 mm;后壁胎盘,不低,厚度 45 mm)。

(2)心脏超声:室间隔增厚(厚约 12 mm)。

(3)肝、胆、胰、脾超声:肝内钙化灶,副脾。

(4)泌尿系统超声:双肾轻度弥漫性回声改变。

(5)心电图:大致正常心电图。

(6)胸腔积液、腹水超声:胸腔及腹腔均未见明显积液。

(7)血常规：WBC 15.23×10^9/L，PLT 67×10^9/L，N% 86.6%。

(8)血凝试验：PT <8.00 s，APTT >200.00%，INR <0.76，FIB 4.90 g/L，D-二聚体 1.06 mg/L，FDP 7.05 mg/L。

(9)心肌酶：LDH 486 U/L；BNP-pro 106.00 pg/mL。

(10)PCT+CRP：PCT 0.220 ng/mL，CRP 14.10 mg/L。

(11)肝肾功能：ALT 48 U/L，AST 41 U/L，ALB 24.6 g/L，TC 7.33 mmol/L，TG 5.72 mmol/L；Cr 62 μmol/L；Ur 386 μmol/L。

(12)尿常规自动分析：隐血(++)，蛋白(+++)。

2. 思维引导　根据该患者既往患狼疮性肾病15年，尿蛋白阳性10多年，高血压病史3年，既往2次中孕死胎史，均为23周。此次妊娠过程，血压进行性升高，应用拉贝洛尔及钙通道阻滞剂血压控制欠佳，入院测血压169/121 mmHg，胎儿超声学示双顶径66 mm，股骨长44 mm，羊水最深值55 mm；后壁胎盘，不低，厚度45 mm。胎儿生长受限存在，胎盘厚度接近正常上限。血小板较院前下降，尿常规蛋白(+++)，ALT 48 U/L，AST 41 U/L，ALB 24.6 g/L，BNP-pro 106.00 pg/mL 支持慢性高血压并发重度子痫前期、不完全HELLP综合征诊断，胎盘早剥待排。胎盘位置正常可排除胎盘前置状态诊断；无子宫压痛、血尿、无病理性缩复环可暂排除先兆子宫破裂，后续的治疗中仍需密切观察。

(四)初步诊断

分析上述病史、体格检查、化验室及影像学检查结果，支持以下诊断：①慢性高血压并发重度子痫前期；②不完全HELLP综合征；③胎盘早剥？④宫内孕27周；⑤狼疮性肾炎；⑥低蛋白血症；⑦G3P0A2；⑧不良孕产史；⑨胎儿生长受限？

二、治疗经过

(一)初步治疗

1. 治疗方案

(1)持续心电监护+氧饱和测定，控制血压维持在130～139/80～89 mmHg；暂禁食水。

(2)鼻导管吸氧2 L/min，每日2次，每次1 h。

(3)自数胎动，听胎心q6h，注意阴道出血及宫缩情况；注意宫底变化情况。

(4)促胎肺成熟治疗；地塞米松肌内注射，q12h，共4次。

(5)降压治疗：硝苯地平控释片30 mg，q12h，口服；拉贝洛尔150 mg，q8h，口服。

(6)止血：氨甲环酸1 g，静脉滴注，必要时用。

(7)预防感染：头孢呋辛1.5 g静脉滴注，q12h。

(8)解痉治疗：硫酸镁每小时1～2 g/h，24 h用量不超过25 g。

2. 思维引导　根据治疗的优先和主要、次要矛盾原则，严密监测生命体征及氧合情况，注意胎心变化。入院孕周27周(发育如24周)，患者及家属渴望延长孕周并对新生儿救治愿望强烈，给予促胎肺成熟治疗并给予降压、解痉、止血等对症治疗；入院监测虽无感染征象，但血常规中性粒细胞百分比及CRP、PCT结果均提示感染不能排除，故给予预防感染治疗；胎儿血流超声结果未回，入院超声学提示胎盘厚度尚在正常范围，现腹部未触及明显宫缩，但院前血压控制不佳，阴道持续少量出血，故应警惕不典型胎盘早剥的发生，仍需密切注意宫底变化并动态监测胎儿及附属物超声改变。

(二)治疗效果

入院后患者神志清楚,精神可,无腹痛、头痛、头晕等不适,血压波动于 140 ~ 175/100 ~ 110 mmHg。夜间间断阴道出血,似月经量,应用止血药物后阴道出血减少。胎心搏动于正常范围。

思维引导:患者入院后情况无明显改善,血压控制不理想,仍反复阴道出血,如月经量。此时应高度关注胎儿宫内情况,警惕胎盘早剥发生,由于患者保胎愿望强烈,需与其反复沟通病情严重程度。切不可因胎心监测正常,患者一般情况尚可而错过治疗时机。

(三)检查结果

1. 彩色多普勒胎儿血流监测　胎儿大脑中动脉 PS 29 cm/s,搏动指数(PI)0.80,阻力指数(RI)0.54;胎儿大脑中动脉 PI/脐动脉 PI <1.08。胎儿静脉导管频谱未及明显异常。母体右侧子宫动脉 PS 82 cm/s,PI 1.31,RI 0.66;左侧子宫动脉 PS 88 cm/s,PI 1.20,RI 0.65;双侧子宫动脉舒张早期频谱均可及切迹。检查中胎儿脐动脉 S/D 值增高,胎儿大脑中动脉阻力代偿性减低,母体双侧子宫动脉阻力增高提示:胎儿宫内缺氧。

2. 次日复查胎儿及附属物超声　宫内妊娠,单胎,存活(双顶径 64 mm,头围 231 mm,腹围 197 mm,股骨长 45 mm,测值小于自述孕周),胎盘附着面积小、增厚(胎盘早剥待排),羊水偏少(羊水指数 77 mm),检查中胎儿脐动脉 S/D 值增高,胎儿脐绕颈 1 周,母体宫颈管内混合性回声(考虑积血可能)。

3. 思维引导　根据彩超提示胎儿窘迫,胎盘早剥?(胎盘厚度较前增厚),应尽早终止妊娠。现孕 27 周短时间内无法经阴道分娩,且阴道试产风险极大,建议剖宫产终止妊娠。术前请风湿免疫科会诊指导围手术期管理。新生儿为孕 27 周极早早产儿,生长发育受限,胎儿窘迫,请新生儿科术中会诊参与抢救。

(四)手术治疗及围手术期管理

继续上述治疗的同时,行急诊剖宫产术终止妊娠,积极术前准备。术前请风湿免疫科会诊,围手术期意见:泼尼松维持原剂量不变,术中加用氢化可的松 50 ~ 75 mg,术后第 1 天加用氢化可的松 20 mg q8h。术前诊断:①胎盘早剥?②慢性高血压并发重度子痫前期;③不完全 HELLP 综合征;④宫内孕 27^{+1} 周;⑤低蛋白血症;⑥狼疮性肾炎;⑦G3P0A2;⑧不良孕产史;⑨胎儿生长受限;⑩胎儿窘迫?术中所见:打开腹膜后,见淡红色血性腹水流出,吸净腹水约 200 mL,见子宫表面呈紫蓝色(图 1-1),子宫下段形成差。钳破羊膜囊后,见血性羊水溢出,吸净羊水约 400 mL,臀位娩一女活婴,体重 650 g,新生儿出生后立即与新生儿科医生共同抢救,阿普加评分 1 min 4 分,5 min 6 分,10 min 7 分,胎儿娩出后,台上给予缩宫素 20 U、卡前列素氨丁三醇 250 μg 子宫肌层注射,1 min 后胎盘胎膜完整剥离,胎盘母体面可见 5 cm×3 cm 早剥面,后方可见 8 cm×6 cm×3 cm 大小的暗红色积血块,查子宫收缩欠佳,宫腔有活动性出血,遂台下给予卡贝缩宫素 100 μg+0.9% 氯化钠注射液 100 mL 静脉滴注,子宫收缩好转。

术后给予促进宫缩、预防感染、补液、降压、解痉、纠正低蛋白血症等对症治疗。并请风湿免疫科会诊,处理意见:①定期监测患者血常规(关注血小板),如出现明显下降,建议行骨髓穿刺、完善磷脂六项等,并对症治疗。②继续泼尼松 20 mg qd po、环孢素 75 mg bid po、羟氯喹 0.2 bid po,如病情变化风湿科随诊。术后胎盘病理结果(图 1-2):剖宫产术送检胎盘组织,局部母体面坏死、出血;绒毛疏密相间,局灶绒毛外可见纤维素性渗出,并见血管扩张、充血;脐带 A∶V=2∶1。

术后第 6 天,患者一般情况可,血压控制在 130 ~ 145/90 ~ 100 mmHg,切口甲级愈合,宫缩具体,阴道出血少,予以出院。

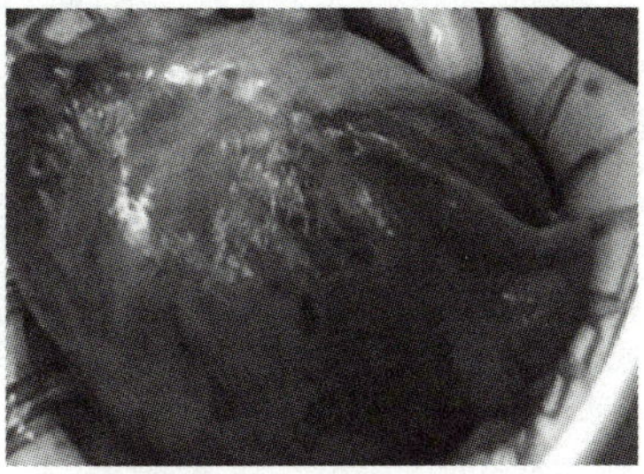

图 1-1 术中子宫

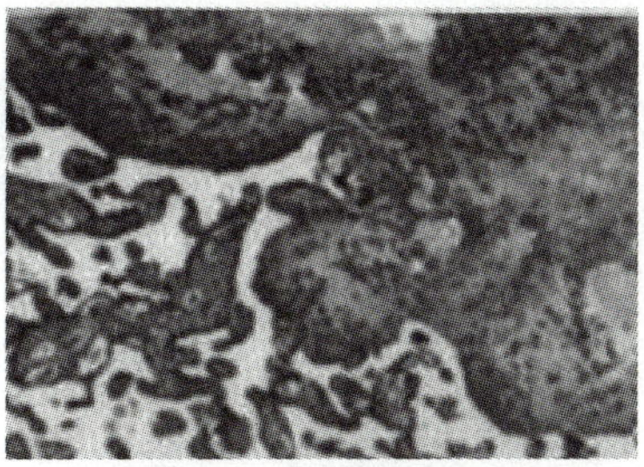

图 1-2 术后胎盘病理

三、思考与讨论

狼疮性肾炎、高血压均为妊娠期母体血管源性疾病的高危因素。患者患狼疮性肾炎 15 年，高血压 3 年，且既往两次孕 23 周死胎，此次妊娠孕期血压 130～170/90～100 mmHg，院前出现血小板减少，转氨酶上升，提示并发重度子痫前期、HELLP 综合征。重度子痫前期患者胎盘底蜕膜螺旋小动脉痉挛或硬化，易引起远端毛细血管变性坏死甚至破裂出血，使血液在底蜕膜与胎盘之间形成血肿，从而导致胎盘早剥的发生，此时阴道出血量与实际出血量不符。胎盘早剥初期剥离面积小，“三联征”（腹痛、阴道流血、子宫张力高）在临床并不多见，缺乏特异性。剥离面积小于胎盘面积的 1/3 者胎心多无变化。胎盘位于后壁者，由于早期无腹壁刺激，多无典型腹痛症状，高频、微弱的宫缩常不易被发现。根据该患者的症状、体征，在诊疗初期应高度怀疑上述情况的存在。

胎盘早剥指妊娠 20 周后正常位置的胎盘在胎儿娩出前，部分或全部从子宫壁剥离，发病率约 1%，属于妊娠晚期严重并发症，疾病发展迅猛，若处理不及时可危及母儿生命。确切发病机制不明，与血管病变、机械性因素、宫腔内压力骤减、高龄多次、胎盘早剥病史、吸烟、饮酒等有关。

典型临床表现是阴道出血、腹痛，可伴有子宫张力增高和子宫压痛，尤以胎盘剥离处最明显，严重时子宫呈板状，压痛明显，胎心率改变或消失，甚至出现休克征象。典型的声像图显示胎盘与子宫壁之间出现边缘不清楚的液性低回声区即为胎盘后血肿，胎盘异常增厚或胎盘边缘“圆形”裂开。

典型的胎盘早剥根据临床表现和超声学检查不难诊断，但临床工作更多见的是不典型的胎盘早剥。虽然超声检查是诊断胎盘早剥的首选辅助检查手段，但在实际的临床工作中，超声对于Ⅲ度、Ⅱ度胎盘早剥诊断率较高，而对于Ⅰ度胎盘早剥的诊断率并不高，对于胎盘早剥的诊断存在局限性，不能作为判断胎盘早剥的唯一手段。即使超声检查结果阴性，也不能完全排除胎盘早剥的可能。如本病例：院前及入院首次均未提示胎盘早剥征象，随着疾病进展，在复查中发现声像改变，并在术中证实。

胎盘早剥对母胎影响巨大，剖宫产率、贫血发生率、产后出血率、弥散性血管内凝血发生率均升高；胎儿急性缺氧、新生儿窒息率、早产率、胎儿宫内死亡率明显升高，围产儿死亡率约为 11.9%。因此，胎盘早剥的早期识别、及时处理对改善母胎预后至关重要。

四、练习题

1. 胎盘早剥有哪些临床表现？
2. 如何识别不典型胎盘早剥？

五、推荐阅读

[1]谢幸，孔兆华，段涛. 妇产科学[M]. 9 版. 北京：人民卫生出版社，2018.

（杨　蕾）

案例 15 胎膜早破

一、病历资料

(一)门诊接诊

1. 主诉 孕 33^{+1} 周,阴道流液 3 h。

2. 问诊重点 患者阴道流液,问诊时应注意阴道流液量多少、流液性状、能否受控制、有无伴随阴道流血及下腹疼痛等,需排除压力性尿失禁及阴道炎性溢液。

3. 问诊内容

(1)诱发因素:有无生殖道感染、胎位异常、羊水过多、腹部创伤等。

(2)主要症状:妊娠中晚期不能控制的阴道流液常见于胎膜早破,需与压力性尿失禁、阴道炎性溢液进行鉴别。胎膜早破要注意询问阴道流液的性状,是否清亮,有无胎粪污染,有无血性液体流出,阴道有无条索状物;增加腹压、上推胎先露部时阴道流液增加,窥阴器检查可见液体自宫颈口内流出或阴道后穹隆有液体池形成。

(3)伴随症状:有无羊水胎粪污染,若有羊水胎粪污染有胎儿窘迫可能;有无血性羊水,血性羊水提示胎盘早剥、前置胎盘、前置血管破裂等可能;阴道内能否触及条索状物,若有可能为脐带脱垂;有无宫缩,若有宫缩则为先兆早产,甚至早产临产;有无发热,若有母体体温升高,警惕绒毛膜羊膜炎的发生。

(4)诊治经过:是否行胎儿超声、电子胎心监护、阴道液 pH 测定、宫颈阴道液胰岛素样生长因子结合蛋白-1 检测,是否用药,用何种药、具体剂量、效果如何,以利于迅速选择药物。

(5)既往史:了解既往身体状况,有无其他影响妊娠的合并症;了解既往有无腹部手术史、生殖道手术史等,以利于分娩方式的选择。

(6)个人史:孕前及妊娠期从事接触化学性物质、放射性物质、有毒物质的孕妇,其母儿不良结局的风险增加。

(7)月经生育史:根据月经情况,核算孕周是否正确;每次妊娠具体情况及转归,了解有无难产史、死胎死产史、分娩方式、新生儿情况,以及有无产后出血史、产褥感染史。

(8)家族史:询问家族里有无传染病及遗传相关的疾病。

问诊结果

患者女性,39 岁,因“孕 33^{+1} 周,阴道流液 3 h”入院。患者平素月经规律,4 ~5 d/30 d,LMP 2021-11-09,EDC 2022-08-16。停经 40 d 于当地县人民医院查超声提示宫内早孕,与停经天数相符。早孕反应一般,孕早期无毒物、射线等接触史。孕早期有外阴瘙痒病史,白带常规检查提示细菌性阴道病,未治疗。孕期于当地县人民医院不规律产检,NT 超声、超声均未见明显异常,无创 DNA 产前检测(NIPT)及羊膜腔穿刺、OGTT 未查。3 h 前无明显诱因突然出现阴道流液,色清亮,量约 50 mL,伴下腹部紧缩感,无阴道流血、发热等不适。患者既往体健,孕 2 产 1(G2P1),2020 年因“胎儿窘迫”于当地县人民医院足月剖娩一男活婴,体重 3 200 g,无产褥感染及产后出血。

4. 思维引导　患者妊娠晚期出现不能自控的阴道流液，需与压力性尿失禁、阴道炎性溢液进行鉴别。压力性尿失禁是指在咳嗽、打喷嚏等腹压突然增加时有液体流出，体格检查时可发现流液来自尿道而非阴道，本病可排除。阴道炎性溢液多有生殖道感染病史，阴道流液量不多，多为水样白带，上推胎先露部流液量不增加。胎膜早破典型症状为妊娠中晚期孕妇突感不能控制的阴道流液，增加腹压时阴道流液量增多，窥阴器检查可见液体自宫颈口内流出或阴道后穹隆有液体池形成；查胎儿超声羊水量较破膜前减少；阴道液 pH 测定呈碱性，但易受血液、尿液、宫颈黏液、精液及细菌污染可出现假阳性；阴道后穹隆积液涂片检查可见羊齿植物状结晶；胰岛素样生长因子结合蛋白-1 检测呈阳性，且结果不受精液、尿液、血液或阴道感染的影响，具有较高的敏感性及特异性。患者孕早期有细菌性阴道病病史，为导致胎膜早破的高危因素。

（二）体格检查

1. 重点检查内容及目的　患者未足月胎膜早破可能性大，应注意胎心监护、有无宫缩发动及宫口扩张。根据电子胎心监护，评估有无胎儿窘迫；腹部触摸有无宫缩发动，胎膜早破后常常可诱发宫缩，出现先兆早产；窥阴器检查或者阴道内诊检查，评估宫口有无扩张，同时查看阴道流液量多少、颜色、有无异味，有无脐带脱垂等；测量母体生命体征，有无发热、心率增快，触诊宫体有无压痛等，评估有无可能发生绒毛膜羊膜炎。

体格检查

T 36.5℃，R 18 次/min，P 98 次/min，BP 124/69 mmHg，身高 165 cm，体重 82.0 kg。

神志清楚，自主体位，全身皮肤黏膜无黄染，无皮下出血，全身浅表淋巴结未触及肿大，心肺听诊无异常，腹部无压痛、反跳痛，下腹部耻骨联合上可见一长约 12 cm 横行手术瘢痕，肝、脾肋缘下未触及，左、右肾区无叩击痛，双下肢活动自如，无水肿。

产科检查

宫高 29 cm，腹围 107 cm，胎心率 145 次/min，律齐，左枕前位（LOA），腹部触诊观察 20 min，可扪及 2 次宫缩，持续 10～15 s，强度弱，阴道少量流液，色清，无阴道流血；阴道检查：清亮液体自宫颈口流出，无异味，宫颈长约 2 cm，位置居中，宫口未开，骨产道未及异常。

2. 思维引导　胎膜早破的临床诊断并不困难，往往通过病史采集、体格检查即可明确。患者妊娠晚期有不能控制的阴道流液，窥阴器检查可见清亮液体自宫颈口流出，诊断未足月胎膜早破可能性大。诊断胎膜早破最直接的证据为液体自宫颈内口流出或阴道后穹隆有液体池形成，并见到胎脂样物质。此外，对于胎膜早破间断阴道少量流液的患者，注意鉴别诊断。可进行胎儿超声检查、阴道液 pH 检测、胰岛素样生长因子结合蛋白-1 检测、阴道后穹隆积液涂片检查等明确诊断。

（三）辅助检查

1. 主要内容及目的

（1）胰岛素样生长因子结合蛋白-1 检测：进一步确定是否为胎膜早破，敏感性及特异性均较高。

（2）阴道液涂片检查：查看有无羊齿植物状结晶，确定流出液是否为羊水。

（3）胎儿超声：可发现羊水量较破膜前减少，并查看剩余羊水量及胎儿大小、胎位等。

（4）血常规、CRP：了解有无感染，判断有无绒毛膜羊膜炎发生的可能性。

（5）宫颈分泌物培养、B 族链球菌（GBS）：了解阴道微环境，评估是否存在感染。

（6）心电图、心脏超声：妊娠晚期心脏负担较重，评估患者心脏功能。

(7)血糖、肝功能、肾功能、电解质：是否有肝功能、肾功能损害、内环境紊乱失衡，了解患者一般状况。

(8)凝血功能：妊娠期高凝，评估 VTE 发生风险。

辅助检查

(1)胰岛素样生长因子结合蛋白-1 检测：阳性。

(2)阴道液涂片检查：阴道后穹隆积液涂片可见羊齿植物状结晶。

(3)血常规：WBC 6.3×10^9/L，N% 74.8%，RBC 3.24×10^{12}/L，Hb 97 g/L，PLT 220×10^9/L。

(4)CRP：5.88 mg/L。

(5)宫颈分泌物培养：等待培养结果。

(6)GBS：阴性。

(7)血生化检查：ALT 7 U/L、AST 12 U/L、Cr 35 μmol/L、GLU 4.35 mmol/L、钾 3.71 mmol/L、钠 139.8 mmol/L。

(8)凝血功能：PT 12.2 s，APTT 32 s，AFP 3.59 g/L，D-二聚体 2.59 mg/L。

(9)胎儿超声：双顶径 84 mm，头围 305 mm，腹围 300 mm，股骨长 61 mm，胎心率 153 次/min，头位，脐绕颈 1 周，胎盘位置为子宫前壁，厚 35 mm。脐动脉 S/D 2.0，羊水指数 70 mm。

(10)心脏超声：未见明显异常。

(11)心电图：正常心电图。

2.思维引导　根据患者有阴道流液的病史，胰岛素样生长因子结合蛋白-1 检测阳性，阴道后穹隆积液涂片可见羊齿植物状结晶，阴道流液后行超声检查提示羊水减少，支持胎膜早破的诊断。绒毛膜羊膜炎是胎膜早破常见并发症，临床表现：①母体 T≥38℃；②阴道分泌物异味；③胎心率增快(≥160 次/min)或母体心率增快(≥100 次/min)；④母体外周血白细胞计数 $\geq15\times10^9$/L；⑤子宫呈激惹状态、宫体压痛。母体体温升高的同时伴有上述②～⑤任何一项表现可诊断绒毛膜羊膜炎。该患者体温正常，羊水清亮、母胎心率正常、血常规正常，不考虑并发绒毛膜羊膜炎的临床诊断。

(四)初步诊断

分析上述临床表现、体格检查、检查检验结果，支持以下诊断：①未足月胎膜早破；②先兆早产；③孕 33^{+1} 周头位；④孕 2 产 1(G2P1)；⑤瘢痕子宫；⑥高龄孕妇。

二、治疗经过

(一)初步治疗

1.治疗方案

(1)卧床休息、抬高臀部、保持外阴清洁，避免不必要的肛查及阴道检查。

(2)每日行电子胎心监护，严密监测体温、心率、宫缩、子宫压痛、阴道流液量和性状。

(3)促胎肺成熟：地塞米松 6 mg 肌内注射，每 12 h 1 次，共 4 次。

(4)预防感染：氨苄西林 2 g 联合红霉素 250 mg 静脉滴注，q6h，使用 48 h，然后改为口服阿莫西林 250 mg 联合红霉素 333 mg，q8h，可使用 5 d。

(5)抑制宫缩：利托君注射液 100 mg+5% 葡萄糖液 500 mL，根据宫缩及孕妇心率调整滴速。

(6)期待治疗期间，每 2～3 d 复查血常规、CRP、胎儿超声。

2. 思维引导 患者孕 33^{+1} 周，未足月胎膜早破，先兆早产，暂无期待治疗的禁忌证，可给予短期期待治疗后，再考虑终止妊娠，目标孕周为≥34 周。卧床休息、抬高臀部尽量减少羊水的流出，保持外阴清洁，定期评估患者有无绒毛膜羊膜炎、胎儿窘迫、脐带脱垂和胎盘早剥等发生。定期复查胎儿超声，评估剩余羊水量。妊娠<35 周者应给予地塞米松或倍他米松促胎肺成熟治疗；破膜超过 12 h，应预防性应用抗生素（如青霉素、大环内酯类），以降低绒毛膜羊膜炎和新生儿感染发生率；患者入院时有不规律宫缩，给予宫缩抑制剂治疗，争取时间完成促胎肺成熟治疗。利托君注射液属于β肾上腺素受体激动剂，抑制宫缩效果肯定，但用药期间需密切观察孕妇症状及心率、血压、宫缩变化，并限制静脉输液量（每日不超过 2 000 mL），以防肺水肿。如患者心率>120 次/min，应减少滴速；如心率>140 次/min，应停药。

治疗效果

1. 症状 1 d 后无腹部紧缩感。

2. 体格检查 体温、心率正常，心肺听诊无明显异常，腹软，未扪及宫缩，无宫体压痛，阴道仍有少量流液，色清。

3. 辅助检查 宫颈分泌物培养结果：无细菌生长。

（二）病情变化

入院第 3 d，孕 33^{+4} 周，患者阴道流液增多，复查超声提示羊水过少，监测血常规：WBC 15.6×10^9/L，已完成促胎肺成熟治疗，与患者及家属沟通病情后，决定行剖宫产手术终止妊娠。新生儿体重 2 050 g，阿普加评分 1 min 9 分，5 min 10 分，早产儿转 NICU 治疗。术后胎盘病理结果回示：镜下见胎盘绒毛，蜕膜组织，局部见坏死、渗出及中性粒细胞浸润。

思维引导：未足月胎膜早破终止妊娠的时机与方式，需综合考虑孕周、早产儿存活率、是否存在羊水过少或绒毛膜羊膜炎、胎儿能否耐受宫缩、胎方位等因素。在无明确剖宫产指征时应选择阴道试产，产程中进行电子胎心监护，有异常情况时放宽剖宫产指征。该患者孕 33^{+4} 周，已完成促胎肺成熟治疗，超声提示羊水过少，阴道仍有间断流液，白细胞升高，可考虑终止妊娠。结合患者既往有剖宫产手术史，与患者及家属沟通病情后，要求再次行剖宫产手术终止妊娠。

三、思考与讨论

患者孕 33^{+1} 周，入院时有不能自控的阴道流液，窥阴器检查可见液体自宫颈口内流出，胎儿超声羊水量较破膜前减少，胰岛素样生长因子结合蛋白-1 检测呈阳性，未足月胎膜早破诊断明确；该患者破膜的高危因素为下生殖道感染。对于 28 ~ 33^{+6} 周的未足月胎膜早破，一般尽量期待治疗至 34 周后终止妊娠。给予患者促胎肺成熟、预防感染、抑制宫缩等对症治疗，密切监测母儿状况。若保守治疗中出现感染、胎儿窘迫、胎盘早剥、羊水持续过少，应考虑终止妊娠，而病情稳定者可期待至孕≥34 周后终止妊娠。该患者在保守期待治疗过程中出现羊水过少，血常规提示白细胞升高 15.6×10^9/L，可考虑终止妊娠；因既往有剖宫产手术史，且现无产兆，短时间无法经阴道分娩，予以行剖宫产手术终止妊娠，早产儿转 NICU 治疗。建议有条件者行胎盘、胎膜病理检查，明确有无组织病理性绒毛膜羊膜炎。对可疑宫内感染或明确的宫内感染者行羊膜腔和新生儿耳拭子培养。

四、练习题

1. 未足月胎膜早破终止妊娠的时机及分娩方式是什么？

2. 未足月胎膜早破预防性应用抗生素的最佳疗程及用药方案有哪些?

3. 胎膜早破合并绒毛膜羊膜炎如何诊断?

五、推荐阅读

[1]谢幸,孔北华,段涛. 妇产科学[M]. 9 版. 北京:人民卫生出版社,2018.

[2]胡娅莉. 早产的临床诊断与治疗指南(2014)[J]. 中华妇产科杂志,2014,49(7):481-485.

[3]时春艳,漆洪波,杨慧霞. 胎膜早破的诊断与处理指南(2015)[J]. 中华妇产科杂志,2015,50(1):3-8.

(李秀芳)

案例 16 脐带脱垂

一、病历资料

(一)病房接诊

1. 主诉　停经 9 月余,阴道流液 5 h,不规律腹痛 2 h。

2. 问诊重点　孕期保健情况;主要症状及伴随症状等。

3. 问诊内容

(1)诱发因素:有无劳累、腹部受创、剧烈活动等诱发因素。

(2)主要症状:询问阴道流液时间,流液量及性状,有无异味,是否伴有阴道出血等。询问腹痛的规律、特点、频率、强度等。

(3)伴随症状:有无阴道出血、胎动异常;是否伴有恶心、呕吐、腹泻等消化道症状;是否伴有肛门坠胀感等不适。

(4)诊治经过:来诊前是否在其他医院就诊,做何种检查,是否监测胎心,是否有超声检查结果,是否用药,用何种药、具体剂量。

(5)既往史:有无高血压、心脏疾病病史,有无糖尿病、脑血管疾病史,有无肝炎、结核、疟疾等传染病史,有无甲状腺功能异常等病史。有无过敏史、手术史等。

(6)个人史:询问有无化学性物质、放射性物质、有毒物质接触史,有无吸毒史、吸烟史、饮酒史、冶游史等。

(7)婚姻史:婚姻状况,结婚年龄,配偶身体状况、所育子女等。

(8)月经生育史:初潮年龄、月经周期、末次月经、月经量、颜色、有无痛经,妊娠次数,分娩次数,每次妊娠及分娩具体情况,有无产后出血及产褥感染史等。

(9)家族史:询问有无家族性遗传病史。

问诊结果

患者,28 岁育龄期女性。平素月经规律,4 d/30 d,LMP 2021-04-20,EDC 2022-01-27。停经 40 d 自测尿妊娠试验阳性,停经 47 d 在某医院查彩超示宫内早孕,孕囊大小与停经天数符合。早孕反应不明显,孕早期无毒物、射线接触史。孕 4 月余自觉胎动,活跃至今。孕期于某医院规律产前检查,NT 超声、血清学筛查、胎儿系统超声、OGTT 均未见明显异常。孕晚期无头痛、呕吐、视物不清、下肢水肿等不适。B 族链球菌检测阴性。5 h 前无明显诱因出现阴道流液，色清亮，约 100 mL，无阴道出血。2 h 前出现不规律下腹痛，强度未增加，遂来院就诊。自停经以来，饮食睡眠良好，大小便正常，孕期体重增加 14.3 kg。既往体健，G2P1，2016 年在某医院足月顺产 1 女活婴，体重 3 000 g，无产后出血及产褥感染史。无家族性遗传病史。

4. 思维引导 经产妇，不规律宫缩，胎膜早破，首先需听诊胎心、电子胎心监护，了解胎儿情况。产科检查、阴道检查及超声辅助检查进一步了解羊水等情况。胎膜破裂，须警惕脐带脱垂可能，若有脐带脱垂，可引起急性胎儿窘迫、胎心异常，若脐带脱出于阴道口，孕妇本人可有察觉，若脱垂于宫颈口或者阴道内，孕妇无法察觉。脐带脱垂可引起胎儿窘迫甚至死胎等严重后果，接诊患者后首先听诊了解胎心情况，及时阴道检查了解产道情况，注意胎方位、先露是否衔接、是否可触及羊膜囊，是否可触及条索状异物等。

（二）体格检查

1. 重点检查内容及目的 除外全身系统检查外，注意身高、体重，重点进行专科检查：包括宫高、腹围、胎心率、宫缩情况、阴道出血情况、是否破膜、羊水流出量及羊水性状等。阴道检查：产道情况、胎先露、胎方位、先露是否衔接、是否可触及条索状异物，是否可触及羊膜囊等。

体格检查

T 37.0 ℃，R 16 次/min，P 80 次/min，BP 110/70 mmHg，身高 160 cm，体重 65 kg。

发育正常，营养良好，神志清楚，侧卧位，正常面容，表情自如，体格检查合作。全身皮肤黏膜无黄染，无皮疹、皮下出血、皮下结节、瘢痕，毛发分布正常，皮下无水肿，心肺听诊无异常，腹部膨隆，腹软，无压痛、反跳痛，双下肢无水肿。

产科检查

宫高 32 cm，腹围 108 cm，胎心率基线 130 次/min，不规律宫缩，已破膜，未见红。阴道检查：阴道内可见清亮液体，阴道后穹隆可见液池，可见羊水自宫颈口流出，宫颈质软，居中，消退 80%，宫口未开，先露：头，S-3，未触及羊膜囊，未触及其他异常。

2. 思维引导 足月胎膜早破，须严密监测母胎情况及产程进展，监测母体生命体征，完善相关辅助检验、检查，注意有无发热等绒毛膜羊膜炎征象。随着破膜时间延长，宫内感染风险增加，若破膜超过 12 h 未分娩需使用抗生素预防感染，同时尽量避免频繁阴道检查，减少感染风险。注意电子胎心监护，及时了解胎心情况。

（三）辅助检查

1. 主要内容及目的

（1）血常规、ESR、CRP：了解有无贫血、血小板减少、感染指标升高等。

（2）尿常规：了解有无泌尿系统感染等问题。

（3）凝血功能：了解有无凝血功能异常。

（4）传染病：了解有无传染性疾病以做好防护及母婴阻断。

（5）肝功能、肾功能、电解质：了解是否有肝功能、肾功能的损害，内环境紊乱失衡。

（6）血型：了解是否为稀有血型、是否存在新生儿溶血可能，方便及时配血。

（7）超声检查：进一步了解胎儿大小、胎盘位置、羊水情况，泌尿系统及消化系统、心血管系统有无异常等。

(8)心电图:了解是否有心律失常及其他心脏疾病。

(9)电子胎心监护:了解胎心情况。

辅助检查

(1)血常规:WBC 7.2×10^9/L,N% 76%,RBC 3.88×10^9/L,Hb 120 g/L,PLT 163×10^9/L;CRP 20 mg/L。

(2)心电图:正常心电图。

(3)肝功能、肾功能、电解质:均未见异常。

(4)凝血功能:PT 9.8 s,PT% 100%,TT 12.6 s,FIB 4.35 g/L。

(5)尿常规:未见异常。

(6)传染病四项:均阴性。

(7)血型:Rh 阳性 A 型血。

(8)超声检查:肝、胆、脾、胰、泌尿系统均未见异常,心内结构未见明显异常。胎儿超声:宫内孕,单活胎、头位,胎儿双顶径 93 mm,头围 334 mm,腹围 340 mm,股骨长 69 mm,羊水最大深度 32 mm,羊水指数 89 mm。

(9)电子胎心监护:正常 NST。

2. 思维引导　该患者阴道流液 5 h、不规律腹痛 2 h。阴道检查:阴道内可见清亮液体,阴道后穹隆可见液池,可见羊水自宫颈管流出,宫颈质软,居中,消 80%,宫口容 2 指松,头先露,S-3,未触及羊膜囊。根据病史及体格检查,考虑足月胎膜早破,各项辅助检查及化验结果均未见明显异常,根据超声估测胎儿体重 3.3 kg,入院后检查评估无阴道试产禁忌,需与患者及家属沟通分娩方式及相关风险、利弊,鼓励阴道试产。足月胎膜早破,宜在破膜后 2～12 h 内引产。

(四)初步诊断

分析上述病史、体格检查、辅助检查结果,支持以下诊断:①胎膜早破;②孕 37^{+5} 周;③LOA;④G2P2。

二、治疗经过

监测母胎情况;送入产房静脉滴注缩宫素引产。

送入产房静脉滴注缩宫素,3 h 后临产,规律宫缩,30 s/3～5 min,听胎心 100 次/min,立即阴道检查:宫口开大 3 cm,宫颈外口处可触及条索状物,可触及血管搏动,考虑脐带脱垂、急性胎儿窘迫。

1. 患者病情变化的可能原因及应对　胎膜破裂后,脐带脱出于胎先露部下方经宫颈进入阴道内,甚至经阴道显露于外阴部称为脐带脱垂。已破膜者一旦发生胎心突然减慢不能恢复,应考虑脐带脱垂,应立即阴道检查,了解有无脐带脱垂、脐带有无搏动。脐带脱垂是产科急症,胎儿病死率高,早期发现,正确处理,是围生儿能否存活的关键。

一旦发现脐带脱垂,应尽快解除脐带受压、恢复或改善宫内胎儿的血液循环;给氧,取臀高头低位,脐带对侧侧卧位;立即停止静脉滴注催产素,减轻宫缩;上推胎头,避免胎头直接压迫脐带;迅速选择分娩方式终止妊娠并做好新生儿复苏的准备;迅速消毒孕妇外阴部,如胎儿存活,宫口开全行阴道助产分娩;宫口未开全上推胎先露部缓解脐血受压情况,同时行急诊剖宫产;如胎儿已死可待其自然娩出。

2. 临床处理　检查者立即上推胎头，使患者取臀高位，行紧急剖宫产术，5 min 后剖娩一男活婴，新生儿阿普加评分 1 min 7 分（呼吸、皮肤、肌张力各扣 1 分），5 min 10 分，10 min 10 分，体重 3 450 g。脐血血气分析：pH 值 7.2，乳酸 2.8 mmol/L。手术顺利，术后诊断：①脐带脱垂；②急性胎儿窘迫；③胎膜早破；④孕 37^{+5} 周；⑤单胎活产；⑥经剖宫产分娩；⑦G2P1。

三、思考与讨论

脐带脱垂的高危因素可分为两大类：自发性因素和医源性因素，自发性因素包括胎位不正、羊水过多、早产、胎膜早破、多胎妊娠、胎儿畸形、脐带异常和胎儿体重<2 500 g 等，主要特点是母儿因素影响胎先露衔接入盆，或者存在脐带异常。医源性因素包括胎先露未衔接时人工破膜，胎膜破裂后实施外倒转术，产时旋转胎头如将枕后位转为枕前位，羊膜腔灌注，放置球囊促宫颈成熟等产科干预措施。

该患者胎膜早破，试产过程中出现胎心率下降，阴道检查宫颈外口处可触及条索状物，可触及血管搏动，考虑脐带脱垂、急性胎儿窘迫，诊断明确。脐带脱垂对产妇的影响主要是增加手术产率，增加了母体感染、损伤的机会。对胎儿的危害极大，因脐带在先露与盆壁之间受挤压，致脐带血液循环受阻，胎儿缺氧，发生严重的宫内窘迫，如血流完全阻断，胎儿可迅速窒息死亡。早期发现，正确处理，是围生儿能否存活的关键。该患者宫口未开全，胎儿存活，短时间内无法经阴道分娩，需紧急剖宫产娩出胎儿。

脐带脱垂是导致围产儿严重不良预后的产科急症，应针对高危因素做好预防措施，尤其是针对医源性因素，包括人工破膜和阴道检查时的注意事项。一旦发生，应在迅速缓解脐带受压的同时尽早终止妊娠。

四、练习题

1. 简述脐带脱垂的常见原因。
2. 简述脐带脱垂的分类。
3. 发现脐带脱垂后应如何处理？

五、推荐阅读

[1]谢幸，孔兆华，段涛．妇产科学[M]．9 版．北京：人民卫生出版社，2018.
[2]刘铭，段涛．脐带脱垂的预防和急救处理[J]．中华产科急救电子杂志，2017，6(1)：24-27.
[3]WONG L，KWAN AHW，LAU SL，et al. Umbilical cordprolapse：revisiting its definition and management [J]. Am J Obstet Gynecol，2021，225(4)：357-366.

（王新燕）

案例 17 正常分娩

一、病历资料

（一）门诊接诊

1. 主诉　停经 9 月余，见红 1 d，阵发性下腹痛 10 h。

2. 问诊重点 仔细询问末次月经、早孕反应、孕期彩超情况并核对孕周，产前检查有无异常，如NT彩超、血清学筛查、胎儿系统超声、糖耐量试验、晚孕系统彩超、GBS检测等；问诊主要症状：出血及腹痛的时间及特点，有无其他伴随症状，既往孕产史及有无盆腹腔手术史，尤其是影响分娩方式的子宫相关手术史等。

3. 问诊内容

（1）诱发因素：有无腹部创伤、劳累、性生活等诱因。

（2）主要症状：了解出血时间、出血量、颜色等，腹痛时间及特点，持续时间、间隔时间等，有无其他伴随症状。

（3）伴随症状：有无胸闷心慌、疼痛不耐受情况，有无阴道流液、胎动异常，有无下腹及肛门坠胀感等。

（4）既往史：既往是否存在心脏病、血液病、高血压、糖尿病等可能影响分娩方式的基础疾病；有无乙型肝炎、梅毒、艾滋病、丙型肝炎等传染病史。

（5）个人史：有无疫区、疫情、疫水接触史，有无牧区、矿山、高氟区、低碘区居住史，有无化学物质、射线、毒物接触史，有无吸烟、酗酒、吸毒、冶游史。

（6）月经生育史：月经规律者，根据月经计算孕周；月经不规律者，根据早孕彩超核算孕周。了解有无不良孕史、难产助产、产后出血及产褥感染史。

（7）家族史：有无家族性遗传病史。

问诊结果

患者28岁，女性。平素月经规律，4 d/28 d，LMP 2021-12-12，EDC 2022-09-19。停经30多天自测尿hCG阳性，停经42 d至某医院查彩超示宫内早孕，存活。早孕反应不明显。孕早期无腹痛、阴道出血流液史；无射线、化学物质接触史。孕20周自觉胎动，活跃至今。孕期于某医院规律产前检查，NT彩超无异常、血清学筛查低风险、胎儿系统超声均未见异常；孕6月于医院行OGTT（空腹4.9 mmol/L，1 h 9.0 mmol/L，2 h 7.3 mmol/L）；孕35周余查B族链球菌（GBS）阴性，孕期监测血压均在正常范围。孕中晚期无头晕头痛、胸闷心慌、皮肤水肿、阴道流液等。1 d前无诱因出现阴道血性分泌物，量少，纸擦可见，未在意；10 h前出现下腹痛，可忍受，不规律；2 h前下腹痛逐渐规律，强度增加，现30～40 s/3～5 min，遂来院就诊，门诊以"①先兆临产；②孕39^{+4}周；③G1P0"收入科。自妊娠以来，患者食欲正常，睡眠正常，小便正常，大便3 d一次，精神正常，体重增加7 kg。

4. 思维引导 首先需核算患者孕周是否准确，根据胎儿彩超了解胎儿发育是否和孕周相符；其次，对于患者自诉的妊娠经过及病史，需亲自核实辅助检查及产前检查情况，如体重指数、NT彩超、血清学筛查、胎儿系统超声、糖耐量试验、晚孕系统彩超、GBS检测、常规化验及每次产检监测的生命体征等；根据患者情况，评估患者妊娠风险分级为绿色，低危。仔细询问家族有无急产、难产、产后出血、产褥感染病史及有无家族遗传病。

（二）体格检查

1. 重点检查内容及目的 患者妊娠晚期，关注孕妇身高、体重，常规测量血压、心率、心肺听诊等有无异常，排除高血压、心脏病等；产科专科检查还有四步触诊（可判断胎位、胎儿大小、是否存在头盆不称等）、骨盆内外测量（判断骨盆形态有无狭小、畸形，以及头盆不称情况）、阴道检查（了解产道有无异常、胎先露高低等）、听胎心。

体格检查

T 36.5 ℃，R 21 次/min，P 90 次/min，BP 113/71 mmHg，体重 66 kg，身高 162 cm。

神志清楚，精神可，饮食可，睡眠可，心肺听诊无异常，正常面容，活动自如，体格检查合作，宫底位于脐与剑突之间。

产科检查

宫高 32 cm，腹围 102 cm，胎心 139～155 次/min，规律宫缩，30～40 s/3～5 min，强度中等偏弱，胎方位 LOA，胎头衔接，跨耻征阴性，阴道检查：阴道畅通，可见少量褐色血迹，阴道后穹隆未见液池，宫口开大 1.5 cm，先露头，S-2，羊膜囊充盈。

2. 思维引导　经上述检查明确患者已临产，需严密监测母胎情况及产程进展，进一步行检查检验（血常规、凝血功能、传染病四项、肝功能及肾功能、电子胎心监护、心电图检查等）及影像学检查（心脏彩超、泌尿系统彩超、胎儿及附属物彩超等），进一步评估胎儿大小、是否存在头盆不称等。根据患者宫高、腹围估测胎儿体重。①胎头已衔接：宫高×腹围+200 g。②胎头浮动或臀位：宫高×腹围。③胎膜已破，胎头衔接：宫高×腹围+300 g。据此推测胎儿体重 3 464 g。患者胎头已衔接、跨耻征阴性，提示不存在头盆不称情况。

（三）辅助检查

1. 主要内容及目的

（1）血常规：了解患者有无贫血、血小板减少等。

（2）凝血功能：明确是否存在凝血功能异常及程度。

（3）传染病四项：明确了解患者有无传染病及是否行新生儿阻断。

（4）肝功能、肾功能：是否有肝功能、肾功能的损害。

（5）心电图：判断有无心律失常及其他心脏疾病等。

（6）心脏彩超：查看心脏结构、肺动脉压及射血分数有无异常。

（7）泌尿系统彩超：查看有无肾积水及其他结构异常。

（8）胎儿及附属物彩超：了解胎儿大小、羊水量、胎盘位置。

（9）尿常规：了解尿蛋白及酮体、白细胞情况。

辅助检查

（1）血常规：WBC 10.2×10^9/L，N% 70%，RBC 4.8×10^9/L，Hb 119 g/L，PLT 256×10^9/L。

（2）凝血功能：FIB 5.46 g/L，D-二聚体 0.74 mg/L。

（3）心电图：正常范围心电图。

（4）传染病四项：乙型肝炎阴性，梅毒阴性，丙型肝炎阴性，艾滋病阴性。

（5）肝功能、肾功能：正常。

（6）心脏彩超（床旁）：心内结构及功能无异常。

（7）泌尿系统彩超（床旁）：右肾积水 25 mm，余无异常。

（8）胎儿及附属物彩超：宫内妊娠，晚孕，单胎，存活，双顶径 95 mm，头围 341 mm，腹围 332 mm，股骨长 71 mm，羊水指数 84 mm。

（9）尿常规：未见异常。

2. 思维引导　患者入院检测胎心，正常 NST，各项检查检验结果显示无阴道试产禁忌，可阴道试产。初产妇，阴道试产时间长，且在试产过程中随时可出现胎儿宫内情况的变化，需定时评估产程进展及胎儿宫内状况。试产过程中可应用彩超评估胎方位、羊水量及生物物理评分来及时判断胎儿的状况。

（四）初步诊断

分析上述病史、体格检查、检查检验结果，支持以下诊断：①临产；②孕 39^{+4} 周；③LOA；④妊娠合并肾积水；⑤G1P0。

二、产程经过

（一）初步处理

（1）自由活动、正常饮食。

（2）根据患者情况，定时胎心听诊，间断行电子胎心监护。

（3）及时安慰孕妇，告知分娩为正常的生理过程，缓解患者的精神紧张，增加患者对分娩的自信心。

（4）根据患者需求提供分娩镇痛、导乐、温柔分娩等。

（5）思维引导：各项检查检验未见明显异常，妊娠风险评估为绿色，为低危产妇，目前胎心监护正常，产妇自觉胎动正常，胎儿及附属物彩超无异常，目前产妇及胎儿状况均良好，可继续阴道试产。试产过程中需消耗大量的能量和水分，鼓励患者自由活动、正常进食进水、定时排尿（2～4 h/次）。产妇及胎儿情况会随着产程进展随时发生变化，需定时监测胎心，目前产妇及胎儿无异常，处于第一产程潜伏期，每 30 min 听诊记录 1 次胎心或进行 1 次胎心监护；如到活跃期，每 15 min 听诊记录 1 次胎心；处于第二产程时，需每 5 min 听诊记录 1 次胎心或每 15 min 进行 1 次胎心监护。

（二）病情变化

入院 3 h 后，患者腹痛较前加重，30～45 s/3 min，进食进水极少，情绪烦躁，胎心听诊 145～155 次/min，电子胎心监护变异反应可，可见多发变异减速，阴道检查：宫口开大 3 cm，质软，居中，先露头，S-1，可触及前羊膜囊，胎方位 LOA。

患者产程进展正常，胎心监护提示变异反应可，多发变异减速，考虑原因有以下两点：①患者因宫缩增强，疼痛加重，进食进水不足，可致能量不足，宫缩导致胎盘血供相对不足；此时应给予适量的葡萄糖、维生素 C 及复方氯化钠补液，同时给予低流量吸氧。②宫缩较前明显增强，对胎儿、胎盘脐带的压力增加，在脐带胎盘受压时影响胎儿血供，引起胎心减速，考虑不排除脐带受压情况存在；可适当改变体位复查胎心监护有无改善。患者疼痛明显，复查胎心监护正常后，请麻醉科评估有无分娩镇痛禁忌，如无禁忌，可行分娩镇痛减轻患者疼痛。

入院 6 h 后，电子胎心监护变异反应可，宫缩渐稀疏，20～30 s/5～10 min，强度较前减弱，胎心听诊 139～152 次/min，阴道检查：宫口开大 7 cm，先露头，S-0，前羊膜囊充盈张力大，胎方位 LOA。送入分娩间待产，2 h 后再次检查，产程无明显进展。

思维引导 1：患者目前宫缩稀疏，产程 2 h 无进展，目前胎头已衔接，无头盆不称，且羊膜囊充盈，可考虑行人工破膜，人工破膜需在宫缩间歇期进行，破膜前后均需监测胎心及宫口情况，了解胎心变化及有无脐带先露及脐带脱垂情况。破膜后，胎头可直接紧贴子宫下段及宫颈内口，反射性引起子宫收缩，加速产程进展。人工破膜适用于宫口扩张≥3 cm、无头盆不称、胎头已衔接，且产程进展缓慢者。

人工破膜后，胎心听诊 145～155 次/min，破膜后半小时，宫缩逐渐增强，30～40 s/3 min，电子胎心监护为Ⅰ类，阴道检查：宫口开全，先露头，S+2，胎方位 LOA。

思维引导2:产妇宫口开全,目前宫缩强度及频次可,在产妇有向下屏气用力的感觉后指导患者用力,更好的应用腹压。方法是让产妇双足蹬在产床上,两手握住产床把手,宫缩时深吸气后屏气,然后如排便样向下用力以增加腹压。于宫缩间歇期,产妇自由呼吸并全身肌肉放松,宫缩时再做同样的屏气动作,以加速产程进展。

宫口开全后半小时,产妇有向下屏气用力的感觉,指导产妇用力。宫口开全后1 h 50 min,患者以左枕前位经阴道分娩1女活婴,体重3 300 g,阿普加评分1 min、5 min均10分,胎儿娩出后6 min,胎盘自行娩出,查胎盘胎膜完整,宫颈无裂伤,会阴Ⅰ度裂伤,给予可吸收线常规缝合,缝合后肛查无异常,于产房观察2 h。

思维引导3:决定分娩的因素为产力、产道、胎儿及精神心理因素,各因素正常并相互适应,胎儿经阴道顺利自然娩出,为正常分娩。产前通过产妇症状、体征、体格检查和超声检查的综合判断做出阴道试产的决定是正确的,但是即使对于低危的产妇和胎儿也要定时随时监测和评估产妇和胎儿的情况,及时发现并处理异常的情况,防止出现不良的妊娠结局。

三、思考与讨论

产妇临产开始的标志是规律且逐渐增强的子宫收缩,持续30 s或以上,间歇至少5~6 min,同时伴随进行性宫颈管消失、宫口扩张和胎先露的下降。确定是否临产需严密监测观察宫缩的频率、持续的时间及强度;并定时行阴道检查,了解宫颈长度、位置、质地、扩张情况及胎先露的高低。

分娩全过程即总产程,指从规律宫缩开始至胎儿、胎盘娩出的全过程,临床上分为3个产程。

第一产程:又称宫颈扩张期,指从规律宫缩开始到宫口开全(10 cm)。第一产程分为潜伏期和活跃期。①潜伏期为宫口扩张缓慢阶段,初产妇一般不超过20 h,经产妇不超过14 h。②活跃期为宫口扩张的加速阶段,指从宫口扩张5 cm,直至宫口开全(10 cm)。此期宫口扩张速度≥0.5 cm/h。

第二产程:又称胎儿娩出期,指从宫口开全至胎儿娩出。未实施硬膜外麻醉者,初产妇最长不应超过3 h,经产妇不应超过2 h;实施硬膜外麻醉镇痛者,可在此基础上延长1 h,即初产妇最长不应超过4 h,经产妇不应超过3 h。值得注意的是,第二产程不应盲目等待产程超过上述标准方才进行评估,初产妇第二产程超过1 h,即密切关注产程进展,超过2 h,必须由有经验的医师全面评估母胎情况,决定下一步的处理方案。

第三产程:又称胎盘娩出期,指从胎儿娩出到胎盘娩出,一般5~15 min,不超过30 min。

四、练习题

1. 决定分娩的因素有哪些?
2. 对于临产孕妇需要做的体格检查有哪些?
3. 简述总产程的定义及临床分类。

五、推荐阅读

[1]谢幸,孔北华,段涛. 妇产科学[M].9版. 北京:人民卫生出版社,2018.
[2]中华医学会妇产科学分会产科学组,中华医学会围产医学分会. 正常分娩指南[J]. 中华围产医学杂志,2020,23(6):361-370.

(赵 磊)

案例18 产力异常

一、病历资料

(一)门诊接诊

1. 主诉 停经9个月,阴道少量出血伴下腹痛10 h。

2. 问诊重点 平素月经情况,末次月经时间、核实孕周,既往孕产史,孕期围产保健情况,孕期出现异常情况时的症状、特点、阳性及阴性伴随症状,相关的辅助检查,疾病的演变、诊治经过及治疗效果等。

3. 问诊内容

(1)诱发因素:有无劳累、负重、外伤、同房、便秘、咳嗽等诱发因素。

(2)主要症状:停经常见于妊娠、月经失调和闭经。生育期、有性生活史女性,一旦出现停经或月经异常,均应考虑到妊娠可能。结合停经9月余,血、尿常规及超声检查,考虑为晚期妊娠。询问孕期围产保健情况,有无规律围产保健,孕期各项围产保健检查结果,重点询问NT超声、唐氏筛查/NIPT、胎儿系统超声、OGTT、GBS等。应询问阴道出血的特点,出血的量、颜色、性状及变化,是少量出血还是大量出血,是鲜红、暗红还是淡红,是否混有阴道分泌物及黏液,出血情况有无变化。询问腹痛部位、特点及性质,中下腹还是上腹部、阵发性还是持续性、撕裂样还是紧缩样。

(3)伴随症状:是否伴随阴道流液、胎动异常及其他系统异常表现。

(4)诊治经过:有无外院就诊,具体治疗措施及辅助检查结果。

(5)既往史:既往健康情况,有无高血压、心脏疾病病史,有无糖尿病、脑血管疾病、肝炎、结核、疟疾病史,有无手术、外伤、输血及食物、药物过敏史。如既往有同房出血或宫颈病变病史,也可在孕期出现宫颈出血情况;如有消化系统、泌尿系统基础疾病,也可出现腹痛症状;如有妊娠高血压疾病、胎盘早剥病史,胎盘早剥风险增加;如有刮宫、宫腔镜、剖宫产、子宫肌瘤剔除等子宫手术史,可引起子宫破裂而出现腹痛及阴道出血。

(6)个人史:询问出生地、居住地,有无疫区、疫情、疫水接触史,有无牧区、矿山、高氟区、低碘区居住史,有无化学性物质、放射性物质、有毒物质接触史,有无吸烟、饮酒、吸毒及冶游史。

(7)婚姻史:未婚/已婚/离异/再婚,结婚年龄,配偶身体状况,以及夫妻关系是否和睦。

(8)月经生育史:初潮年龄、月经是否规则、月经周期、经期及末次月经首日时间,月经量、颜色及有无血块、痛经,妊娠次数、分娩次数、流产次数及每次妊娠、分娩具体情况,有无产时、产后大出血及产褥感染史。

(9)家族史:父母、兄弟姐妹及子女健康状况,有无家族性遗传病史。

问诊结果

患者25岁,女性,平素月经规律,5 d/30 d,LMP 2021-11-06,EDC 2022-08-13。停经30多天自测尿妊娠试验阳性,查彩超示:宫内早孕。早孕反应不明显,孕早期无毒物、射线接触史。孕4月余自觉胎动良好至今,孕期定期围产保健,NT超声、唐氏筛查、胎儿系统超声、OGTT、GBS均未见明显异常。孕中晚期无头痛、呕吐、腹痛、阴道出血、视物不清、下肢水肿等不适。

10 h 前无明显诱因出现阴道少量血性分泌物伴下腹阵痛及紧缩感，疼痛间隔 7～9 min，无阴道流液，未就诊。3 h 前下腹阵痛较前加重，间隔 5～6 min，阴道出血无明显变化，无阴道流液，遂就诊，门诊以“临产，孕 39 周，G1P0”为诊断收入院。自停经以来，患者饮食、睡眠良好，大小便正常，孕期体重增加 12 kg。

既往史：既往体健，无高血压、心脏疾病病史，无糖尿病、脑血管疾病病史，无肝炎、结核、疟疾病史，预防接种随社会计划进行，无外伤、手术、输血史，无食物、药物过敏史。

月经生育史：初潮 13 岁，5 d/30 d，末次月经 2021-11-06。月经周期规则，月经量正常，颜色正常，无血块、痛经，G1P0。

个人史、婚姻史及家族史均无特殊。

4. 思维引导　分娩发动前，往往出现一些预示即将临产的症状，如不规律宫缩、胎儿下降感，以及阴道少量淡血性分泌物（俗称见红），称为先兆临产。见红是分娩发动前 24～48 h 内阴道分泌的少量淡血性分泌物，是分娩即将开始的比较可靠的征象。临产的重要标志是有规律且逐渐增强的子宫收缩，持续 30 s 或以上，间歇 5～6 min，同时伴随进行性宫颈管消失、宫口扩张和胎先露部下降。该患者为初产妇，孕晚期见红及规律下腹阵痛，无其他合并症，无阴道流液，考虑为临产。但在诊疗过程中应注意排除一些特殊情况如前置胎盘、胎盘早剥等，病理性产前出血往往阴道出血量较多，达到或者超过月经量。

（二）体格检查

1. 重点检查内容及目的　患者一般情况及生命体征检查，注意有无高血压、下肢水肿及贫血貌，注意患者身高、体重和体形，有无身材矮小、骨盆异常。四步触诊了解胎产式、胎姿势、胎方位及胎先露等具体情况，评估有无巨大儿、胎位异常等情况。听诊胎心明确有无胎心异常，注意子宫张力及有无子宫压痛，胎盘早剥腹部体格检查可有子宫张力增高和子宫压痛，尤以胎盘剥离处最明显。骨盆测量及阴道检查了解产道及宫口扩张情况，评估有无骨盆异常、宫颈病变及阴道纵隔等情况。

体格检查

T 36.7 ℃，R 17 次/min，P 82 次/min，BP 112/75 mmHg，身高 162 cm，体重 73 kg。

神志清楚，发育正常，自主体位，体形匀称。全身皮肤黏膜无黄染。头颅、颜面无异常，双侧瞳孔等大等圆，直径 3 mm。胸廓对称，无局部隆起、塌陷、压痛，呼吸运动正常。心肺听诊无明显异常，心率 82 次/min，律齐，心脉率一致。腹膨隆，腹软，无压痛、反跳痛。肝脾肋缘下未触及，双肾区无叩击痛。脊柱活动正常，无侧凸、前凸、后凸，四肢活动自如，无畸形、下肢静脉曲张、杵状指（趾）、水肿。肌张力正常，肌力 5 级。

产科检查

胎心率 150 次/min，宫高 33 cm，腹围 104 cm，宫缩间隔 5～6 min，持续 30 s，强度中，宫缩间歇期子宫张力如常，子宫无压痛，已见红，未破膜；骨盆外测量无明显异常；阴道检查：宫颈质软，位置居中，宫颈管消退 80%，宫口未开，头先露，S-2，宫颈成熟度（Bishop）评分 7 分，软产道无异常。

2. 思维引导　结合该患者为初产妇，孕 39 周，见红伴规律宫缩及宫颈管缩短，考虑已临产。孕期规律围产保健未见异常，血压及胎心正常，体格检查宫缩间歇存在，宫缩间歇期子宫张力无异常，排除前置胎盘、胎盘早剥等；宫颈检查未见异常，排除宫颈病变。骨盆外测量及阴道检查无异常，无明显头盆不称。需进一步完善电子胎心监护、心电图、实验室检查（血常规、尿常规、肝功能、肾功能、电解质、凝血功能、传染病、血型等）及影像学检查（心脏、肝、胆、胰、脾、泌尿系统、胎儿及附属物超声检查），明确诊断及评估母儿状况。

（三）辅助检查

1. 主要内容及目的

（1）电子胎心监护：了解胎心率基线、变异、胎心率一过性变化及宫缩情况，预测胎儿宫内储备能力。

（2）心电图：了解有无心律失常及心肌损害。

（3）血常规、尿常规、凝血功能、传染病、肝功能、肾功能、血型：评估有无合并血液系统、消化系统疾病，了解有无传染性疾病及母儿血型不合情况。

（4）心脏、肝、胆、胰、脾及泌尿系统超声：了解母体基本情况，有无相关系统疾病。

（5）胎儿及附属物超声：协助评估胎儿大小、胎方位、羊水量及有无前置胎盘和胎盘早剥。

辅助检查

（1）电子胎心监护：胎心率基线140次/min，中等变异，可见加速，宫缩间隔5～6 min，持续30 s，强度中，为Ⅰ类电子胎心监护。

（2）心电图：正常范围心电图。

（3）血常规：WBC 9.73×10^9/L，N% 82.3%，RBC 4.58×10^{12}/L，Hb 132 g/L，PLT 175 $\times10^9$/L。

（4）尿常规：尿蛋白、酮体、白细胞均阴性。

（5）凝血功能：FIB 4.44 g/L，D-二聚体 2.11 mg/L。

（6）传染病、肝功能、肾功能：均未见明显异常。

（7）血型：B型，Rh（D）阳性。

（8）心脏、肝、胆、胰、脾及泌尿系统超声：均未见明显异常。

（9）胎儿及附属物超声：宫内妊娠，晚孕，单胎，存活，头位（双顶径95 mm，头围335 mm，腹围349 mm，股骨长69 mm，羊水指数150 mm）。

2. 思维引导　该患者足月妊娠，初产妇，见红伴规律宫缩，孕期围产保健无异常，体格检查及辅助检查均无异常发现，超声估测胎儿体重3 300 g。结合病史、体格检查及辅助检查结果可明确诊断，提示患者无妊娠合并症及并发症，无明显阴道试产禁忌，可严密监测下阴道试产。

（四）初步诊断

分析上述病史、体格检查及辅助检查结果，支持以下诊断：①临产；②孕39周；③头位；④G1P0。

二、治疗经过

（一）初步治疗

（1）自由体位，适量进食易消化食物，鼓励家属陪伴。

（2）每4 h监测1次生命体征，每2 h提醒排尿1次。

（3）监测胎心，潜伏期60 min听诊1次，活跃期30 min听诊1次，在宫缩后听诊胎心并计数

1 min，必要时行电子胎心监护。

(4)监测宫缩、疼痛及产程进展，潜伏期每4 h、活跃期每2 h行阴道检查1次。

(5)采用非药物镇痛方法减轻分娩疼痛，必要时根据情况采用药物分娩镇痛。

(6)思维引导：结合病史、体格检查及辅助检查结果，患者诊断明确，考虑已临产，处于第一产程，需严密监测孕妇、胎儿及产程进展情况。间断听诊胎心，有异常时进行持续电子胎心监护，了解胎儿宫内储备能力。进行阴道检查监测产程进展，判断子宫颈管位置、长度、软硬度、容受性、宫口扩展程度，以及有无宫颈水肿等，胎头下降程度及胎方位，胎头与骨盆的适应度，胎膜完整性，是否存在脐带先露或脱垂。如孕妇出现会阴膨隆、阴道血性分泌物增多、排便感等可疑宫口快速开大的表现时，应立即行阴道检查。

(二)病情变化

入院后宫缩逐渐频繁且增强，宫口开大2 cm后行椎管内镇痛，宫口开大5 cm后宫缩间隔7～8 min，持续20～30 s，强度弱，宫缩高峰时子宫隆起不明显，宫底按压有凹陷，胎心监护无明显异常，无头盆不称，宫口持续2 h无进展，可触及前羊膜囊，左枕横位，S-1。

1. 患者病情变化的可能原因及应对　该孕妇为初产妇，宫口开大5 cm已进入活跃期，宫缩持续时间变短，间歇期较长，宫缩高峰宫底按压凹陷，考虑宫缩乏力。宫缩节律存在，宫缩间歇期子宫可完全放松，考虑协调性宫缩乏力。孕妇出现收缩乏力时应首先明确病因，有无头盆不称、胎位异常及精神源性因素如紧张、焦虑、恐惧、待产时间长、过度疲劳、睡眠减少、体力过多消耗、膀胱过度充盈、水及电解质紊乱等，这些均可导致原发性宫缩乏力。解除孕妇的心理顾虑和紧张情绪，指导其休息、饮食、补充膳食及水分。对潜伏期出现的宫缩乏力，可用强镇静剂如哌替啶100 mg或吗啡10 mg肌内注射，大多可在充分休息后自然转入活跃期。该孕妇活跃期宫口持续2 h无进展，胎心正常，无头盆不称及精神源性因素影响，无剖宫产指征，预计经处理后可阴道分娩，可行人工破膜加强宫缩。

行人工破膜，羊水清亮，无异味，前羊水量约100 mL，听诊胎心正常，阴道检查宫口开大5 cm，左枕横位，S-1。破膜30 min后仍未诱发有效宫缩，静脉滴注缩宫素加强宫缩，成功诱发有效宫缩。

2. 思维引导　产程无异常不主张常规行人工破膜术，但该孕妇活跃期出现了宫缩乏力，人工破膜可使胎头直接紧贴子宫下段及宫颈内口，反射性引起子宫收缩，加速产程进展，是常用的加强宫缩方法。人工破膜适用于宫口扩张≥3 cm、无头盆不称、胎头已衔接而产程进展缓慢者。注意破膜前检查有无脐带先露，破膜时机应在宫缩间歇期，破膜后注意检查有无脐带脱垂，同时观察胎心变化，记录破膜的时间、羊水量、性状、颜色和气味。如破膜后宫缩无明显改善，可考虑加用缩宫素加强宫缩。

经处理后第一产程进展顺利，进入第二产程，宫口开全2 h，电子胎心监护正常，羊水清，宫缩间隔3～4 min，持续30 s，强度弱，宫缩期孕妇自主用力效果差，左枕前位，S+2。

第二产程仍存在宫缩乏力，产程进展缓慢，胎心正常，无明显头盆不称，宫缩节律及间歇存在，考虑仍存在协调性宫缩乏力，应继续滴注缩宫素加强宫缩并调整缩宫素剂量，同时指导孕妇配合宫缩屏气自主用力。若处理后胎头下降至≥+3水平，可等待自然分娩或行阴道助产分娩；若处理后胎头下降无进展、胎头位置在≤+2水平或出现胎儿窘迫征象应及时行剖宫产术。

治疗结局

调整缩宫素剂量并指导孕妇配合宫缩屏气自主用力，宫缩逐渐好转，宫口开全3 h顺利分娩1女活婴，体重3 650 g，阿普加评分1 min 10分、5 min 10分。

三、思考与讨论

该孕妇在分娩过程中出现宫缩乏力，首先要通过体格检查明确宫缩间隔、宫缩强度及持续时间，鉴别是协调性还是不协调性宫缩乏力（表 1-1），寻找宫缩乏力的病因，进行处理，如效果不佳，可考虑行人工破膜或缩宫素静脉滴注加强宫缩，该孕妇经过一系列处理后顺利分娩。协调性宫缩乏力第三产程应注意预防产后出血，胎肩娩出后可立即将缩宫素 10～20 U 加入 25% 葡萄糖注射液 20 mL 内静脉注射。对产程长、破膜时间久及手术产者，应给予抗生素预防感染。

表 1-1　宫缩乏力的鉴别及处理

鉴别点	协调性（低张性）宫缩乏力	不协调性（高张性）宫缩乏力
发生时间	第一产程活跃期或第二产程居多	第一产程潜伏期居多
宫缩特点	宫缩规律，节律性、对称性和极性均正常，仅收缩力弱，持续时间短，间歇期长	宫缩不协调，失去正常的节律性、对称性和极性，宫缩间歇期子宫不放松
孕妇状态	孕妇痛苦少，消耗症状轻，情绪稳定	孕妇痛苦大，持续腹痛，腹部拒按，烦躁不安
胎心异常	发生率低，出现晚，程度轻	发生率高，出现早，程度重
宫缩剂	适应证	禁忌证
治疗方法	人工破膜或缩宫素静脉滴注后宫缩增强	强镇静剂应用后宫缩转为协调

加强宫缩常用方式有人工破膜和缩宫素静脉滴注。缩宫素静脉滴注适用于协调性宫缩乏力、胎心良好、胎位正常、头盆相称者。原则是以最小浓度获得最佳宫缩，一般将缩宫素 2.5 U 配制于 0.9% 氯化钠注射液 500 mL 中，从 1～2 mU/min 开始，根据宫缩强弱进行调整，调整间隔为 15～30 min，每次增加 1～2 mU/min 为宜，最大给药剂量通常不超过 20 mU/min，维持宫缩时宫腔内压力达 50～60 mmHg，宫缩间隔 2～3 min，持续 40～60 s。对于不敏感者，可酌情增加缩宫素给药剂量。

应用缩宫素时应注意：①有医师或助产士在床旁守护，监测宫缩、胎心、血压及产程进展等状况；②若 10 min 内宫缩>5 次、持续 1 min 以上或胎心率异常，应立即停止静脉滴注缩宫素，必要时加用镇静剂或宫缩抑制剂；③若发现血压升高，应减慢缩宫素滴注速度；④由于缩宫素有抗利尿作用，水的重吸收增加，可出现尿少，须警惕水中毒的发生；⑤有明显产道梗阻或伴瘢痕子宫等阴道试产禁忌者不宜应用。

四、练习题

1. 简述宫缩乏力的分类、鉴别及处理。
2. 简述人工破膜的适应证、时机及注意事项。

五、推荐阅读

[1]谢幸，孔北华，段涛. 妇产科学[M]. 9 版. 北京：人民卫生出版社，2018.
[2]杨慧霞，狄文. 妇产科学[M]. 北京：人民卫生出版社，2015.

（杜莹莹）

案例19 产道异常

一、病历资料

(一)门诊接诊

1. 主诉 停经9月余,下腹痛2 h。

2. 问诊重点 平素月经情况,末次月经时间、核实孕周,既往孕产史,孕期围产保健情况,孕期出现异常情况时的症状、特点、阳性及阴性伴随症状,相关的辅助检查,疾病的演变、诊治经过及治疗效果等。

3. 问诊内容

(1)诱发因素:有无劳累、负重、外伤、同房、便秘、咳嗽等诱发因素。

(2)主要症状:询问孕期围产保健情况,重点询问NT超声、唐氏筛查/NIPT、胎儿系统超声、OGTT、GBS等;询问腹痛部位、特点及性质。

(3)伴随症状:是否伴随见红、阴道流液、胎动异常及其他系统异常表现。

(4)诊治经过:有无外院就诊,具体治疗措施及辅助检查结果。

(5)既往史、个人史、月经生育史、婚姻史及家族史。

问诊结果

患者33岁,女性,平素月经规律,5~7 d/28 d,LMP 2021-11-10,EDC 2022-08-17。停经30 d自测尿妊娠试验阳性,查彩超示:宫内早孕。早孕反应不明显。孕早期无毒物、射线接触史。孕5月余自觉胎动良好至今,孕期定期围产保健,NT超声、唐氏筛查、胎儿系统超声、OGTT、GBS均未见明显异常。孕中晚期无头痛、呕吐、腹痛、阴道出血、视物不清、下肢水肿等不适。2 h前无明显诱因出现下腹阵痛,疼痛间隔7~8 min,伴腹部紧缩及下坠感,无阴道流血及流液,遂就诊,门诊以"先兆临产,孕40周,G1P0"为诊断收入院。自停经以来,患者饮食、睡眠良好,大小便正常,孕期体重增加10 kg。

月经生育史:初潮13岁,5~7 d/28 d,LMP:2021-11-10。月经周期规则,月经量中等,颜色正常,无血块、痛经,G1P0。

既往史、个人史、婚姻史及家族史均无特殊。

2. 思维引导 该患者为初产妇,足月妊娠,无诱因出现不规律下腹阵痛伴腹部紧缩及下坠感,无其他合并症,无阴道出血及流液,腹痛部位局限于子宫,呈阵发性,伴腹部紧缩及下坠感,孕期检查无异常,无消化系统、泌尿系统等阳性表现,考虑腹痛为宫缩所致,宫缩不规律,考虑为先兆临产。

(二)体格检查

1. 重点检查内容及目的 注意患者有无高血压及下肢水肿,听诊胎心明确有无胎心异常,注意子宫张力及有无子宫压痛,胎盘早剥腹部体格检查可有子宫张力增高和子宫压痛,尤以胎盘剥离处最明显。体格检查应注意宫缩间歇及强度,判断宫缩情况及是否进入临产,注意有无见红及阴道流液。

体格检查

T 36.3 ℃,R 18 次/min,P 79 次/min,BP 121/65 mmHg,身高 156 cm,体重 96 kg。

神志清楚,发育正常,自主体位,体形肥胖。全身皮肤黏膜无黄染。头颅、颜面无异常,双侧瞳孔等大等圆,直径 3 mm。胸廓对称,无局部隆起、塌陷、压痛,呼吸运动正常。心肺听诊无明显异常,心率 79 次/min,律齐,心脉率一致。腹膨隆,腹软,无压痛、反跳痛。肝、脾肋缘下未触及,双肾区无叩击痛。脊柱活动正常,无侧凸、前凸、后凸,四肢活动自如,无畸形、下肢静脉曲张、杵状指(趾)、水肿。肌张力正常,肌力 5 级。

产科检查

宫底位于剑突下,胎心率 139 次/min,宫高 35 cm,腹围 110 cm,宫缩间隔 7 ~ 8 min,持续 20 ~ 30 s,强度弱,宫缩间歇期子宫张力如常,子宫无压痛,未见红,未破膜。骨盆外测量:髂棘间径 24 cm,髂嵴间径 26 cm,骶耻外径 18 cm,坐骨结节间径 7 cm,出口后矢状径 7.5 cm,耻骨弓角度<80°,余在正常范围。阴道检查:宫颈质软,位置居后,宫颈管消退 40%,宫口未开,先露头,先露高浮,宫颈 Bishop 评分 3 分,软产道无异常。

2. 思维引导 经问诊及体格检查可知,该孕妇体形肥胖,BMI 35.3 kg/m^2,初产妇,孕 40 周,不规律宫缩,宫底位于剑突下,胎头高浮,考虑存在头盆不称可能。该孕妇坐骨结节间径加出口后矢状径之和<15 cm,耻骨弓角度<80°,考虑骨盆出口狭窄。需进一步完善电子胎心监护、心电图、常规实验室检查及影像学检查(胎儿及附属物超声检查等),明确诊断及评估母儿状况,排查有无手术禁忌证。

(三)辅助检查

1. 主要内容及目的

(1)电子胎心监护:了解胎心率基线、变异、胎心率一过性变化及宫缩情况,预测胎儿宫内储备能力。

(2)心电图、血常规、尿常规、凝血功能、传染病、肝功能、肾功能、血脂、血型:评估有无合并血液系统、消化系统疾病,了解有无传染性疾病及母儿血型不合情况,该患者体形肥胖,了解有无血脂异常。

(3)心脏彩超,肝、胆、胰、脾超声,泌尿系统超声及双下肢深静脉超声:了解母体基本情况,有无相关系统疾病,该患者体形肥胖,需了解有无脂肪肝及血栓栓塞病变。

(4)胎儿及附属物超声:协助评估胎儿大小、胎方位、羊水量及胎盘情况。

辅助检查

(1)电子胎心监护:胎心率基线 140 次/min,中等变异,可见加速,宫缩间隔 7 ~ 8 min,持续 20 ~ 30 s,强度弱。

(2)心电图:正常范围心电图。

(3)血常规:WBC 6.89×10^9/L,N% 71.5%,RBC 4.29×10^{12}/L,Hb 132 g/L,PLT 311×10^9/L。

(4)尿常规:尿蛋白、酮体、白细胞均阴性。

(5)凝血功能:FIB 4.51 g/L,D-二聚体 1.32 mg/L。

(6)传染病、肝肾功能、血脂:均未见明显异常。
(7)血型:AB 型,Rh(D)阳性。
(8)心脏、肝胆胰脾、泌尿系统及双下肢深静脉超声:均未见明显异常。
(9)胎儿及附属物超声:宫内妊娠,晚孕,单胎,存活,头位(双顶径 96 mm,头围 330 mm,腹围 347 mm,股骨长 74 mm,羊水指数 101 mm)。

2. 思维引导　该孕妇足月妊娠,初产妇,身高 156 cm,体形肥胖,骨盆外测量提示存在骨盆出口狭窄,辅助检查结果无明显异常,结合病史、体格检查及辅助检查可明确诊断。

(四)初步诊断

分析上述病史、体格检查及辅助检查结果,支持以下诊断:①先兆临产;②狭窄骨盆(骨盆出口平面狭窄);③孕 40 周;④头位;⑤G1P0;⑥肥胖。

二、治疗经过

1. 治疗方案

(1)自由体位,禁食水。
(2)监测胎心、胎动、宫缩及产程进展。
(3)与患者及家属沟通病情、风险及终止妊娠方式,存在阴道试产禁忌,建议行剖宫产术终止妊娠,签署手术同意书等医疗文书,完善备血、备皮、留置尿管等术前准备。

2. 思维引导　四步触诊结合骨盆测量评估骨盆大小是诊断狭窄骨盆的主要方法,分娩时应明确狭窄骨盆的类型和程度,并结合产力和胎儿等因素综合判断,决定分娩方式。该孕妇为骨盆出口狭窄,足月胎儿不易经阴道分娩,建议剖宫产手术终止妊娠。

治疗结局

行剖宫产手术,剖娩 1 男活婴,体重 3 550 g,阿普加评分 1 min 10 分、5 min 10 分。

三、思考与讨论

该孕妇为初产妇,体形肥胖,骨盆外测量提示骨盆出口平面狭窄(表 1-2),有剖宫产手术指征。产道异常包括骨产道及软产道异常,以骨产道异常多见。骨盆径线过短或形态异常致使骨盆腔小于胎先露部可通过的限度,阻碍胎先露部下降,影响产程顺利进展,称为狭窄骨盆。

2011 及 2018 年,中华医学会制定并发表的孕前和孕期保健指南均指出孕期不需要常规进行骨盆外测量,对于阴道分娩的孕妇,妊娠晚期可测量骨盆出口径线。已有充分的证据表明骨盆外测量并不能预测产时头盆不称,因此认为骨盆外测量临床意义不大。胎头是最好的骨盆测量仪,头位难产,以及头盆不称只能在试产过程中得以诊断。但对高危人群或医疗卫生资源相对不足、没有条件行助产或急诊剖宫产手术的医疗机构,骨盆测量仍然是一种非常重要的评估方法。

表 1-2 骨盆三个平面狭窄的分级

分级	入口平面狭窄 对角径	中骨盆平面狭窄		出口平面狭窄	
		坐骨棘间径	坐骨棘间径+ 坐骨切迹宽度	坐骨结节间径	坐骨结节间径+ 出口后矢状径
Ⅰ级(临界性狭窄)	11.5 cm	10.0 cm	13.5 cm	7.5 cm	15.0 cm
Ⅱ级(相对性狭窄)	10.0~11.0 cm	8.5~9.5 cm	12.0~13.0 cm	6.0~7.0 cm	12.0~14.0 cm
Ⅲ级(绝对性狭窄)	≤9.5 cm	≤8.0 cm	≤11.5 cm	≤5.5 cm	≤11.0 cm

狭窄骨盆的临床表现及处理具体如下。

1. 骨盆入口平面狭窄 初产妇呈尖腹,经产妇呈悬垂腹,临产后胎头迟迟不入盆,胎头跨耻征阳性,应警惕骨盆入口平面狭窄。当骨盆狭窄致相对头盆不称时,表现为潜伏期及活跃期早期产程延长,经充分试产,一旦胎头衔接,活跃晚期产程进展顺利。绝对性头盆不称,即使产力、胎位及胎儿大小均正常,胎头仍不能入盆,常导致梗阻性难产,甚至出现病理性缩复环、血尿等先兆子宫破裂征象,不及时处理可致子宫破裂。绝对性骨盆入口平面狭窄应行剖宫产术结束分娩。相对性骨盆入口狭窄,胎儿大小适宜,产力、胎位、胎心均正常时,可充分试产,充分试产后胎头仍迟迟不能入盆,宫口扩张停滞或出现胎儿窘迫征象,应及时行剖宫产术结束分娩。骨盆入口平面狭窄的充分试产可等到宫缩强度适中且宫口扩张至4 cm以上,胎膜未破者可在宫口扩张≥3 cm时人工破膜。

2. 中骨盆平面狭窄 胎头多于宫口近开全时完成内旋转,胎头衔接后降至中骨盆平面,中骨盆横径狭窄可使胎头俯屈及内旋转受阻,易发生持续性枕横位或枕后位,致使第二产程延长甚至停滞,若宫缩较强可发生先兆子宫破裂甚至子宫破裂。若宫口开全,胎头双顶径达坐骨棘水平或更低,可徒手旋转胎位为枕前位后自然分娩,或行产钳助产或胎头吸引助产;若胎头双顶径未达坐骨棘水平,或出现胎儿窘迫征象,应行剖宫产术结束分娩。

3. 骨盆出口平面狭窄 常与中骨盆平面狭窄并存,易致宫缩乏力及第二产程停滞,足月胎儿不易经阴道分娩,强行阴道助产可致严重的软产道裂伤及新生儿产伤,原则上不建议阴道试产,应行剖宫产术结束分娩。

四、练习题

1. 骨盆狭窄的判断标准是什么?
2. 临产后发现骨产道狭窄如何选择分娩方式?

五、推荐阅读

[1]中华医学会妇产科学分会产科学组. 孕前和孕期保健指南[J]. 中华妇产科杂志,2018,53(1):7-13.
[2]谢幸,孔北华,段涛. 妇产科学[M]. 9版. 北京:人民卫生出版社,2018.
[3]余昕烊,漆洪波. 骨盆内外测量方法及必要性探讨[J]. 中国实用妇科与产科杂志,2015,31(2):109-112.

(杜莹莹)

案例 20　胎位异常

一、病历资料

(一)门诊接诊

1. 主诉　停经 9 月余,阴道少量出血 1 d,下腹痛 5 h。

2. 问诊重点　平素月经情况,末次月经时间、核实孕周,既往孕产史,孕期围产保健情况,孕期出现异常情况时的症状、特点、阳性及阴性伴随症状,相关的辅助检查,疾病的演变、诊治经过及治疗效果等。

3. 问诊内容

(1)诱发因素:有无劳累、负重、外伤、同房、便秘、咳嗽等诱发因素。

(2)主要症状:询问阴道出血的特点,腹痛部位、特点及性质。

(3)伴随症状:是否伴随阴道流液及其他系统异常表现。

(4)诊治经过:有无外院就诊,具体治疗措施及辅助检查结果。

(5)既往史、个人史、月经生育史、婚姻史及家族史:各病史相关内容。

问诊结果

患者 30 岁,女性,平素月经规律,7 d/28 d,LMP 2021-11-17,EDC 2022-08-24。停经 30 多天自测尿妊娠试验阳性,查彩超示宫内早孕。早孕反应不明显,孕早期无毒物、射线接触史。孕 5 月自觉胎动良好至今。孕期规律围产保健,NT 超声、唐氏筛查、胎儿系统超声、OGTT、GBS 均未见明显异常。孕晚期无头痛、呕吐、腹痛、阴道出血、视物不清、下肢水肿等。1 d 前无明显诱因出现阴道少量淡红色分泌物,无腹痛及阴道流液,未就诊。5 h 前无明显诱因出现下腹阵痛,疼痛间隔约 10 min,伴腹部紧缩及下坠感,阴道出血同前无明显变化,无阴道流液,遂就诊,门诊以"先兆临产,孕 40 周"为诊断收入院。自停经以来,饮食、睡眠良好,大小便正常,孕期体重增加 15 kg。

月经生育史:初潮 13 岁,7 d/28 d,LMP 2021-11-17。月经周期规则,月经量正常,颜色正常,无血块、痛经,G2P0A1,1 年余前因"计划外妊娠、宫内早孕"行"无痛人工流产术"。

既往史、个人史、婚姻史及家族史均无特殊。

4. 思维引导　月经生育史是产科病历书写的基本内容,也是极其重要的部分。仔细询问平素月经情况及末次月经时间,需明确告知孕妇末次月经时间为阳历而非阴历,为月经来潮的第 1 天而非月经干净日,无论月经周期是否规律均应核对早期超声胚胎发育与孕周是否相符,以便准确计算预产期及孕周。生育史包括足月产、早产、流产次数以及现存子女数,询问分娩方式,有无急产、难产、产后出血或产褥感染史,新生儿出生情况;询问人工流产或自然流产及终止妊娠的孕周和时间,有无异位妊娠或葡萄胎及治疗方法,生化妊娠史,末次分娩日期。

(二)体格检查

1. 重点检查内容及目的　患者一般情况及生命体征检查,注意有无高血压、下肢水肿及贫血貌,注意患者身高、体重、体形,有无身材矮小、骨盆异常。四步触诊了解胎产式、胎姿势、胎方位、胎先露等具体情况,评估有无巨大儿、胎位异常等情况。听诊胎心明确有无胎心异常,注意子宫张力及有无子宫压痛,胎盘早剥腹部体格检查可有子宫张力增高和子宫压痛,尤以胎盘剥离处最明显。骨盆测量及阴道检查了解产道及宫口扩张情况,评估有无骨盆异常、宫颈病变及阴道纵隔等情况。

体格检查

T 36.5 ℃,R 20 次/min,P 96 次/min,BP 116/81 mmHg,身高 158 cm,体重 63 kg。

神志清楚,发育正常,自主体位,体形匀称。全身皮肤黏膜无黄染。双侧瞳孔等大等圆,直径 3 mm。胸廓对称,心肺听诊无明显异常,心率 96 次/min,律齐,心脉率一致。腹膨隆,腹软,无压痛、反跳痛。肝脾肋缘下未触及,双肾区无叩击痛。脊柱活动正常,无侧凸、前凸、后凸,四肢活动自如,无畸形、下肢静脉曲张、杵状指(趾)、水肿。肌张力正常,肌力 5 级。

产科检查

胎心率 146 次/min,宫高 33 cm,腹围 100 cm,宫缩间隔 10 min,持续 20 ~ 30 s,强度弱,宫缩间歇期子宫张力如常,子宫无压痛,已见红,未破膜;骨盆外测量无明显异常;阴道检查:宫颈质软,位置居后,宫颈管消退 50%,宫口未开,头先露,S-3,宫颈 Bishop 评分 3 分,软产道无异常。

2. 思维引导　结合该患者为初产妇,孕 40 周,见红伴不规律宫缩,宫口未开,考虑先兆临产。孕期规律围产保健未见异常,血压及胎心正常,体格检查宫缩间歇存在,宫缩间歇期子宫张力无异常,排除前置胎盘、胎盘早剥等;宫颈检查未见异常,排除宫颈病变。骨盆外测量及阴道检查无异常,无明显头盆不称。需进一步完善电子胎心监护、心电图、常规实验室检查及影像学检查(胎儿及附属物超声检查等),明确诊断及评估母儿状况。

(三)辅助检查

1. 主要内容及目的

(1)电子胎心监护:了解胎心率基线、变异、胎心率一过性变化及宫缩情况,预测胎儿宫内储备能力。

(2)心电图、血常规、尿常规、凝血功能、传染病、肝功能、肾功能、血型:评估有无合并血液系统、消化系统疾病,了解有无传染性疾病及母儿血型不合情况。

(3)心脏、肝、胆、胰、脾及泌尿系统超声:了解母体基本情况,有无相关系统疾病。

(4)胎儿及附属物超声:协助评估胎儿大小、胎方位、羊水量及有无前置胎盘和胎盘早剥。

辅助检查

(1)电子胎心监护:胎心率基线 140 次/min,中等变异,NST 反应型,宫缩间隔 10 min,持续 20 ~ 30 s,强度弱。

(2)心电图:正常范围心电图。

(3)血常规:WBC 6.2×10^9/L,N% 68.5%,RBC 4.47×10^{12}/L,Hb 134 g/L,PLT 147×10^9/L。

(4)尿常规:尿蛋白、酮体、白细胞均阴性。

(5)凝血功能:FIB 4.56 g/L,D-二聚体 3.82 mg/L。

(6)传染病、肝功能、肾功能:均未见明显异常。

(7)血型:A 型,Rh(D)阳性。

(8)心脏、肝、胆、胰、脾及泌尿系统超声:均未见明显异常。

(9)胎儿及附属物超声:宫内妊娠,晚孕,单胎,存活,头位(双顶径96 mm,头围340 mm,腹围348 mm,股骨长70 mm,羊水指数85 mm)。

2. 思维引导 该患者足月妊娠,初产妇,见红伴不规律宫缩,孕期围产保健无异常,体格检查及辅助检查均无异常发现,超声估测胎儿体重3 350 g。结合病史、体格检查及辅助检查结果可明确诊断,提示患者无妊娠合并症及并发症,无明显阴道试产禁忌,可严密监测下阴道试产。

(四)初步诊断

分析上述病史、体格检查及辅助检查结果,支持以下诊断:①先兆临产;②孕40周;③头位;④孕2产0流1(G2P0A1)。

二、治疗经过

(一)初步治疗

(1)自由体位,适量进食易消化食物,鼓励家属陪伴。

(2)监测生命体征、胎心宫缩、疼痛及产程进展,必要时行应用非药物阵痛或药物镇痛法减轻分娩疼痛。

(二)病情变化

入院后宫缩渐规律,宫口开大2 cm应用椎管内麻醉镇痛,椎管内麻醉4 h后诉肛门坠胀,有排便感,胎心正常,宫缩间隔5~6 min,持续20 s,强度弱。阴道检查宫口开大5 cm,前羊膜囊充盈,先露头,S-1,盆腔后部空虚,胎头矢状缝位于骨盆左斜径,前囟在骨盆的右前方,后囟在骨盆的左后方。

1. 患者病情变化的可能原因及应对 该孕妇在第一产程出现肛门坠胀及排便感,查宫口开大5 cm,已进入活跃期,盆腔后部空虚,胎头矢状缝位于骨盆左斜径,前囟在骨盆的右前方,后囟在骨盆的左后方,考虑为左枕后位。胎儿大小适中,胎心正常,可继续阴道试产,可改变体位以利于胎儿旋转、纠正胎位。嘱孕妇向胎儿肢体方向侧卧,以利胎头枕部转向前方。

前羊膜囊充盈,无有效宫缩(即宫缩间隔3 min,宫缩持续30~50 s,强度适中),行人工破膜加强宫缩。破膜后若仍无有效宫缩,可静脉滴注缩宫素加强宫缩。

行人工破膜后宫缩逐渐好转,嘱孕妇向胎儿肢体方向侧卧。宫口开全1 h查仍为左枕后位,S+2,嘱孕妇配合宫缩、屈髋屏气自主用力,宫口开全2 h后查仍为左枕后位,S+3,徒手旋转胎位困难。

2. 思维引导 枕后位宫口开全后指导孕妇配合宫缩、屈髋屏气自主用力,以减小骨盆倾斜度、增加胎轴压,使枕先露借助肛提肌收缩力转至枕前位,若无效,可徒手旋转胎头至枕前位,均无效,可用胎头吸引器(或产钳)辅助将胎头转至枕前位后阴道助产,若转成枕前位困难,亦可转至正枕后位产钳助产。

治疗结局

徒手旋转胎位失败,用胎头吸引器辅助将胎头转至枕前位后阴道助产,顺利助娩1女活婴,体重3 600 g,阿普加评分1 min 10分、5 min 10分。

三、思考与讨论

该孕妇产程中出现持续性枕后位，这是常见胎位异常，经处理后顺利分娩。胎位异常是造成难产的主要原因，包括头先露、臀先露和肩先露等胎位异常。头位难产是最常见的胎位异常。头先露的胎位异常包括：持续性枕后/横位、胎头高直位、前/后不均倾位、面先露等。

1. 持续性枕后位、枕横位

（1）原因：持续性枕后位或枕横位是指当胎头以枕后/横位衔接，经充分试产，胎头枕部不能转向前方，仍位于母体骨盆后方或侧方，致使分娩发生困难，是最常见的胎头位置异常，多见于初产妇。持续性枕后位主要发生在男型骨盆和类人猿型骨盆的孕妇，这两种类型的骨盆多伴有中骨盆狭窄，阻碍胎头内旋转，使胎头嵌顿在中骨盆，形成持续性枕后位。扁平骨盆及均小骨盆容易使胎头以枕横位衔接，伴胎头俯屈不良、内旋转困难，使胎头嵌顿在中骨盆形成持续性枕横位。另外，宫颈肌瘤、头盆不称、前置胎盘、宫缩乏力、胎儿过大或过小及胎儿发育异常等均可影响胎头俯屈及内旋转，形成持续性枕后位或枕横位。

（2）临床表现：临产后，胎头枕后位或枕横位衔接导致胎头俯屈不良及下降缓慢，易致协调性宫缩乏力，第二产程延长，因胎头枕部压迫直肠，产妇自觉肛门坠胀及排便感，经腹部检查、阴道检查或超声检查可诊断。

（3）处理：持续性枕后位、枕横位通过针对性地加强宫缩、徒手旋转胎头、器械助产等处理，使之有可能经阴道分娩。

第一产程：产妇向胎儿肢体方向侧卧，以利于胎头枕部转向前方。若宫缩乏力，可应用缩宫素加强宫缩。宫口开大 3 cm 后可行人工破膜。宫口开全前不宜过早屏气用力。在试产过程中若出现胎儿窘迫征象或经静脉滴注缩宫素、人工破膜等处理效果不佳，每小时宫口开大 <0.5 cm 或无进展时应行剖宫产术结束分娩。

第二产程：若第二产程进展缓慢，初产妇已近 2 h，经产妇已近 1 h，应行阴道检查确定胎方位。若 $S \geqslant +3$（双顶径已达坐骨棘及以下）时，可先徒手将胎头枕部转向前方或用胎头吸引器（或产钳）辅助将胎头转至枕前位后阴道助产。若转成枕前位困难，亦可向后转至正枕后位产钳助产。若第二产程延长而胎头双顶径仍在坐骨棘以上或 $S \leqslant +2$，或伴胎儿窘迫时，应考虑行剖宫产术结束分娩。

第三产程：做好新生儿复苏准备，同时因产程延长易继发产后宫缩乏力，胎儿前肩娩出后应立即应用缩宫素以防产后出血。

2. 其他胎位异常　高直前位、颏前位可阴道试产。高直后位、持续性颏横位、持续性颏后位及肩先露应行剖宫产术。臀先露根据先露类型、骨盆大小、胎儿大小等决定分娩方式。

四、练习题

1. 胎位异常包括哪些类型？如何诊断？
2. 临产后发现持续性枕后位或枕横位如何决定分娩方式？

五、推荐阅读

[1]中华医学会妇产科学分会产科学组. 正常分娩指南[J]. 中华妇产科杂志，2020，55(6)：361-370.
[2]谢幸，孔北华，段涛. 妇产科学[M]. 9 版. 北京：人民卫生出版社，2018.

（杜莹莹）

案例21 产程异常

一、病历资料

(一)门诊接诊

1. 主诉 停经8月余,阴道少量出血1 d,下腹痛7 h。

2. 问诊重点 平素月经情况,末次月经时间、核实孕周,既往孕产史,孕期围产保健情况,孕期出现异常情况时的症状、特点、阳性及阴性伴随症状,相关的辅助检查,疾病的演变、诊治经过及治疗效果等。

3. 问诊内容

(1)诱发因素:有无劳累、负重、外伤、同房、便秘、咳嗽等诱发因素。

(2)主要症状:询问阴道出血的特点,腹痛部位、特点及性质。

(3)伴随症状:是否伴随阴道流液、胎动异常及其他系统异常表现。

(4)诊治经过:有无外院就诊,具体治疗措施及辅助检查结果。

(5)既往史、个人史、月经生育史、婚姻史及家族史:各病史相关内容。

问诊结果

患者28岁,女性,平素月经规律,7/30 d,LMP 2021-10-14,EDC 2022-07-21。停经30多天自测尿妊娠试验阳性,查彩超示宫内早孕。早孕反应不明显,孕早期无毒物、射线接触史。孕5月自觉胎动良好至今。孕期规律围产保健,NT超声、唐氏筛查、胎儿系统超声、OGTT、GBS均未见明显异常。孕中晚期无头痛、呕吐、腹痛、阴道出血、视物不清、下肢水肿等不适。1 d前无明显诱因出现阴道少量淡红色血性分泌物至今,无阴道流液、腹痛及腹部紧缩感,未就诊。7 h前无明显诱因出现不规律下腹痛伴腹部紧缩感,并逐渐加重,3 h前腹痛间隔5~6 min,现腹痛间隔3~4 min,无阴道流液,遂至急诊就诊,以"临产,孕38周,G1P0"为诊断收入院。自停经以来,患者饮食、睡眠良好,大小便正常,孕期体重增加15 kg。

月经生育史:初潮12岁,7 d/30 d,LMP 2021-10-14。月经周期规则,月经量正常,颜色正常,无血块、痛经,G1P0。

既往史、个人史、婚姻史及家族史均无特殊。

4. 思维引导 通过询问月经情况及早期超声结果,核算预产期及孕周是否准确。详细询问孕期经过,孕期建档、围产保健情况及检查结果有无异常,有无漏检孕期必查项目,通过对病史的询问总结出诊断依据及与异常分娩相关的高危因素,提炼出诊断结果、需完善的检查项目及诊疗过程中的注意事项。

(二)体格检查

1. 重点检查内容及目的 患者一般情况及生命体征检查,注意有无高血压、下肢水肿及贫血貌,注意患者身高、体重、体形,有无身材矮小、骨盆异常。四步触诊了解胎产式、胎姿势、胎方位、胎先露等具体情况,评估有无巨大儿、胎位异常等情况。听诊胎心明确有无胎心异常,注意子宫张力及有无子宫压痛，胎盘早剥腹部体格检查可有子宫张力增高和子宫压痛，尤以胎盘剥离处最明显；骨盆测量及阴道检查了解产道及宫口扩张情况，评估有无骨盆异常、宫颈病变及阴道纵隔等情况。

体格检查

T 36.5 ℃，R 18 次/min，P 88 次/min，BP 112/60 mmHg，身高 160 cm，体重 75 kg。

神志清楚，发育正常，自主体位，体形匀称。全身皮肤黏膜无黄染。双侧瞳孔等大等圆，直径 3 mm。胸廓对称，心肺听诊无明显异常，心率 88 次/min，律齐，心脉率一致。腹膨隆，腹软，无压痛、反跳痛。肝脾肋缘下未触及，双肾区无叩击痛。脊柱活动正常，无侧凸、前凸、后凸，四肢活动自如，无畸形、下肢静脉曲张、杵状指(趾)、水肿。肌张力正常，肌力 5 级。

产科检查

胎心率 137 次/min，宫高 35 cm，腹围 108 cm，宫缩间隔 3～4 min，持续 30 s，强度中，宫缩间歇期子宫张力如常，子宫无压痛，已见红，未破膜；骨盆外测量无明显异常；阴道检查：宫颈质软，位置居中，宫口开大 1 cm，头先露，S-2，宫颈 Bishop 评分 8 分，软产道无异常。

2. 思维引导　经检查，该患者为初产妇，孕 38 周，见红伴规律宫缩，宫口开大 1 cm，考虑已临产。孕期规律围产保健、血压及胎心正常，体格检查宫缩间歇存在，宫缩间歇期子宫张力无异常，排除前置胎盘、胎盘早剥等；宫颈检查未见异常，排除宫颈病变。骨盆外测量及阴道检查无异常，无明显头盆不称。需进一步完善电子胎心监护、心电图、常规实验室检查及影像学检查(胎儿及附属物超声检查等)，明确诊断及评估母儿状况。

(三)辅助检查

1. 主要内容及目的

(1)电子胎心监护：了解胎心率基线、变异、胎心率一过性变化及宫缩情况，预测胎儿宫内储备能力。

(2)心电图、血常规、尿常规、凝血功能、传染病、肝功能、肾功能、血型：评估有无合并血液系统、消化系统疾病，了解有无传染性疾病及母儿血型不合情况。

(3)心电图，心脏、肝、胆、胰、脾及泌尿系统超声：了解母体基本情况，有无相关系统疾病。

(4)胎儿及附属物超声：协助评估胎儿大小、胎方位、羊水量及有无前置胎盘和胎盘早剥。

辅助检查

(1)电子胎心监护：胎心率基线 145 次/min，中等变异，可见加速，宫缩间隔 3～4 min，持续 30 s，强度中，为Ⅰ类电子胎心监护。

(2)心电图：正常范围心电图。

(3)血常规：WBC 9.2×10^9/L，N% 74%，RBC 3.98×10^{12}/L，Hb 119 g/L，PLT 190×10^9/L。

(4)尿常规：尿蛋白、酮体、白细胞均阴性。

(5)凝血功能：FIB 4.46 g/L，D-二聚体 0.59 mg/L。

(6)传染病、肝功能、肾功能：均未见明显异常。

(7)血型：B 型，Rh(D)阳性。

(8)心脏、肝、胆、胰、脾及泌尿系统超声:均未见明显异常。

(9)胎儿及附属物超声:宫内妊娠,晚孕,单胎,存活,头位(双顶径97 mm,头围343 mm,腹围346 mm,股骨长74 mm,羊水指数94 mm)。

2. 思维引导 该患者足月妊娠,初产妇,见红伴规律宫缩,孕期围产保健无异常,体格检查及辅助检查均无异常发现,超声估测胎儿体重3 500 g。结合病史、体格检查及辅助检查结果可明确诊断。

(四)初步诊断

分析上述病史、体格检查及辅助检查结果,支持以下诊断:①临产;②孕38周;③头位;④G1P0。

二、治疗经过

(一)初步治疗

(1)自由体位,适量进食易消化食物,鼓励家属陪伴。

(2)监测生命体征、胎心宫缩、疼痛及产程进展,必要时行应用非药物阵痛或药物镇痛法减轻分娩疼痛。

(二)病情变化

入院3 h后宫口开大2 cm,行椎管内麻醉镇痛,宫口开大5 cm后宫缩间隔7~8 min,持续20~30 s,强度弱,宫缩高峰时子宫隆起不明显,宫底按压有凹陷,胎心监护无明显异常,宫口持续2 h无进展,可触及前羊膜囊,左枕后位,S-1。

1. 患者病情变化的可能原因及应对 宫口开大5 cm已进入活跃期,宫缩持续时间变短,间歇期较长,宫缩高峰宫底按压凹陷,考虑宫缩乏力。宫缩节律存在,宫缩间歇期子宫可完全放松,考虑协调性宫缩乏力。左枕后位,宫口持续2 h无进展,胎心正常,无头盆不称,无剖宫产指征,预计经处理后可阴道分娩,可行人工破膜加强宫缩。

行人工破膜,羊水清亮,无异味,前羊水量约50 mL,听诊胎心正常,阴道检查宫口开大5 cm,左枕后位,S-1。破膜30 min后仍未诱发有效宫缩,静脉滴注缩宫素加强宫缩,诱发有效宫缩后仍持续4 h产程无进展。

2. 思维引导 破膜后宫缩无明显改善,静脉滴注缩宫素加强宫缩,规律宫缩后4 h产程无进展,考虑活跃期停滞。活跃期停滞为剖宫产手术指征,应行剖宫产术结束分娩。

治疗结局

中转剖宫产手术,剖娩1男活婴,体重3 800 g,左枕后位,阿普加评分1 min 10分、5 min 10分。

三、思考与讨论

该孕妇在第一产程中出现宫缩乏力,经处理后出现活跃期产程停滞,最终行剖宫产结束分娩。

几十年来,产科医师和助产士通常使用Friedman于1954年提出的产程图来协助分娩管理,在评估和管理产妇的分娩进程方面发挥了一定作用。然而,随着人类社会的发展,婚育年龄推迟、孕妇和胎儿体重增大,导致分娩的自然过程发生了变化。近些年,一些反映自然产程变化的循证医学研究结果陆续发表，一致的结论是 Friedman 产程图已经不适合当今的产科临床。为此，我国也在产科临床工作中推广使用正常产程（表 1-3）和产程异常（表 1-4）的新标准。目前，国际上的不同指南对于潜伏期与活跃期的界定存在差异，我国采纳 2018 年世界卫生组织的推荐，以宫口扩张到 5 cm 作为进入活跃期的标志。

表 1-3　正常产程的新标准

产程分期		第一产程（宫颈扩张期）		第二产程（胎儿娩出期）	第三产程（胎盘娩出期）	总产程（分娩全过程）
		潜伏期	活跃期			
定义		临产开始至宫口扩张<5 cm	宫口扩张 5 cm 至宫口开全	宫口开全至胎儿娩出	胎儿娩出后至胎盘胎膜娩出	从临产开始至胎儿胎盘娩出
时限	初产妇	≤20 h	≤12 h	未行椎管内镇痛≤3 h，行椎管内镇痛≤4 h	5～15 min，≤30 min	无明确的统一标准
	经产妇	≤14 h	≤10 h	未行椎管内镇痛≤2 h，行椎管内镇痛≤3 h	5～15 min，≤30 min	无明确的统一标准

表 1-4　异常产程的新标准

类别	潜伏期延长	活跃期停滞	第二产程延长
时限	初产妇>20 h 经产妇>14 h	破膜且宫口扩张≥5 cm 后，如宫缩正常，宫口停止扩张≥4 h，如宫缩欠佳，宫口停止扩张≥6 h	初产妇，未行椎管内镇痛>3 h，行椎管内镇痛>4 h 经产妇，未行椎管内镇痛>2 h，行椎管内镇痛>3 h
处理	在除外头盆不称及可疑胎儿窘迫的前提下，缓慢但有进展（宫口扩张和胎先露下降）的单纯潜伏期延长不作为剖宫产术的指征	可作为剖宫产术的指征	根据具体的评估情况决定剖宫产或阴道助产分娩

四、练习题

1. 潜伏期延长的定义是什么？
2. 活跃期停滞的诊断标准是什么？

五、推荐阅读

[1] 谢幸，孔北华，段涛. 妇产科学[M]. 9 版. 北京：人民卫生出版社，2018.

[2] ZHANG J，LANDY H J，BRANCH D W，et al. Contemporary patterns of spontaneous labor with normal neonatal outcomes[J]. Obstet Gynecol，2010，116(6)：1281-1287.

[3] 中国妇幼保健协会助产士分会，中国妇幼保健协会促进自然分娩专业委员会. 正常分娩临床实

践指南[J]. 中华妇产科杂志,2020,55(6):371-375.
[4]中华医学会妇产科学分会产科学组,中华医学会围产医学分会. 正常分娩指南[J]. 中华妇产科杂志,2020,55(6):361-370.
[5]时春艳,李博雅. 新产程标准及处理的专家共识(2014)[J]. 中华妇产科杂志,2014(7):486-486.
[6]漆洪波,杨慧霞,段涛. 关注和采纳正常产程和产程异常的新标准[J]. 中华妇产科杂志,2014,(7):487-489.

(杜莹莹)

案例 22 产后出血

一、病历资料

(一)急诊接诊

1. 主诉 平产后阴道大量出血 2 h。

2. 问诊重点 分娩方式、孕周、分娩时间、地点、胎儿数目、胎儿体重、产程过程、是否助产;子宫收缩情况、宫缩剂使用情况;胎盘胎膜是否完整、产时产后出血量、是否输血;软产道有无裂伤、缝合情况,有无凝血功能异常等基础疾病,有无头晕、心慌等失血性休克表现。

3. 问诊内容

(1)诱发因素:有无产程异常、巨大儿、阴道助产、产妇疲惫、绒毛膜羊膜炎等导致的子宫收缩乏力的诱发因素;有无胎盘胎膜粘连、胎盘植入导致的胎盘胎膜残留;有无软产道裂伤;有无凝血功能障碍等。

(2)主要症状:着重问诊出血量、特点。出血发生在什么时间:胎儿娩出后或胎盘娩出后。出血颜色:鲜红、暗红,有无血块,持续性还是间断性。仔细询问出血量、出血速度等。

(3)伴随症状:有无头晕、心慌、烦躁、全身湿冷等失血性休克表现。有无会阴部剧烈疼痛、肛门坠胀感。

(4)诊治经过:采取过何种治疗措施,效果如何。是否用药,用何种药、具体剂量、效果如何。

(5)既往史:重点问诊既往有无血液系统疾病、肝病等影响凝血功能的基础疾病;既往手术史、输血史等。有无高血压、心脏疾病病史,有无糖尿病、脑血管疾病史,有无肝炎、结核、疟疾等传染病史,药物过敏史等。

(6)个人史:询问有无化学性物质、放射性物质、有毒物质接触史,有无吸毒、吸烟、饮酒、冶游史。

(7)婚姻史:婚姻状况,结婚年龄,配偶身体状况、所育子女等。

(8)月经生育史:初潮年龄、月经周期、末次月经、月经量、颜色、有无痛经,妊娠次数,分娩次数及每次妊娠及分娩具体情况,如有无产时产后出血及产褥感染史,有无流产史等。

(9)家族史:询问有无家族性遗传病史。

问诊结果

患者，30岁，育龄期女性。平素月经规律，7 d/28 d，因不孕于2021-06-13于某医院移植一枚囊胚，根据胚胎移植时间推算LMP 2021-05-25，EDC 2022-03-02。移植后10多天测血hCG阳性，查彩超示宫内早孕、胚胎存活。孕1月余出现轻微恶心、呕吐等早孕反应，持续1个月后缓解。孕早期无毒物、射线接触史。孕4月余自觉胎动，孕期规律产前检查，NT超声、血清学筛查、胎儿系统超声、OGTT均未见异常。孕晚期无头痛、呕吐、腹痛、阴道出血、视物不清、下肢水肿等不适。1 d前因"①先兆临产；②宫内孕38^{+6}周；③G2P1；④胚胎移植术后"于某医院住院待产，2 h前在会阴左侧切下经阴道分娩1女活婴，体重3 800 g，胎盘娩出后阴道大量暗红色出血，量约400 mL，子宫轮廓不具体，立即给予按摩子宫、缩宫素20 U静脉滴注、卡前列氨丁三醇0.25 mg宫颈注射，3 min后出血明显减少，检查胎盘、胎膜完整，软产道无裂伤，会阴侧切口少量渗血，给予会阴侧切缝合。1 h前再次出现阴道大量出血，有暗红色血块，量约600 mL，伴有轻微心慌，无胸闷等其他不适，某医院给予按摩子宫、米索前列醇2片肛塞、申请输2 U悬浮红细胞后急诊转至上级医院，转院途中阴道仍有间断出血，共约300 mL。既往体健，G2P2，2013年孕足月在某医院顺娩1女活婴，体重3 400 g，无产时产后出血及产褥感染；2 h前在某医院经阴道分娩1女活婴，体重3 800 g，无流产史。

4. 思维引导　患者胎盘娩出后阴道大量暗红色出血，给予子宫按摩及缩宫素等促宫缩药物应用后出血减少，1 h前再次出现阴道大量出血，暗红色血凝块，产后检查胎盘、胎膜完整，软产道无裂伤出血，侧切口已缝合，无活动性出血，既往凝血功能正常，考虑为子宫收缩乏力导致产后出血可能性大。但需结合体格检查情况，查看是否存在贫血貌、生命体征情况，是否脉搏增快、血压降低、脉压缩小、四肢湿冷，查看宫底高度、子宫收缩是否良好、软产道是否活动性出血、尿量等。辅助检查如超声检查宫腔是否有残留组织，化验血红蛋白、血凝结果等进一步判断，明确产后出血程度，评估出血量，判断有无失血性休克，同时判断出血原因，针对出血原因积极采取有效治疗措施。另外，注意产后出血与羊水栓塞相鉴别，警惕不典型羊水栓塞可能。

(二)体格检查

1. 重点检查内容及目的　查看患者一般情况，是否贫血貌，全身有无出血点、紫斑等，重点关注生命体征，查看血压、脉搏、呼吸、体温等情况，判断失血量及是否存在失血性休克。仔细专科检查，查看宫底高度、子宫收缩情况，仔细检查软产道，查看阴道壁及宫颈有无裂伤及出血，软产道有无血肿，子宫下段是否破裂可能等。

体格检查

T 36.0 ℃，R 25次/min，P 130次/min，BP 90/60 mmHg，身高167 cm，体重75.0 kg。

发育正常，营养良好，神志清楚，自主体位，贫血貌，眼睑苍白，表情痛苦。全身皮肤黏膜无黄染，无皮疹、皮下出血、皮下结节等，皮下无水肿。腹软，无压痛及反跳痛。

专科检查

子宫轮廓触诊不清，阴道内可见活动性出血、暗红色，按压子宫后出血增多，会阴侧切口已缝合，无活动性出血，阴道、宫颈无裂伤，可见暗红色血液自宫口流出。

2. 思维引导 胎儿娩出后立即发生阴道流血，色鲜红，应考虑软产道裂伤；胎儿娩出后数分钟出现阴道流血，色暗红，应考虑胎盘因素；胎盘娩出后阴道流血较多，应考虑子宫收缩乏力或胎盘、胎膜残留；胎儿娩出后阴道持续流血，且血液不凝，应考虑凝血功能障碍；失血表现明显，伴阴道疼痛而阴道流血不多，应考虑隐匿性软产道损伤，如阴道血肿。经上述检查：患者贫血貌，脉搏增快，休克指数 1.4。阴道仍有活动性出血，检查软产道无裂伤出血，既往无血液系统、肝病等凝血功能障碍病史，产时胎盘、胎膜娩出完整，触诊子宫轮廓不清，考虑子宫收缩乏力引起产后出血，积极抗休克治疗同时需针对病因治疗，治疗同时需完善子宫附件超声检查，排除宫腔内部分胎盘、胎膜残留可能，完善血常规、尿常规、凝血功能、血生化、电解质、动脉血气、血型等相关化验检查，协助判断病情，积极备血。

（三）辅助检查

1. 主要内容及目的

（1）血常规：评估血红蛋白量，协助估算出血量，评估是否继续输血；了解是否存在血小板减少等影响出血的相关因素。

（2）动脉血气分析：明确是否有酸中毒、代谢紊乱等内环境紊乱。

（3）凝血功能：了解凝血状态，判断是否存在凝血功能障碍、DIC 等情况。

（4）超声影像学：协助判断是否有胎盘、胎膜残留，判断是否盆腹水等。

（5）生化及电解质检查：了解产后出血是否影响肝功能、肾功能，可根据白蛋白下降程度协助评估出血量；查看肾小球滤过率，了解产后急性出血是否引起急性肝、肾损伤；了解是否存在电解质紊乱，予以及时纠正。

（6）心肌酶、BNP 等：了解是否存在心肌损伤。

（7）心电图：明确是否有心肌缺血、心律失常等。

（8）心脏彩超：心脏大小及心脏内部结构，间接测量评估肺动脉压，排除其他心脏疾病。

辅助检查

（1）血常规：WBC 13.2×10^9/L，N% 80%，RBC 1.98×10^9/L，Hb 65 g/L，PLT 100×10^9/L。

（2）凝血功能：PT 10.8 s，PT% 110%，TT 14.6 s，FIB 3.35 g/L。

（3）心电图：窦性心动过速。

（4）动脉血气分析（未吸氧）：pH 7.32，$PaCO_2$ 35 mmHg，PaO_2 99 mmHg。

（5）盆腔超声：产后子宫，子宫体积增大，宫腔内可见多处强回声，未见血流信号，考虑积血块。盆腔少量积液，深约 10 mm。

（6）心脏超声：二、三尖瓣少量反流。

（7）血生化：ALB 23 g/L，钾 3.3 mmol/L，钙 1.8 mmol/L，Cr 98 mmol/L，BUN 6.5 mmol/L，肾小球滤过率 60 mL/min。

2. 思维引导 产后出血的评估方法如下。①称重法：失血量（mL）=［胎儿娩出后接血敷料湿重（g）-接血前敷料干重（g）］/1.05（血液比重 g/mL）。②容积法：专用的接血容器，收集血液，用量杯测量。③面积法：按纱布血湿面积估计失血量。④休克指数法（SI）：休克指数（SI）= 脉率/收缩压（mmHg）。SI=0.5，无休克；SI=1.0，轻度休克；SI>2.0，严重休克。⑤血红蛋白测定：Hb 每下降 10 g/L，失血量 400～500 mL；产后出血早期因血液浓缩，Hb 常不能准确反映实际失血量。需要强调的是，任何单一方法估计出血量都存在一定的缺陷，容易低估出血量，可以采用多种方法综合评估失血情况。出血量的绝对值对不同体重者意义不同，因此，计算出血量占总血容量的百分比对评估病情更加有用。

根据患者病史，来医院前评估出血量共约1 300 mL，贫血貌，眼睑苍白，四肢湿冷，心率增快，血压降低，休克指数1.4，血常规提示血红蛋白降低，血浆白蛋白降低，肾小球滤过率减少，考虑产后出血、失血性休克、急性肾损伤、低蛋白血症。

（四）初步诊断

分析上述病史、体格检查、辅助检查结果，支持以下诊断：①产后出血；②失血性休克；③中度贫血；④急性肾损伤；⑤低蛋白血症；⑥电解质紊乱，低钙血症；⑦足月顺产后；⑧G2P2。

二、治疗经过

（一）初步治疗

1. 治疗方案

（1）持续心电监护、保暖、留置导尿管、记出入水量、低流量持续吸氧（2 L/min）。

（2）按摩子宫、经腹壁-阴道双手压迫子宫，使用麦角新碱等促宫缩药物。

（3）补液抗休克治疗，积极申请输注悬浮红细胞及血浆。

（4）抗生素预防感染。

（5）氨甲环酸1.0 g静脉滴注，葡萄糖酸钙注射液静脉推注。

（6）输注白蛋白，纠正低蛋白血症。

2. 思维引导　患者产后出血诊断明确，通过病史、体格检查及相关辅助检查化验结果，考虑为子宫收缩乏力引起产后出血，失血性休克，抗休克治疗的同时，需针对出血病因采取快速有效的措施止血。最快速直接的方法是排空膀胱，经腹按摩子宫、经腹经阴道联合按压子宫，有效的按压能够恢复子宫收缩而止血；同时可使用缩宫素、麦角新碱、卡贝缩宫素、卡前列素氨丁三醇、米索前列醇、卡前列甲酯栓等促进子宫收缩药物。使用氨甲环酸，有抗纤维蛋白溶解作用。针对病因治疗的同时，严密监测生命体征，抗休克治疗，积极补充血容量，贫血较重，且仍有活动性出血，积极申请输注红细胞及血浆，纠正低蛋白血症，纠正电解质紊乱。

治疗效果

1. 症状　经过抗休克治疗后患者心率下降到110～120次/min，血压波动在90～110/50～70 mmHg。

2. 体格检查　神志清楚，R 22次/min，可平卧，双肺听诊无异常，腹软，子宫收缩略好转，停止按压后仍有活动性出血。

（二）病情变化

给予按摩子宫、缩宫素应用、输血、补液治疗1 h后，宫缩时好时差，停止按压子宫后仍有活动性出血，伴有血凝块。体格检查：贫血貌，心慌较前稍好转，无头晕、胸闷等其他不适。生命体征：T 37 ℃，R 20次/min，P 110次/min，BP 110/70 mmHg。心肺听诊：心率快，110～130次/min，双肺呼吸音清，未闻及啰音。1 h期间出血约200 mL，尿量40 mL。

1. 患者病情变化的可能原因及应对　按摩子宫及促宫缩药物治疗1 h后，子宫收缩仍欠佳，阴道仍有活动性出血，伴有血凝块，是否需进一步采用其他措施止血，是否出血引起了凝血功能障碍，抗休克治疗是否有效，液体输注过程中需注意什么，是否会引起肺水肿、心功能不全，如何检测。

再次体格检查，查看生命体征，评估出血量，心肺听诊，必要时再次查动脉血气分析、血常规、电解质、凝血功能、BNP、肝功能、肾功能等。

2. 思维引导　目前抗休克治疗有效，心率有下降，尿量可，自觉症状有好转，过程中注意保护肾、保护心脏，补液改善肾灌注同时，避免引起液体过多、过快引起心功能不全。经按摩子宫、促宫缩药物应用后子宫收缩时好时差，仍有活动性出血，需及时采取进一步措施止血，其他止血措施包括：①宫腔填塞术；②子宫压迫缝合术；③盆腔血管结扎术；④经导管动脉栓塞术；⑤子宫切除术等。

（三）宫腔球囊放置

患者取截石位于手术台上，常规消毒、铺巾，窥开阴道，消毒阴道及宫颈，将球囊尖端插入宫腔，宫腔球囊注 0.9% 氯化钠注射液 500 mL，牵拉球囊导管，接引流袋，超声见球囊紧贴子宫肌壁。术毕见阴道流血较前明显减少。严密监测生命体征、观察宫缩、阴道出血情况及宫腔球囊引流情况。

治疗 24 h 后

1. 体格检查　T 36.6 ℃，R 16 次/min，P 85 次/min，BP 120/80 mmHg。神志清楚，精神可，双肺未闻及啰音，子宫收缩具体，宫底脐上 1 横指，双下肢无水肿。放置宫腔球囊后 24 h 阴道出血共约 50 mL，球囊引流血液约 20 mL，取出宫腔球囊，阴道无活动性出血。

2. 血常规　WBC 10.5×10^{9}/L，N% 81%，RBC 3.00×10^{12}/L，Hb 90 g/L，PLT 120×10^{12}/L。血生化：ALB 27 g/L，钙 1.9 mmol/L，Cr 89 mmol/L，BUN 6.3 mmol/L。

三、思考与讨论

产后出血一直是导致我国孕产妇死亡的首要原因，指胎儿娩出后 24 h 内，阴道分娩者出血量≥500 mL，剖宫产分娩者出血量≥1 000 mL。严重产后出血：指胎儿娩出后 24 h 内出血量≥1 000 mL；难治性产后出血：指经宫缩剂、持续性子宫按摩或按压等保守措施无法止血，需要外科手术、介入治疗甚至切除子宫的严重产后出血；重症产后出血：出血速度>150 mL/min；3 h 内出血量超过总血容量的 50%；24 h 内出血量超过全身总血容量。

产后出血的 4 大原因是子宫收缩乏力、产道损伤、胎盘因素和凝血功能障碍；四大原因可以合并存在，也可以互为因果；每种原因又包括各种病因和高危因素，所有产妇都有发生产后出血的可能，但有一种或多种高危因素者更易发生。诊断产后出血的关键在于对出血量的准确测量和估计，低估可能丧失抢救时机。突然大量的产后出血易受到重视和早期诊断，而缓慢、持续的少量出血和血肿易被忽视。

快速寻找并确定产后出血的原因，进行针对性的止血治疗，是控制产后出血的关键。宫缩乏力者积极促宫缩治疗，必要时手术止血；产道损伤者，尽快确定损伤部位，及时修补止血；胎盘因素导致出血者，根据胎盘具体问题精准处理；凝血功能障碍者，针对性补充凝血因子。产后出血导致循环血容量减少的同时，也丢失了红细胞及凝血因子等血液成分，因此，及时合理的容量复苏及成分输血（必要时采用加温输注）是维持和恢复循环血容量、携氧能力及凝血功能的重要措施，控制输入过多晶体液，避免进一步发生稀释性凝血障碍及多器官功能障碍。

如果缺乏严重产后出血的抢救条件，应尽早合理转诊。转诊条件包括：①产妇生命体征平稳，能够耐受转诊；②转诊前与接诊单位充分地沟通、协调；③接诊单位具有相关的抢救条件。但是，对于已经发生严重产后出血且不宜转诊者，应当就地抢救。

四、练习题

1. 产后出血最常见的病因有哪些？
2. 不同原因引起的产后出血各有什么特点？
3. 针对宫缩乏力引起的产后出血有哪些治疗措施？
4. 失血性休克的处理有哪些？

五、推荐阅读

[1]谢幸，孔兆华，段涛. 妇产科学[M].9 版. 北京：人民卫生出版社，2018.
[2]刘兴会，张力，张静.《产后出血预防与处理指南（草案）》（2009）及《产后出血预防与处理指南（2014 年版）》解读[J]. 中华妇幼临床医学杂志（电子版），2015，11（4）：433-447.

（王新燕）

案例 23 羊水栓塞

一、病历资料

（一）病房接诊

1. 主诉　停经 9 月余，阴道流液伴下腹痛 3 h。

2. 问诊重点　孕期保健情况，阴道流液的量及颜色；腹痛特点：持续性还是间断性，持续时间、间隔时间、有无肛门坠胀感等。

3. 问诊内容

（1）诱发因素：有无劳累、腹部受创、剧烈活动等诱发因素。

（2）主要症状：阴道流液时间、性状、有无异味等。腹痛的特点、规律、频率、强度是否越来越强等。

（3）伴随症状：有无阴道出血、胎动异常等；腹痛是否伴有恶心、呕吐、腹泻等消化道症状。是否伴有肛门坠胀感等；破水后是否有其他症状，如胎动异常，是否心慌、胸闷等。

（4）诊治经过：来诊前是否在其他医院就诊，做何种检查，是否监测胎心，是否用药，用何种药、具体剂量。

（5）既往史：询问是否有高血压、心脏疾病病史，有无糖尿病、脑血管疾病病史，有无肝炎、结核、疟疾病史，甲状腺功能异常等病史。问诊有无过敏史、手术史等。

（6）个人史：询问有无化学性物质、放射性物质、有毒物质接触史，有无吸毒、吸烟、饮酒史、冶游史等。

（7）婚姻史：婚姻状况，结婚年龄，配偶身体状况、所育子女等。

（8）月经生育史：初潮年龄、月经周期、末次月经、月经量、颜色、有无痛经。妊娠次数，分娩次数及每次妊娠及分娩具体情况，有无产后大出血及产褥感染史，有无流产史等。

（9）家族史：询问有无家族性遗传病史。

问诊结果

患者,27 岁,育龄期女性。平素月经规律,3～4 d/28 d,LMP 2020-03-04,EDC 2020-12-11。停经 30 多天测尿妊娠试验阳性,停经 40 d 查彩超提示宫内早孕,孕囊大小与停经天数相符合,早孕反应不明显,孕早期无毒物、药物、放射线接触史,当地医院规律产前检查,自诉孕期行 NT 超声、血清学筛查、胎儿系统超声、OGTT 均无异常,停经 4 月余自觉胎动,活跃至今。孕晚期无头痛、头晕、视物模糊等。3 h 前无明显诱因出现间断少量阴道流液,色清亮,无异味,伴不规律下腹痛,无阴道出血,无腹泻、呕吐、发热等,遂来院就诊,门诊以“胎膜早破;先兆临产;宫内孕 39^{+1} 周;G1P0 ”为诊断收住入院。自停经以来,患者饮食、睡眠良好,大小便正常,孕期体重增加 11 kg。既往体健,G1P0,无家族性遗传病史。

4. 思维引导 胎膜早破患者,问诊时需仔细核对孕周,计算预产期,了解孕期经过、围产检查有无异常,胎膜早破的时间、诱因、伴随症状、就诊经过等;询问了解胎次、产次,有无不良孕产史,既往有无其他影响妊娠及分泌的相关病史及手术史等。

(二)体格检查

1. 重点检查内容及目的 除生命体征、全身系统检以外,注意身高、体重,重点进行产科专科检查:包括宫高、腹围、胎心率、宫缩情况、阴道出血情况、是否破膜、羊水流出量及性状。阴道检查:产道情况、胎先露、胎方位、先露是否衔接,是否可触及羊膜囊等。

体格检查

T 36.5℃,R 19 次/min,P 78 次/min,BP 120/77 mmHg,身高 165 cm,体重 70 kg。

发育正常,营养良好,神志清楚,侧卧位,正常面容,表情自如,体格检查合作。全身皮肤黏膜无黄染,无皮疹、皮下出血、皮下结节、瘢痕,毛发分布正常,皮下无水肿。心肺听诊无异常,腹膨隆,无腹壁水肿及腹壁静脉曲张等。

产科检查

宫高 31 cm,腹围 98 cm,胎心率 134 次/min,已破膜,未见红,不规律宫缩。阴道检查:阴道内可见清亮液体,阴道后穹隆可见液池,可见羊水自宫颈口流出,宫颈质软,居中,消退 50%,宫口未开,先露为头,LOA,S-3,未触及羊膜囊,未触及其他异常。

2. 思维引导 足月胎膜早破,接诊后除全身系统体格检查外,需着重进行产科检查及阴道检查,了解胎儿大小、胎产式、胎方位等,了解产道有无异常,评估有无头盆不称等情况,听诊胎心、电子胎心监护,了解胎儿宫内情况。须严密监测母胎情况及产程进展,监测母体生命体征,完善相关辅助检验、检查,注意有无发热等绒毛膜羊膜炎征象。随着破膜时间延长,宫内感染风险增加,若破膜超过 12h 未分娩需要使用抗生素预防感染,同时尽量避免频繁阴道检查,减少感染风险。注意电子胎心监护,及时了解胎心情况。

(三)辅助检查

1. 主要内容及目的

(1)血常规、ESR、CRP:了解有无贫血、血小板减少、感染指标升高等。

(2)尿常规:了解有无泌尿系统感染等问题。

(3)血凝：了解有无凝血功能异常。

(4)传染病：了解有无传染性疾病以做好防护及母婴阻断。

(5)肝功能、肾功能、电解质：是否有肝功能、肾功能损害，内环境紊乱失衡。

(6)血型：了解是否为稀有血型、是否存在新生儿溶血可能，方便及时配血。

(7)超声检查：进一步了解胎儿大小、胎盘位置、羊水情况，泌尿系统及消化系统、心血管系统有无异常等。

(8)心电图：了解是否有心律失常及其他心脏疾病。

(9)电子胎心监护：了解胎心情况。

辅助检查

(1)血常规：WBC 7.2×10^9/L，N% 76%，RBC 3.88×10^9/L，Hb 120 g/L，PLT 163×10^9/L；CRP 20 mg/L。

(2)心电图：正常心电图。

(3)肝功能、肾功能、电解质：均未见异常。

(4)血凝：PT 9.8 s，PT% 100%，TT 12.6 s，FIB 4.35 g/L。

(5)尿常规：未见异常。

(6)传染病四项：均阴性。

(7)血型：Rh 阳性 A 型血。

(8)超声检查：肝、胆、脾、胰均未见异常，右侧输尿管上段扩张，宽约 14 mm，心内结构未见明显异常。胎儿超声：宫内单活胎、头位，胎儿双顶径 93 mm，头围 334 mm，腹围 340 mm，股骨长 69 mm，羊水最大深度 32 mm，羊水指数 89 mm。

(9)电子胎心监护：正常 NST，宫缩曲线显示不规律宫缩。

(10)B 族链球菌：阴性。

(11)白带检查：清洁度Ⅱ度。

(12)阴道液涂片检查：可见羊齿植物状结晶。

2. 思维引导　足月胎膜早破，入院后需完善血尿常规、血生化、传染病、血凝、血型、心电图、超声等相关检查，根据超声情况，结合产科检查结果，评估有无阴道试产禁忌，与患者及家属沟通分娩方式及相关风险、利弊，鼓励阴道试产，试产过程中须警惕胎膜早破及分娩的相关并发症，如绒毛膜羊膜炎、脐带脱垂、胎儿窘迫、羊水栓塞等。

(四)初步诊断

分析上述病史、体格检查、辅助检查结果，支持以下诊断：①胎膜早破；②先兆临产；③孕 39^{+1}周；④LOA；⑤G1P0。

二、治疗经过

(一)初步治疗

1. 治疗方案

(1)一般对症治疗。

(2)监测母胎情况。

(3)监测宫缩及产程情况。

2. 思维引导 足月胎膜早破(PROM)的主要并发症是宫内感染。破膜时间越长,临床绒毛膜羊膜炎的风险越大,进而导致母体的产褥感染,新生儿感染,败血症等。破膜超过 12 h 使用抗生素预防感染,并尽量避免频繁的阴道检查。若无明确的剖宫产指征,应在破膜后 2 ~ 12 h 内积极引产。

(二)病情变化

患者入院 1 h 后出现规律宫缩,18:40 宫口开大 6 cm,20:06 以右枕前位(ROA)顺娩一男活婴,给予早接触,阿普加评分 1 min 10 分,5 min 10 分,外观发育无畸形,体重 3 450 g,头围 33.5 cm,身长 52 cm。脐带长 50 cm,胎盘、胎膜自然剥离,查胎盘、胎膜完整,阴道宫颈无裂伤,会阴Ⅰ度裂伤,胎盘、胎膜娩出后,患者突然出现呼吸困难,口唇发绀,意识模糊,阴道大量不凝血流出,量约 600 mL,立即按摩子宫,心电监护提示血氧饱和度 80%,心率 132 次/min,血压 50/20 mmHg,立即抢救,同时呼叫麻醉科、ICU、心内科等相关科室医生参与抢救。

1. 患者病情变化的可能原因及应对 考虑羊水栓塞、肺栓塞。迅速呼叫上级医师、心内科、呼吸科、麻醉科、ICU、输血科及相关科室到场抢救,同时保持气道通畅,面罩正压通气,去甲肾上腺素静脉推注、多巴胺静脉泵入,氢化可的松、氨甲环酸静脉滴注等,急查血常规、凝血功能、肝功能、肾功能、心肌酶、电解质等,麻醉科医生到场后迅速气管插管,同时申请输注悬浮红细胞 4 U,血浆 400 mL,冷沉淀 10 U。

检查结果

(1)血气分析:pH 7.26,$PaCO_2$ 40 mmHg,PaO_2 50 mmHg,SaO_2 78%。

(2)血常规:WBC 13.6×10^9/L,N% 76%,RBC 1.98×10^{12}/L,Hb 67 g/L,PLT 50×10^9/L。

(3)生化+电解质+心肌酶:GLU 6.94 mmol/L,钾 5.85 mmol/L,钠 131.0 mmol/L,氯 103.5 mmol/L,钙 2.02 mmol/L,磷 0.80 mmol/L,镁 0.66 mmol/L,Ur 14.07 mmol/L,Cr 258 μmol/L,ALT 229 U/L,AST 241 U/L,ALB 50.7 g/L,ALB 30.3 g/L,TBil 58.90 μmol/L,DBil 32.70 μmol/L,IBil 36.2 μmol/L,cTnT 0.520 ng/mL,pro-BNP 1 821.0 pg/mL,eGFR 56.6 mL/(min · 1.73 m^2)。

(4)凝血功能:PT 17.8 s,PT% 110%,TT 15.6 s,FIB 1.35 g/L。

(5)心脏超声:右心房增大,肺动脉压 50 mmHg。

2. 思维引导 羊水栓塞(amniotic fluid embolism,AFE)通常起病急骤,70% 发生在产程中,11% 发生在经阴道分娩后,19% 发生于剖宫产术中及术后,有极少部分发生在中期妊娠引产、羊膜腔穿刺术中和外伤时。AFE 的典型临床表现为产时、产后出现突发的低氧血症、低血压和凝血功能障碍。AFE 的诊断强调为细致、全面的排他性诊断。排除导致心力衰竭、呼吸衰竭、循环衰竭的疾病,包括肺栓塞、心肌梗死、心律失常、围产期心肌病、主动脉夹层、脑血管意外、药物性过敏反应、输血反应、麻醉并发症(全身麻醉或高位硬膜外阻滞)、子宫破裂、胎盘早剥、子痫、脓毒血症等。

AFE 需特别注意与严重产后出血引起的凝血功能异常相鉴别。一旦产后很快发生阴道出血且为不凝血,或大量阴道出血及与出血量不符的血压下降或氧饱和度下降,应立即进行凝血功能的相关检查,如出现急性凝血功能障碍,特别是有低纤维蛋白原血症时,应高度怀疑 AFE。在分娩过程中或产后出现心肺、凝血功能异常等表现时,在保证基本的呼吸循环支持治疗的同时,充分结合病史、发病特征及凝血功能等辅助检查结果,多数情况下做出正确的鉴别诊断并不困难。

血常规、凝血功能、血气分析、心电图、心肌酶谱、胸片、超声心动图、血栓弹力图、血流动力学监测等有助于 AFE 的诊断、病情监测。

治疗结局

患者在积极抢救后生命体征基本稳定，但因阴道大量出血，经各种保守治疗无效，急诊在全身麻醉下行子宫次全切除术，术中创面渗血明显，术中给予悬浮红细胞 6 U、血浆 1 000 mL、冷沉淀 20 U 输注，放置盆腔引流管 1 根，术后患者转入 ICU 继续全面监测、纠正弥散性血管内凝血(DIC)、纠正休克、维持脏器功能等治疗。经积极治疗 1 周后患者病情好转稳定，拔除气管插管，自主呼吸，肝、肾功能不全，转回普通病房继续治疗。

三、思考与讨论

羊水栓塞是产科特有的罕见并发症，其临床特点为起病急骤、病情凶险、难以预测，可导致母儿残疾甚至死亡等严重的不良结局。近年来，由于各医学学科的发展及支持治疗能力的提高，AFE 孕产妇的死亡率已有明显的下降。因为目前并无特异性的检查方法，所以 AFE 的诊断仍然是以临床表现为基础的排除性诊断。一旦怀疑 AFE，立即按 AFE 急救。推荐多学科密切协作参与抢救处理，及时、有效的多学科合作对于孕产妇抢救成功及改善其预后至关重要。治疗主要是支持、对症治疗，包括呼吸支持(通常以气管插管和机械通气的形式)、适当补液的循环支持、血管活性药物、正性肌力药物、肺血管扩张剂、及时分娩及适时的子宫切除、积极处理凝血功能障碍，以及器官功能的支持治疗与保护，而迅速、全面的监测是实施有效治疗措施的保证。

四、练习题

1. 羊水栓塞的典型表现有哪些？
2. 羊水栓塞的病理生理改变是什么？
3. 羊水栓塞需要与哪些疾病相鉴别？

五、推荐阅读

[1]谢幸，孔兆华，段涛. 妇产科学[M]. 9 版. 北京：人民卫生出版社，2018.
[2]周玮，漆洪波. 美国母胎医学会羊水栓塞指南(2016)要点解读[J]. 中国实用妇科与产科杂志，2016，32(9)：864-867.
[3]连岩，王谢桐. 羊水栓塞的诊断标准[J]. 中国实用妇科与产科杂志，2019，35(7)：742-746.

(王新燕　赵先兰)

案例 24 子宫破裂

一、病历资料

(一)病房接诊

1. 主诉　停经 9 月余，下腹痛伴少量阴道出血 6 h。

2. 问诊重点　孕期保健情况。阴道出血量、颜色，腹痛特点、诱因、伴随症状等。重点问诊既往有无盆腔手术史、宫腔手术史及孕产史等情况。

3. 问诊内容

(1)诱发因素:有无劳累、腹部受创、剧烈活动、性生活等诱发因素。

(2)主要症状:询问阴道出血及腹痛时间,出血量,颜色,腹痛特点:规律、频率、强度有无改变等。

(3)伴随症状:有无阴道流液、胎动异常等;了解腹痛是否伴有恶心、呕吐、腹泻等消化道症状,是否伴有肛门坠胀感等。

(4)诊治经过:来诊前是否在其他医院就诊,做何种检查,是否有超声检查,是否监测胎心,是否用药,用何种药、具体剂量。

(5)既往史:询问有无高血压、心脏疾病病史,有无糖尿病、脑血管疾病病史,有无肝炎、结核、疟疾等传染病病史等,重点问诊有无过敏史、手术史,尤其是盆腔、宫腔手术操作史等。

(6)个人史:询问有无化学性物质、放射性物质、有毒物质接触史,有无吸毒、吸烟、饮酒、冶游史等。

(7)婚姻史:婚姻状况,结婚年龄,配偶身体状况、所育子女等。

(8)月经生育史:初潮年龄、月经周期、末次月经、月经量、颜色、有无痛经,妊娠次数,分娩次数及每次妊娠及分娩具体情况,有无产后出血及产褥感染史,有无流产史等。

(9)家族史:询问有无家族性遗传病史。

问诊结果

患者,34 岁,女性。平素月经规律,7 d/28 d,LMP 2019-08-29,EDC 2020-06-05。停经30 多天测尿妊娠试验阳性,停经40 多天查彩超示宫内早孕,孕囊大小与停经天数符合。孕早期无明显早孕反应,无毒药、药物、放射物质接触史。孕期于某医院规律产前检查,NT 超声、血清学筛查、胎儿系统超声及 OGTT 均未见明显异常。孕4 月余自觉胎动良好至今。6 h 前无明显诱因出现间断下腹痛,不规律,每次持续时间 5~30 s,无明显加重,伴阴道少量出血,褐色,量少,无阴道流液,无腹痛、腹泻,遂来院就诊,门诊以"①先兆临产;②宫内孕 37^{+2} 周;③G1P0"收住入院。自停经以来,患者饮食、睡眠良好,大小便正常,孕期体重增加 10 kg。既往史:2019 年1 月因子宫肌瘤于当地医院行腹腔镜下子宫肌瘤剔除术(多发子宫肌瘤剔除,较大者位于子宫前壁肌壁间,大小 8 cm×7 cm,剔除过程未穿透内膜),无高血压、心脏疾病病史,无糖尿病、脑血管疾病病史,无肝炎、结核、疟疾等传染病史,无外伤、输血史,无食物、药物过敏史。G1P0,无家族性遗传病史。

4. 思维引导　宫内孕 37^{+2} 周,先兆临产,首先核对孕周及预产期,核对胎儿大小是否与孕周相符,通过专科检查及阴道检查、辅助检查等评估胎儿大小及产道情况,了解胎方位等情况,评估有无阴道试产条件,有无头盆不称可能。了解有无孕期并发症,如妊娠糖尿病、妊娠高血压等,既往有无手术史、孕产史情况,有无盆腔手术史等。询问病史,发现该患者虽为第 1 次妊娠,但 1 年前曾有多发子宫肌瘤剔除史,考虑为瘢痕子宫。美国妇产科医师协会(ACOG)推荐既往有子宫肌瘤剔除术史的妇女,妊娠 37 周~38^{+6}周择期剖宫产术分娩,若肌瘤剔除过程中子宫肌层创伤大者如前壁巨大肌瘤(类似于子宫体部剖宫产术者)可考虑 36 周终止妊娠,肌瘤剔除过程中子宫肌层完整性未受到显著破坏者可在严密监护下阴道试产。该患者既往子宫前壁较大肌瘤剔除史,虽未穿透内膜,但子宫肌层完整性受到一定影响,阴道试产时须警惕子宫破裂风险。

(二)体格检查

1. 重点检查内容及目的　除全身系统检查以外,注意孕妇身高、体重,重点进行产科专科检查:

包括宫高、腹围、胎心率、宫缩情况、阴道出血情况、是否破膜,若破膜,羊水流出量及羊水性状。阴道检查:骨盆测量径线、宫颈成熟度、胎先露、胎方位、先露是否衔接等。

体格检查

T 36.7 ℃,R 16 次/min,P 70 次/min,BP 120/70 mmHg,身高 160 cm,体重 70 kg。

发育正常,营养良好,神志清楚,侧卧位,正常面容,表情自如,体格检查合作。全身皮肤黏膜无黄染,无皮疹、皮下出血、皮下结节,腹部可见腹腔镜手术瘢痕,毛发分布正常,皮下无水肿。

产科检查

宫高 32 cm,腹围 104 cm,胎心率基线 130 次/min,不规律宫缩,已见红,未破膜。阴道检查:阴道内可见少量褐色分泌物,阴道后穹隆未见液池,宫颈质软,居中,消退 80%,宫口未开,头先露,LOA,S-3,骨盆测量无异常。

2. 思维引导　足月、先兆临产患者,接诊后需进行全身系统的体格检查及规范的专科检查,注意孕妇的身高、体重情况,了解有无身材矮小、肥胖等产道异常的高危因素。产科检查了解胎儿大小、胎产式、胎方位等,了解产道有无异常,评估有无头盆不称等情况,听诊胎心、电子胎心监护,了解胎儿宫内情况等。

(三)辅助检查

1. 主要内容及目的

(1)血常规、ESR、CRP:了解有无贫血、血小板减少、感染指标升高等。

(2)尿常规:了解有无泌尿系统感染等问题。

(3)凝血功能:了解有无凝血功能异常。

(4)传染病:了解有无传染性疾病以做好防护及母婴阻断。

(5)肝功能、肾功能、电解质:是否有肝、肾功能的损害,内环境紊乱失衡。

(6)血型:了解是否为稀有血型、是否存在新生儿溶血可能,方便及时配血。

(7)超声检查:进一步了解胎儿大小、胎盘位置、羊水情况,泌尿系统及消化系统、心血管系统有无异常等。

(8)心电图:明确是否有心律失常及其他心脏疾病。

(9)电子胎心监护:了解胎心情况。

辅助检查

(1)血常规:WBC 7.2×10^9/L,N% 76%,RBC 3.88×10^9/L,Hb 120 g/L,PLT 163×10^9/L;CRP 20 mg/L。

(2)心电图:正常心电图。

(3)肝功能、肾功能、电解质:均未见异常。

(4)凝血功能:PT 9.8 s,PT% 100%,TT 12.6 s,FIB 4.35 g/L。

(5)尿常规:未见异常。

(6)传染病四项:均阴性。

(7)血型:Rh 阳性 A 型血。

(8)超声检查:肝、胆、脾、胰均未见异常,右侧输尿管上段扩张,宽约 10 mm,心内结构未见明显异常。胎儿超声:宫内单活胎、头位,胎儿双顶径 94 mm,头围 336 mm,腹围 340 mm,股骨长 69 mm,羊水最大深度 32 mm,羊水指数 89 mm。

(9)电子胎心监护:正常 NST,宫缩曲线显示有不规律宫缩。

2. 思维引导 足月妊娠,先兆临产,估测胎儿体重 3.2 kg,产道无异常,但是既往有多发子宫肌瘤剔除史,虽未穿透内膜,但位于子宫前壁肌壁间,体积较大,肌瘤剔除后子宫肌层完整性受到一定影响,阴道试产时子宫破裂风险相对较大,需充分告知患者及家属各种分娩方式的相关利弊及风险,建议剖宫产终止妊娠。

(四)初步诊断

根据上述病史、体格检查、辅助检查结果,支持以下诊断:①先兆临产;②宫内孕 37^{+2} 周;③LOA;④瘢痕子宫;⑤G1P0。

二、治疗经过

(一)初步治疗

(1)与家属充分沟通分娩方式及利弊、风险,建议剖宫产终止妊娠,孕妇及家属拒绝,强烈要求阴道试产。因患者既往曾行腹腔镜下多发子宫肌瘤剔除术,较大者 8 cm×7 cm,位于子宫前壁肌壁间,而肌壁间肌瘤剔除术后瘢痕试产过程中更易发生破裂,反复告知风险后,严密监护,充分做好子宫破裂紧急剖宫产抢救准备。

(2)严密监测母胎情况。

(3)观察宫缩及产程进展。

(4)思维引导:反复告知风险并已经明确建议剖宫产情况下,孕妇及家属仍选择阴道试产,产程中需要严密监测母胎情况,观察、记录宫缩强度、节律、持续时间等情况,产程中注意孕妇生命体征、有无异常腹痛及阴道出血情况,注意持续电子胎心监护,监测胎儿宫内情况。

治疗效果

(1)入院 5 h 后患者规律宫缩,临产,宫口开大 2 cm,行分娩镇痛。

(2)产程中监测胎心,正常 NST。

(二)病情变化

入院后 12 h,宫口开大 7 cm,患者诉腹痛较前频繁,自觉分娩镇痛效果欠佳,胎心监护示胎心率基线波动于 160 ~170 次/min,无明显胎心减速,检查下腹部有压痛,无明显反跳痛,给予吸氧同时立即阴道检查:宫口开大 7 cm,可触及羊膜囊,先露头,S+1,未触及脐带及血管搏动等,阴道少量鲜红色出血,量约 10 mL。考虑子宫破裂、胎儿窘迫可能,立即紧急剖宫产,7 min 后以头位剖娩一男活婴,术中见腹腔积血约 150 mL,子宫前壁原手术瘢痕处可见一直径约 2 cm 破裂口,破口肌层少量活动性出血,羊膜囊完整,羊水清亮。新生儿出生后阿普加评分 1 min 9 分(皮肤扣 1 分),5 min 10 分,体重 3 100 g,给予子宫修补,术中出血约 300 mL。

治疗结局

剖宫产术后返回病房，子宫收缩具体，恶露正常，术后给予抗生素预防感染及补液对症支持治疗，严密监测生命体征，观察子宫收缩及阴道出血情况。

术后第4天，体格检查：神志清楚，精神可，饮食、睡眠可，大小便无异常，T 37.0 ℃，R 16次/min，P 100次/min，BP 110/70 mmHg，心肺听诊无异常，腹软，子宫收缩具体，宫底脐下3 cm，腹部切口无红肿、硬结、渗出等，恶露色、量正常，双下肢无肿痛。

复查血常规：WBC 10.7×10^{9}/L，N% 72%，RBC 3.0×10^{12}/L，Hb 98 g/L，PLT 196×10^{12}/L。

思维引导：子宫破裂多发生在分娩期，破裂的发生通常是渐进的，多由先兆子宫破裂进展为子宫破裂，胎儿窘迫是最常见的临床表现，大多数子宫破裂伴随有胎心异常。子宫破裂的常见临床表现还包括电子胎心监护异常、宫缩间歇仍有严重腹痛、阴道异常出血、血尿、宫缩消失、孕妇心动过速、低血压、晕厥、休克、胎先露异常、腹部轮廓改变等。子宫破裂一旦发生，在抢救休克的同时，无论胎儿是否存活均应尽快手术治疗，根据破口的情况行破口修补或子宫切除术。

三、思考与讨论

子宫破裂是一种严重威胁母儿生命安全的围产期并发症。头盆不称、不恰当使用缩宫素、粗暴的阴道助产、子宫破裂史、瘢痕子宫、胎盘植入、经腹或腹腔镜宫颈内口环扎术、多次人工流产史、子宫畸形、子宫纵隔切除史、宫角部和子宫颈部手术史、结缔组织病等都是常见的高危因素。

瘢痕子宫的子宫破裂多在阴道分娩过程中发生，也有少数发生在妊娠中晚期。持续腹痛、阴道出血和胎心异常是子宫破裂的典型临床表现，但妊娠中晚期隐匿性的子宫破裂则常以腹痛和休克症状为临床表现。

妊娠期子宫破裂发生原因、孕周、病情进展、破裂程度、破裂部位、数目、母儿及周围血管脏器受累情况不同，临床表现多样、部分孕妇症状不典型、存在隐匿性，常与其他妊娠期急腹症难以鉴别，一旦发生可导致母儿灾难性后果。子宫破裂一旦确诊，需立即启动危重症孕产妇急救通道，开腹行子宫修补术或子宫切除术。临床上子宫破裂发现越晚，预后越差，常导致死产、新生儿窒息、母体出血过多甚至失血性休克、子宫切除等严重后果，能够早期识别子宫破裂对母儿结局至关重要。

临床医务人员应时刻警惕子宫破裂的风险，对于有高危因素的孕妇，尤其是有子宫手术史者，需详细追问相关病史、查看既往手术操作、检查报告等医疗资料，注意有无外伤、呕吐、咳嗽、便秘、羊水/胎儿增长过多过快、巨大胎儿、多胎妊娠等子宫破裂的诱发因素。除注意子宫破裂的典型临床表现外，还须警惕子宫破裂的不典型症状，包括不规则宫缩、腹泻、呕吐、腹膜刺激征、晕厥、血红蛋白及血小板计数进行性下降、休克前期/休克、胎动消失等，对于瘢痕子宫阴道试产者，产程中若出现孕妇无法耐受的疼痛、分娩镇痛效果差等情况，均应警惕子宫破裂的可能。

四、练习题

1. 怎么早期识别中晚期子宫破裂？
2. 产程中子宫破裂的表现有哪些？
3. 子宫破裂的典型临床表现有哪些？

五、推荐阅读

[1]谢幸，孔兆华，段涛. 妇产科学[M]. 9版. 北京：人民卫生出版社，2018.

[2]李秀芳,吴杰,周艳,等.穿透性胎盘植入致自发性子宫破裂12例临床分析[J].中华妇产科杂志,2020,55(10):691-696.
[3]李莉,颜建英.瘢痕子宫再次妊娠致子宫破裂危险因素的临床研究[J].现代妇产科进展,2014,23(2):158-160.
[4]庄璟怡,应豪.妊娠期子宫破裂的早期识别[J].中国实用妇科与产科杂志,2023,39(4):406-411.

(王新燕 赵先兰)

案例25 产褥感染

一、病历资料

(一)门诊接诊

1. 主诉 顺产产后8 d,发热3 d。

2. 问诊重点 患者顺产产后,急性发病,问诊时应注意询问以下几点:①主要症状及伴随症状特点、疾病演变过程、诊治经过、治疗效果等;②目前恶露情况、会阴伤口愈合情况;③有无妊娠期反复阴道出血、胎膜早破、早产等;④妊娠期有无合并症、并发症;⑤妊娠期间有无营养不良、贫血、阴道炎、GBS感染等;⑥分娩过程中有无产程停滞、产程延长、过多的阴道检查、过多的宫腔操作等;⑦产时产后有无阴道出血多、胎盘胎膜残留、软产道有无裂伤。

3. 问诊内容

(1)诱发因素:有无受凉、劳累等诱发因素。

(2)主要症状:应询问发热有何特点、能否自行退热、发热前有无畏寒、寒战;患者目前产褥期,存在产褥感染可能,需关注恶露的量、颜色、味道有无异常,检查子宫复旧情况、子宫体及子宫周围有无压痛及反跳痛;同时该患者分娩时会阴裂伤,了解会阴伤口愈合情况,有无红肿、疼痛、渗液、硬结等。

(3)伴随症状:有无畏寒、寒战等症状,若发热前有畏寒、寒战表明有菌血症及血流感染的倾向;有无双侧乳房积奶、胀痛等,从而判断有无乳腺炎情况;有无尿频、尿急、尿痛、尿血、腰痛等症状,排查有无泌尿系统感染表现;有无恶露增多、臭味、下腹痛等情况,通过恶露变化及体格检查有无宫体、宫旁的压痛、反跳痛,可了解有无子宫感染及宫旁感染。

(4)诊治经过:是否用药,用何种药、具体剂量、效果如何,以利于迅速选择药物。

(5)既往史:了解身体有无基础疾病。

(6)个人史:有无特殊。

(7)月经生育史:了解妊娠及分娩情况,有无宫腔手术操作史、难产史、产后出血及产褥感染史。

(8)家族史:有无家族遗传病及传染病。

问诊结果

患者32岁,育龄期女性,8 d前因“胎膜早破、孕38^{+2}周”在某院足月顺产1男活婴,体重3 450 g,羊水清,胎盘粘连,手取胎盘,胎盘、胎膜完整,产时出血约200 mL,会阴Ⅰ度裂伤,宫颈无裂伤，给予可吸收线常规缝合；产后给予预防感染、促子宫复旧对症处理；6 d 前复查血红蛋白 106 g/L，给予口服多糖铁复合物后出院。3 d 前自诉受凉后出现发热，最高 38℃，伴阴道分泌物稍增多，少于月经量，无异味，色粉红，无畏寒、寒战、尿频、尿急、尿痛、尿血、积乳等，自行口服阿莫西林胶囊 0.5 g、3 次/d，体温无好转，约 12 h 发热 1 次，每次持续约 2 h 后物理降温后退热。今日 7:00 左右出现寒战后发热，最高 39.5℃，恶露明显增多，伴臭味，物理降温效果不佳，给予口服布洛芬混悬液 10 mL 后 1 h 体温逐渐下降，最低降至 37.6℃，无畏寒、寒战、尿频、尿急、尿痛、尿血、积乳等；下午 14:00 再次出现寒战后发热，最高 39.5℃，再次口服布洛芬混悬液 10 mL，急来就诊。

4. 思维引导　患者 8 d 前胎膜早破后 20 h 在某院足月顺产 1 男活婴，存在产褥感染的高危因素"胎膜早破"，且该患者胎盘粘连，产时存在手取胎盘的宫腔操作，须行妇科检查了解子宫复旧情况、宫体宫旁有无压痛、会阴伤口是否存在愈合不良或感染。除此之外产妇有无乳房肿胀，有无肾区叩击痛，有无咳嗽、咳痰、流涕、咽痛等不适，以便排查有无乳腺炎、泌尿系统感染、上呼吸道感染。再者，产妇血液处于高凝状态，静脉血栓形成风险增加，若下肢深、浅静脉形成血栓并伴有感染时，会引起腿部的肿胀、疼痛伴腓肠肌压痛，此时须警惕血栓性静脉炎的发生。

（二）体格检查

1. 重点检查内容及目的　患者发热伴恶露的异常，考虑生殖系统感染的可能性大，应重点注意子宫复旧情况、宫体宫旁有无压痛、会阴伤口的愈合是否良好，查看子宫复旧及宫体宫旁压痛情况，了解有无子宫内膜炎、子宫肌炎、急性附件炎、盆腔结缔组织炎等。查看会阴伤口及其周围有无红肿、疼痛、硬结、脓性分泌物等，可了解是否存在会阴伤口愈合不良或感染。双侧乳房触诊有无红肿、疼痛、硬结，此为乳腺炎典型表现。叩击双侧肾区了解有无叩痛，存在泌尿系统感染时常会出现。查看咽部及扁桃体有无红肿、听诊肺部呼吸音，了解有无上呼吸道感染体征。

体格检查

T 38.5 ℃，R 25 次/min，P 108 次/min，BP 100/62 mmHg。

神志清楚，精神差，呼吸急促，咽部及扁桃体无红肿，双肺呼吸音清晰，各心脏瓣膜区听诊无杂音，双侧乳房软，无红肿、疼痛、硬结，泌乳通畅；宫底耻骨联合上 4 横指，子宫收缩欠佳，宫体压痛，双侧肾区无叩击痛，四肢活动自如，无肌肉压痛。

妇科检查

外阴已婚已产式，会阴伤口愈合良好，无红肿、疼痛、硬结、血肿及脓性分泌物，阴道通畅，可见血性恶露，有臭味，宫颈口呈闭合状态，有血性分泌物自宫颈管内流出，行双合诊宫体轻压痛，双侧附件区轻压痛无反跳痛。

2. 思维引导　经上述检查有子宫感染相关阳性体征，排除乳腺炎、上呼吸道感染、泌尿系统感染、血栓性静脉炎等常见产褥感染。反复发热，阴道分泌物增多伴臭味，需进一步行实验室检查（血常规、凝血功能、CRP、PCT、血培养、宫颈管分泌物细菌培养、尿常规、肝功能、肾功能、电解质等）及影像学检查，明确诊断。

（三）辅助检查

1. 主要内容及目的

（1）血常规、PCT、CRP：进一步了解感染的严重程度。

（2）尿常规：明确是否有泌尿系统感染。

（3）凝血功能：判断是否存在凝血功能异常。

（4）宫颈管分泌物行细菌涂片、细菌培养及药物敏感试验：有利于敏感抗生素的选择。

（5）子宫双附件彩超：了解子宫复旧情况及宫腔内有无妊娠物残留，盆腔有无异常包块。

（6）肝功能、肾功能、电解质：是否有肝功能、肾功能的损害，内环境紊乱失衡。

（7）血培养：明确有无菌血症及脓毒血症情况。

辅助检查

（1）血常规：WBC $15.2\times10^{9}/L$，N% 87%，L% 16%，RBC $4.8\times10^{12}/L$，Hb 105 g/L，PLT $265\times10^{9}/L$。

（2）炎症指标：CRP 116 mg/L，PCT 1.28 ng/mL。

（3）尿常规：尿胆原正常，尿蛋白阴性，尿酮体（++），白细胞（+），细菌未见，黏液丝中量。

（4）凝血功能：PT 11.7 s，APTT 28.3 s，FIB 3.83 g/L，D-二聚体 0.81 mg/L。

（5）宫颈管分泌物细菌培养及药物敏感试验示金黄色葡萄球菌，对头孢哌酮他唑巴坦敏感度高。

（6）子宫双附件彩超：子宫大小 95 mm×70 mm×66 mm，宫颈长 34 mm，左卵巢 28 mm×20 mm；右卵巢 25 mm×18 mm，子宫增大，肌层回声不均匀，宫腔内不均质回声 59 mm×9 mm。CDFI：不均质回声内及周围无血流信号，盆腔未见明显异常。

（7）肝功能、肾功能、电解质：肝功能、肾功能均正常，钾 3.1 mmol/L、钠 133 mmol/L，钙 2.0 mmol/L。

（8）血培养：培养 5 d，无细菌生长。

2. 思维引导　根据该患者反复发热，血常规及炎症指标均较高，在无细菌培养结果时首先需给予广谱抗生素经验性用药，入院 2 d 后宫颈管分泌物细菌培养提示金黄色葡萄球菌，考虑为金黄色葡萄球菌引起的子宫感染，随着感染加重，进而出现血常规及炎症指标的升高；尿常规无明显细菌，进一步排除泌尿系统感染可能；患者发热 3 d，饮食差，存在内环境电解质代谢紊乱；血培养结果出示较晚，一般血培养的抽取在体温上升期或寒战期，培养率高，必要时可反复行血培养检查。凝血功能提示高凝状态，不考虑因严重感染所致的凝血功能异常，产褥期需预防静脉血栓形成。

（四）初步诊断

分析上述病史、体格检查、辅助检查结果，支持以下诊断：①产褥感染，子宫感染；②子宫复旧不全；③轻度贫血；④电解质代谢紊乱（低血钾症、低钠血症、低钙血症）。

二、治疗经过

1. 抗感染　头孢哌酮他唑巴坦 3.0 g，q8h 静脉滴注。

2. 纠正电解质紊乱　0.9% 氯化钠注射液 500 mL 加入氯化钾注射液 1.5 g，qd，静脉滴注；氯化钾片 1 g，tid，口服；碳酸钙片，2 片（1.2 g），qd，口服。

3. 促子宫复旧　5% 葡萄糖注射液 500 mL 加入缩宫素 20 U，qd，静脉滴注；马来酸麦角新碱

0.2 mg，肌内注射，qd。

4. 其他　纠正贫血及营养支持治疗。

5. 思维引导　患者白细胞总数增高，CRP 及 PCT 升高，恶露增多伴臭味，考虑细菌感染，因 PCT 是一种无激素活性糖蛋白，在病毒感染中不升高，可作为细菌感染的特异性标志物；且其水平与细菌感染的严重程度呈正相关。产褥感染病原体以革兰氏阴性菌为主，常见致病菌为大肠埃希菌、A 族链球菌、B 族链球菌、肺炎克雷伯菌、金黄色葡萄球菌，以及厌氧菌等，故选用头孢三代效果较强的广谱抗菌素，头孢哌酮他唑巴坦。宫颈管分泌物培养及药物敏感试验结果回示后证实选择头孢哌酮他唑巴坦的正确性。彩超及体格检查均提示子宫复旧不全，给予缩宫素及强效缩宫剂马来酸麦角新碱促进子宫收缩。生化结果提示患者电解质代谢紊乱，给予补钾、补钙等对症支持治疗。同时患者为感染伴发热，感染及发热的控制需要时间，在此期间因降温会排大量的汗液，因此需给予适量的液体补充流失的水分，同时叮嘱患者适当活动，多饮汤水，加强营养。

治疗效果

1. 症状　3 d 后热峰下降，发热间隔时间延长，发热时间缩短。

2. 体格检查　神志清楚，R 20 次/min，双肺呼吸音清，心脏听诊无异常，子宫体压痛较前明显减轻，宫底耻骨上 3 横指，恶露较前减少，臭味减轻。

3. 辅助检查　钾 4.1 mmol/L，氯 137 mmol/L，钙 2.2 mmol/L；血常规：WBC 13.5×10^9/L，N% 81%，RBC 4.8×10^{12}/L，Hb 100 g/L，PLT 196×10^9/L；CRP 56 mg/L；PCT 0.68 ng/mL。

治疗 1 周后

1. 体温　无发热，体温完全正常 2 d。

2. 体格检查　神志清楚，精神可，心脏及双肺听诊无异常，腹软，无压痛、反跳痛，宫体、宫旁无压痛，宫底耻上未触及，阴道少量浆液性恶露，无异味。

3. 血常规　WBC 8.1×10^9/L，N% 70%，L% 22%，RBC 3.60×10^{12}/L，Hb 101 g/L，PLT 212×10^9/L。

4. 炎症指标　CRP 8 mg/L；PCT 0.078 ng/mL。

5. 肝功能、肾功能、电解质　均正常。

6. 子宫双附件彩超　子宫大小 78 mm×56 mm×49 mm，宫颈长 36 mm，左卵巢 27 mm×21 mm；右卵巢 24 mm×18 mm，子宫增大，肌层回声不均匀，宫腔内不均质回声 19 mm×5 mm。CDFI：不均质回声内及周围无血流信号，盆腔未见明显异常。

三、思考与讨论

（一）分析

患者存在多种产褥感染的高危因素，经体格检查、实验室检查及影像学检查判断为细菌感染所致的子宫炎症，初期根据临床经验选择对革兰氏阴性菌敏感的头孢三代广谱抗生素，细菌培养及药物敏感试验结果协助判断抗生素选用是否合理，经治疗 1 周后体温完全正常 2 d，血常规变为正常，炎症指标明显下降接近正常值，子宫复旧较前好转，可于患者体温完全正常 72 h 后带药出院。

产褥感染是产褥期生殖道受病原体侵袭引起局部或全身感染。产褥感染治疗过程中，应注重“整体观念、综合治疗”，保护正常器官，维护各系统平衡。

产褥感染的来源有两种途径：一是自身感染，正常孕妇生殖道或其他部位寄生的病原体，当出现感染诱因时可致病;二是外来感染,由被污染的衣物、用具、各种手术器械、物品等接触患者后造成感染。

产褥感染的诱因:机体对入侵病原体的反应,取决于病原体的种类、数量、毒力及机体的防御能力。任何削弱产妇生殖道和全身防御能力的因素均有利于病原体入侵与繁殖,如贫血、营养不良、慢性病、临近预产期性生活、胎膜早破(羊水中溶菌酶有杀菌作用,当羊水流失后杀菌作用减弱)、羊膜腔感染、各种产科手术操作、产道损伤、产前产后出血、宫腔填纱、产道异物、产程延长、胎盘残留等,均可成为产褥感染的诱因。

(二)产褥感染的治疗

(1)一般治疗休息,加强营养,增强产妇抵抗力。取半卧位有利恶露流出,及盆腔炎症局限;纠正贫血及电解质代谢紊乱。

(2)抗生素根据病情选用,在无细菌培养及药物敏感试验证据之前,宜根据临床经验用药,采取快速、广谱、足量给药,根据临床经验,产褥期生殖道感染以革兰氏阴性菌居多,建议选用三代头孢,如合并厌氧菌的混合感染,可加用甲硝唑及克林霉素等抗厌氧菌药物;若有细菌培养及药物敏感试验结果,可根据药物敏感试验选用抗生素。如有高热不易控制时,可加用地塞米松。

(3)加强宫缩可选用催产素静脉滴注或肌内注射,促进宫缩,有利于感染性分泌物排出。

(4)外阴阴道伤口感染时,可清创引流,盆腔脓肿形成时,应及时穿刺引流,可于超声引导下精准定位穿刺引流。

(5)血栓性静脉炎对下肢静脉炎如大隐静脉系统表浅静脉受累,除用抗生素及多次小量输血,以提高抵抗力之外,应抬高患肢,热敷,止痛,右旋糖酐静脉注射,待疼痛消失,体温脉搏恢复正常者,可下地活动,可用弹力绷带自足部向大腿部缠裹,3~6 个月能使下肢水肿减轻,对深部静脉血栓应积极治疗,除抗生素,卧床休息外,可采用抗凝药物,以控制疾病发展,防止肺栓塞。

四、练习题

1. 产褥感染途径有几种,分别是什么?
2. 产褥感染的诱因有哪些?
3. 产褥感染的诊治思路是什么?

五、推荐阅读

[1]谢幸,孔北华,段涛. 妇产科学[M]. 9 版. 北京:人民卫生出版社,2018.
[2]肖云山,林雪燕,张雪芹. 产褥期重症感染的处理[J]. 中国实用妇科与产科杂志,2021,37(10):1016-1020.

(赵 磊)

案例 26 晚期产后出血

一、病历资料

(一)门诊接诊

1. 主诉 剖宫产术后 14 d,阴道出血 2 h。

2. 问诊重点 阴道出血为妇产科常见症状,患者剖宫产术后 14 d,问诊时应注意询问手术指征,术式、术中有无特殊情况,术后恢复情况,恶露变化,既往有无导致阴道异常出血的疾病,此次就诊的主要症状特点,疾病演变过程,诊治经过,治疗效果等。

3. 问诊内容

(1)诱发因素:主要了解产妇近期有无劳累、过度运动、重体力劳动、外伤等情况;了解产妇哺乳情况。

(2)主要症状:患者剖宫产指征是否存在前置胎盘、胎盘植入、试产失败、胎膜早破、多胎妊娠等易引起产后出血的高危因素。剖宫产术中是否有特殊情况,如胎盘植入、胎盘原位保留、肌瘤剔除、宫缩乏力、子宫压迫缝合、结扎血管等。剖宫产术后至今是否存在恶露量增多、有无腹痛情况。本次阴道出血的性状、出血量、持续时间、颜色、有无凝血块、有无异味等症状。

(3)伴随症状:有无头晕、胸闷心慌、脉搏细速等休克表现;有无腹部腹痛及肛门坠胀感等腹腔内出血表现;有无发热、腹肌紧张、恶露异味等子宫或腹腔感染表现。

(4)诊治经过:是否用药,用何种药、具体剂量、效果如何,以利于迅速选择药物。

(5)既往史:产妇既往是否存在血液病、肝病等可能引起凝血功能异常导致出血的疾病;是否存在导致出凝血障碍的疾病,如抗磷脂综合征;是否应用抗凝药物。

(6)个人史:有无特殊。

(7)月经生育史:月经规律者,根据月经计算孕周;月经不规律者,根据早孕彩超核算孕周。了解有无不良孕史、难产助产、产后出血及产褥感染史;非孕期有无功能失调性子宫出血、月经紊乱等病史。

(8)家族史:家中女性亲属有无出现产后出血情况。

问诊结果

患者育龄期女性,33岁,14 d前因“胎膜早破、双胎妊娠(单绒双羊)、孕36^{+4}周”急诊椎管内麻醉下行“双胎剖宫产术”,剖娩2男活婴,术中子宫收缩乏力,出血总量约800 mL,手术顺利。术后给予头孢呋辛预防感染、缩宫素促子宫收缩、补液、多糖铁复合物改善贫血、低分子量肝素预防血栓形成等对症支持治疗,术后无发热及阴道出血多情况,术后4 d正常出院。出院后因泌乳差,每日哺乳3~4次,无劳累、剧烈活动、重体力劳动、外伤等情况。1 d前自觉全身乏力至当地医院给予补血理气中药(具体不详)口服治疗;3 h前因大便干结使用开塞露2支纳肛;2 h前无诱因开始出现阴道出血明显增多,总量约200 mL,伴下腹坠胀,无头晕乏力、恶心呕吐、腹痛等,自行口服益诺胶囊2粒,效果不佳,遂急来院。既往史无特殊。

4. 思维引导　患者为双胎剖宫产术后,术中子宫收缩乏力,出血较正常产妇多,且出院后哺乳次数较少,是否存在子宫复旧不佳情况,需进一步体格检查及行子宫双附件彩超了解情况,可尽快应用缩宫素等药物促子宫收缩。患者剖宫产术后,应警惕有无剖宫产术后切口愈合不良及切口裂开,了解盆腔及腹腔有无积液及肛门有无坠胀感,可行妇科检查大体判断。患者目前阴道出血较多,评估患者是否存在失血性休克相关表现,明确严重程度,及时建立静脉通路补液、吸氧保暖。

(二)体格检查

1. 重点检查内容及目的　患者晚期产后出血原因为子宫复旧不良所致可能性大,应重点放于产科专科检查,注意检查生命体征、子宫底的高度,了解阴道出血颜色及有无异味,了解子宫体有无压痛、反跳痛,了解腹部切口愈合情况等。生命体征的变化是了解患者目前有无失血性休克及发热等相关表现最直观的指标,方便及时后续处理。通过触摸宫底高度了解子宫复旧情况是否与产后时间相吻合。了解阴道出血颜色及有无异味、宫体有无压痛及反跳痛,有助于排查子宫感染、子宫内膜炎等相关问题。剖宫产术后,需了解腹部切口愈合情况有无异常。

体格检查

T 37.0 ℃,R 22 次/min,P 90 次/min,BP 101/63 mmHg。

神志清楚,精神可,贫血貌,呼吸平稳,心律齐,双肺呼吸音清晰,腹软,无压痛、反跳痛,肝、脾肋缘下未及,下腹部可及长约 12 cm 横形手术切口,愈合良好,无红肿渗液。

妇科检查

外阴已婚已产,阴道可及暗红色凝血块,无异味,宫颈光滑,宫颈口有血迹,宫底脐耻之间,宫体大而偏软,宫体无压痛及反跳痛。

2. 思维引导 经上述检查发现宫底位于脐耻之间,宫底下降高度与产后天数不符合,宫底下降速度过于缓慢,考虑为子宫复旧不良引起晚期产后出血可能性大;且宫体无压痛、阴道出血无异味可排除子宫内膜炎及子宫感染等原因;进一步行实验室及影像学检查,明确诊断。

(三)辅助检查

1. 主要内容及目的

(1)血常规:了解血红蛋白、白细胞水平,帮助判断失血量的多少及评估有无感染存在。

(2)血 β-hCG:排除有无妊娠滋养细胞疾病。

(3)肝功能、肾功能、电解质:了解有无肝功能、肾功能异常,白蛋白低及电解质紊乱。

(4)血凝六项:了解失血过多是否引起凝血功能异常。

(5)血型:明确血型分型,以备必要时输血。

(6)心电图:了解有无心律失常等,帮助排除部分心脏疾病。

(7)子宫双附件彩超:可了解子宫的大小、宫腔内有无残留物、子宫切口愈合的情况。

辅助检查

(1)血常规:WBC 9.28×10^9/L,N% 75.2%,L 21%,RBC 3.04×10^9/L,Hb 85 g/L,PLT 176×10^9/L。

(2)血 hCG 95 mIU/mL。

(3)血生化:ALB 24.5 g/L,钾 3.3 mmol/L,钠 130 mmol/L,钙 1.96 mmol/L,Cr 27 μmol/L,BUN 1.27 mmol/L。

(4)血凝六项:提示高凝状态。

(5)血型:B 型,Rh 阳性。

(6)心电图:正常心电图。

(7)子宫双附件彩超:子宫体大小约 121 mm×99 mm×66 mm,宫颈长 36 mm,肌层回声欠均匀,宫腔内可及范围约 100 mm×64 mm 不均质回声,内可及不规则液性暗区。CDFI:内可见少量血流信号。

2. 思维引导 经实验室及影像学检查,结合患者血常规、血 hCG 及子宫双附件彩超情况,血 hCG 下降在合理范围内,不考虑妊娠滋养细胞疾病所致,综合各项检查检验考虑为子宫复旧不良、宫缩乏力引起的晚期产后出血。

(四)初步诊断

分析上述病史、体格检查、辅助检查结果,支持以下诊断:①晚期产后出血;②子宫复旧不全;③宫缩乏力;④中度贫血;⑤瘢痕子宫;⑥经剖宫产术分娩。

二、治疗经过

1. 治疗方案

(1)缩宫剂促子宫收缩。

(2)广谱抗生素预防感染。

(3)改善贫血、补液、纠正电解质紊乱等对症支持治疗。

2. 思维引导　患者阴道大量出血,中度贫血,考虑子宫复旧不良引起晚期产后出血可能,应间断多次的给予缩宫剂促子宫收缩,同时给予广谱抗生素预防感染,定期复查超声了解子宫复旧情况及宫腔内异常回声大小的变化,必要时可辅助中成药促进子宫胎盘剥离面的复旧;若宫缩剂效果不佳,宫内积血块无法排出,必要时可考虑行清宫术。

治疗效果

1. 症状　1 d 后阴道出血明显减少,后续颜色变淡。

2. 体格检查　神志清楚、精神可,3 d 后子宫宫底位于耻骨上两横指处。

3. 辅助检查　3 d 后复查子宫双附件彩超:子宫体大小约 101 mm×87 mm×59 mm,宫颈长 36 mm,肌层回声欠均匀,宫腔内可及范围约 80 mm×25 mm 不均质回声。CDFI:内可见少量血流信号。

4. 10 d 后复查　子宫双附件彩超:子宫体大小约 95 mm×80 mm×54 mm,宫颈长 33 mm,肌层回声欠均匀,宫腔内可及范围约 46 mm×23 mm 不均质回声。CDFI:内未见血流信号。

三、思考与讨论

(一)分析

患者为双胎剖宫产术后,术中子宫膨大收缩欠佳,术中出血多,术后间断给予促宫缩药物应用后出院;此次剖宫产术后 14 d 因阴道大量出血急诊入院,结合实验室及影像学检查、体格检查等综合判断为子宫复旧不良所致的晚期产后出血。针对此类分娩时即出现宫缩乏力的多胎妊娠患者,分娩过程中已给予强效缩宫剂、子宫压迫缝合等促宫缩处理,术后仍需严密监测子宫收缩情况,若存在子宫收缩乏力阴道出血多时,需及时按摩子宫、应用缩宫剂等改善宫缩情况;对于宫缩难以改善的难治性晚期产后出血,必要时需行血管栓塞术甚至切除子宫,避免严重产后出血导致的严重不良结局。

(二)何为晚期产后出血的表现

晚期产后出血即分娩 24 h 后,在产褥期内发生的子宫大量出血。

晚期产后出血以产后 1 ~2 周发病最常见,亦有迟至产后 2 月发病者,阴道出血量多为少量或中等量,持续或间断;亦可表现为大量出血伴有凝血块;产妇可伴发热、心慌、头晕、胸闷等,失血过多可导致贫血或失血性休克。

(三)晚期产后出血的病因

晚期产后出血常见的病因有以下 5 种。

1. 胎盘、胎膜残留　为阴道分娩后晚期产后出血最常见的原因，多发生于产后10 d左右，黏附在宫腔内的残留胎盘组织发生变性、坏死、机化，当坏死组织脱落时，暴露基底部血管，引起大量出血。

2. 蜕膜残留　蜕膜多在产后1周内脱落，并随恶露排出。若蜕膜剥离不全，长时间残留，影响子宫复旧，继发子宫内膜炎症，引起晚期产后出血。

3. 子宫胎盘附着面复旧不全　胎盘娩出后其附着面迅速缩小，附着部位有血栓形成，继而血栓机化，血管上皮增厚，管腔变窄、堵塞，胎盘附着部位边缘有内膜向内生长，底蜕膜深层残留腺体和内膜重新生长，子宫内膜修复，此过程需6～8周。若胎盘附着面复旧不全可引起血栓脱落，血窦重新开放，导致子宫出血。多发生在产后2周左右。

4. 感染　以子宫内膜炎症多见，感染引起胎盘附着面复旧不良和子宫收缩欠佳，血窦关闭不全，导致子宫出血。

5. 剖宫产术后子宫切口愈合不良　子宫切口位置选择的过高、过低及切口缝合的过紧、过松，均容易造成子宫切口愈合不良，增加子宫切口感染的机会，也容易在子宫切口形成憩室，增加产后出血的概率。

（四）预防晚期产后出血的措施

（1）产后应仔细检查胎盘、胎膜是否完整，若有残缺应及时取出；在不能排除胎盘残留时应行宫腔探查。

（2）剖宫产时合理选择切口位置，避免子宫下段横切口两侧角撕裂并合理缝合。

（3）严格无菌操作，术后应用适量缩宫素促宫缩即抗生素预防感染。

四、练习题

1. 晚期产后出血的常见原因有哪些？
2. 产后出血的诊治思路有哪些？
3. 晚期产后出血的处理原则有哪些？

五、推荐阅读

[1]谢幸，孔北华，段涛. 妇产科学[M]. 9版. 北京：人民卫生出版社，2018.
[2]杨慧霞，狄文. 妇产科学[M]. 北京：人民卫生出版社，2016.

（赵　磊）

第二部分　妇科案例

案例 27　先兆流产

一、病历资料

(一)门诊接诊

1. 主诉　停经 60 d,阴道流血 2 d。

2. 问诊重点　问诊时应注意患者月经是否规律、末次月经、近期是否有心理压力大、精神紧张、过度劳累、体重明显变化、外伤。注意询问患者出血时机,是否为排尿或排便后、同房后发生,流血的颜色、性状、量、气味。是否伴随下腹痛、恶心、呕吐、发热、组织物排出。近期就诊情况、是否进行妇科检查。是否定期进行宫颈癌筛查及妇科彩超。是否患内分泌系统疾病、免疫系统疾病等影响月经周期的疾病及相关服药史。近期有无接触有毒化学物质或者放射线。

3. 问诊内容

(1)诱发因素:有无近期心理压力大、精神紧张、过度劳累、外伤、同房后出血。

(2)主要症状及伴随症状:注意有无下腹痛、恶心、呕吐、发热、组织物排出。

(3)诊治经过:有无其他医院就诊,是否用药,用何种药,具体剂量,效果如何。

(4)发病以来的一般情况:体重变化、饮食、大小便、精神、睡眠情况。

(5)既往史:内分泌疾病及免疫系统疾病等;服药史。

(6)个人史:化学性物质、放射性物质、有毒物质接触史;性生活史。

(7)月经史:月经初潮年龄、周期及经期长短,月经性状,有无痛经等。

(8)婚育史:既往妊娠情况,有无类似病史。

(9)家族史:有无家族性遗传病史,有无类似病史。

问诊结果

育龄期女性患者,工人,已婚,27 岁,平素月经规律,月经初潮 13 d,4 ~6 d/27 ~31 d,LMP 2023-07-24,量中,无痛经,G1P0。停经 36 d 自测尿 hCG 阳性,44 d 时出现恶心、无呕吐,伴乳房胀痛,近期无明显缓解,2 d 前乘坐长途汽车出现少量阴道出血,色暗红,无腹痛、头晕等不适。患者精神、睡眠佳,饮食正常,无发热、腹痛,大小便正常。既往体健,否认肝炎、结核等传染病史。无激素类服药史,无手术外伤史。无药物过敏史。无化学性物质、放射性物质、有毒物质接触史。家族中无遗传病、传染病史。

4. 思维引导 育龄期女性，月经规律，出现停经及早孕反应，结合阴道出血的病史，首先从常见病出发，考虑先兆流产，需要排除异位妊娠、葡萄胎等其他情况。

（二）体格检查

1. 重点检查内容及目的 在常规全身体格检查的基础上，注意有无贫血貌、下腹部有无压痛及反跳痛。妇科检查要注意外阴、阴道有无炎症充血；宫颈有无息肉、肿瘤导致的出血，有无宫颈举痛，宫口是否开大、有无妊娠物堵塞；核实子宫大小是否与孕周相符，宫体有无压痛；双侧附件区有无包块及压痛情况。注意检查过程中仔细辨认出血是否来自宫腔，有无活动性出血。

体格检查

T 36.5℃，R 20 次/min，P 80 次/min，BP 110/60 mmHg，身高 160 cm，体重 51 kg。

无贫血貌、下腹部无压痛及反跳痛。

妇科检查

①外阴：发育正常。②阴道：阴道壁无充血，有少许咖啡色分泌物。③宫颈：常大、光滑、无举痛、宫口闭，颈管分泌物带血丝。④子宫：前位，如孕2月大小，质偏软，无压痛。⑤双附件：未触及明显异常。

2. 思维引导 结合患者的停经、早孕反应等病史及体格检查中子宫增大，变软，初步考虑该患者先兆流产的可能性较大。需要与异位妊娠、葡萄胎进行鉴别。

（三）辅助检查

1. 主要内容及目的 对患者身体基础状态进行评估。为进一步明确诊断及鉴别诊断。应进行超声，以及特殊实验室检查，包括血 hCG、孕酮和血常规等。

（1）检验：①血常规、凝血功能检查了解有无凝血功能异常，甲状腺功能了解有无甲状腺功能减退、亢进。②血 hCG：在排卵后 8～11 d 即可检测到，到妊娠 8～10 周时浓度可达到峰值。在 85% 的宫内妊娠中，血 hCG 血清浓度可在 48 h 内翻倍增长。若血 hCG 持续降低，提示黄体功能严重不足，存在较大的流产风险；若血 hCG 未出现 48 h 倍增、增长缓慢，则提示有较高的流产风险或异位妊娠；若血 hCG 异常倍增，明显高于正常孕周相应值，停经 8～10 周后持续上升，则有葡萄胎可能。③孕酮：妊娠前 8 周，孕酮主要来自妊娠黄体，8～10 周后胎盘形成，由胎盘滋养细胞合成分泌。早期血清孕酮的浓度与先兆流产呈正相关。

（2）盆腔超声：用来鉴别宫内与宫外妊娠。重点观察胎囊的大小、形态及有关胚胎组织和原始心管搏动征象上。从胎囊大小及有无胎芽推测妊娠周数，从胎芽有无原始心管搏动判断胚胎是否存活。

辅助检查

（1）盆腔超声：宫内早孕活胎，可见卵黄囊和原始心管搏动。

（2）血常规及甲状腺功能：未见明显异常。

（3）血 hCG：21 300 mIU/mL。

（4）孕酮：56 ng/mL。

2. 思维引导 本患者的疾病特点：停经、少量阴道出血；宫颈口闭合，子宫大小与孕周相符；血

hCG孕酮升高；超声提示宫内妊娠（活胎）。该患者有明显的诱因（乘坐长途车，劳累），结合病史、妇科检查及辅助检查，先兆流产诊断明确。

（四）初步诊断

先兆流产。

（五）鉴别诊断

首先应与其他类型流产、异位妊娠、葡萄胎等进行鉴别。

1. 流产的类型

（1）难免流产：阴道出血增多，超过月经量，伴阵发性下腹部疼痛，无阴道流液、无成形物排出。妇科检查见宫口已开大、妊娠组织嵌顿于宫颈口，流产已不可避免。超声提示胎心消失。处理：及时行清宫术。

（2）不全流产：部分妊娠物排出宫腔，大量出血，甚至出现休克。妇科检查宫口已扩张，子宫小于停经周数。处理：尽快行刮宫术或钳刮术。阴道大量出血伴休克者，同时输血输液、抗感染治疗。

（3）完全流产：妊娠物完全排出，阴道出血逐渐停止，腹痛消失，妇科检查宫颈口已闭合。处理：复查超声，若证实宫内无残留物，患者无感染征象，不做特殊处理。

（4）稽留流产：胚胎或胎儿已死亡停滞宫腔内未能及时自然排出者。胎盘组织机化，与子宫壁紧密粘连，致使刮宫困难。晚期流产稽留时间过长可能造成凝血功能障碍，若凝血功能障碍，应尽早输注新鲜血、血浆、纤维蛋白原等，待凝血功能好转后，再行刮宫。

（5）流产合并感染：流产过程中，若阴道流血时间长，有组织残留于宫腔内，有可能引起宫腔感染，常为需氧菌及厌氧菌混合感染。若阴道出血不多，首选广谱抗生素治疗2～3 d后，待感染控制后再行刮宫术。

2. 异位妊娠

（1）典型临床表现为停经后腹痛、肛门坠胀与不规则阴道流血。

（2）孕酮值多数在10～25 ng/mL。

（3）盆腔积液、叩诊移动性浊音阳性，阴道后穹隆穿刺抽出不凝血，考虑腹腔内出血。

（4）血hCG>2 000 IU/L，但较正常妊娠值低、超声未见宫内妊娠囊，诊断基本成立。

3. 葡萄胎

（1）其典型超声图像为子宫大于相应孕周，无妊娠囊及胎心搏动，宫腔内充满不均质密集状或短线状回声，呈落雪征。常可测到一侧或双侧卵巢囊肿。

（2）血hCG值明显高于正常孕周的相应值，而且在停经8～10周以后持续上升，约45%的完全性葡萄胎患者血hCG水平应在10万以上，但也有少数葡萄胎，尤其是部分性葡萄胎患者，血hCG升高不明显。

二、治疗经过

1. 治疗方案

（1）卧床休息、严禁性生活。

（2）沟通病情，重视心理治疗，稳定情绪，保证充足睡眠，增强患者信心。

（3）定期监测孕酮水平。

2. 思维引导　①充分告知患者疾病可能的发展及风险，若出现大量阴道出血或腹痛加剧，应立即到就近的医院就诊，有组织排出，应当留取组织，建议送病理检查。②临床上有可能阴道流血多、宫口已开，但超声仍提示有胎心搏动，孕囊在宫内，患者及家属保胎意愿强烈；此时，若阴道流血量不至于对患者造成严重后果，可给予保胎治疗，但必须向患者及家属交代病情，这种情况保胎失败的可能性很大。③流产为一种机体对异常妊娠自然淘汰的保护机制，不建议强行盲目保胎。④对于孕酮低的患者可适当运用保胎治疗药物，患者孕酮尚可，可暂时不考虑黄体支持治疗，但一定程度的孕激素的口服治疗，可降低孕早期子宫敏感性。

三、思考与讨论

先兆流产是指妊娠不足12周即终止者，是妊娠期最常见的并发症，报道发生率为12%～24%，而实际的发生率可能更高，有些流产会发生在月经期前后，表现为月经期延长或月经间隔周期延长，比如生化妊娠。流产的病因包括胚胎因素、母体因素、父亲因素和环境因素。其中胚胎或胎儿染色体异常是早期流产最常见的原因，占50%～60%。母体患全身性疾病、生殖器异常、内分泌及免疫功能异常、孕期过多接触放射线和有毒化学元素物质等均可能导致流产。有研究证实精子的染色体异常也是导致流产的原因之一。

四、练习题

1. 流产的常见病因包括哪些？
2. 简述先兆流产的转归及相关处理原则。
3. 简述先兆流产的鉴别诊断。

五、推荐阅读

[1]自然流产诊治中国专家共识编写组. 自然流产诊治中国专家共识(2020年版)[J]. 中国实用妇科与产科杂志，2020，36(11)：1082-1088.
[2]谢幸，孔兆华，段涛. 妇产科学[M]. 9版. 北京：人民卫生出版社，2018.
[3] SNELL B J. Assessment and management of bleeding in the first trimester of pregnancy[J]. J Midwifery Womens Health，2009，54(6)：483-491.

(曹婷婷)

案例28 妇科急腹症

一、病历资料

(一)急诊接诊

1. 主诉 腹痛3 h，进行性加重伴里急后重半小时。

2. 问诊重点 腹痛是女性急诊就诊的常见症状。女性急性腹痛发病问诊时应注意患者年龄、诱发因素、主要症状及伴随症状特点、既往史、性生活史及月经生育史等。同时要注意发病时间和月经周期的关系，异位妊娠常合并有停经史，但也有部分病例无明显停经史；黄体破裂发生于黄体期；卵巢子宫内膜异位囊肿破裂常发生于经期；急性炎症常发生于经期、侵入性操作后等全身抵抗力降低的时期。

3. 问诊内容

(1)年龄：患者一定年龄段内常见疾病范围不同。初潮前女性常见于卵巢肿瘤相关性疾病，比如附件肿瘤蒂扭转。育龄期女性常见与妊娠、月经相关疾病，比如异位妊娠、黄体破裂；发生附件肿瘤蒂扭转的情况也比较常见；由于性生活较频繁，也易发生感染性疾病。绝经过渡期及绝经后的年老女性，可见卵巢肿瘤相关疾病或由于抵抗力低导致感染性疾病。

(2)诱发因素：有无性生活、剧烈活动、腹部受外力、近期进行人工流产等宫腔操作等诱发因素，如黄体破裂、附件肿瘤蒂扭转常发生于剧烈活动后或扭转动作后。

(3)主要症状：多种系统、多个器官的病变均可表现为急性腹痛，疼痛的部位常常反映了病变的部位。转移性右下腹痛可见于阑尾炎；右上腹疼痛尤其是墨菲征阳性考虑胆囊炎；中上腹疼痛，尤其向腰背部放射不排除胰腺炎；腹腔游走性阵发性疼痛考虑肠梗阻；一侧腰部疼痛尤其是绞痛考虑同侧肾结石或输尿管结石；下腹部疼痛考虑妇科疾病，如异位妊娠、黄体破裂、附件肿瘤蒂扭转、卵巢囊肿破裂、盆腔脓肿破裂、急性盆腔炎等；也需排除流产、痛经。同时注意疼痛是否与体位有关，附件肿瘤蒂扭转时常会使患者保持一种被动体位。

(4)伴随症状：有无发热，发热提示炎症性疾病；有无心慌、头晕，排除出血性贫血；有无排气排便异常，排除肠梗阻，严重感染也可导致继发性麻痹性肠梗阻；有无阴道出血，异常阴道出血不排除流产或异位妊娠等可能；若有里急后重感，应考虑腹腔内急性出血或炎性渗出较多、积聚在直肠子宫陷凹，刺激直肠导致；恶心呕吐需排除与妊娠相关疾病或药物刺激，附件肿瘤蒂扭转或泌尿系统结石等也会引起胃肠道神经反射性恶心呕吐。

(5)既往史：既往是否有卵巢囊肿病史，卵巢畸胎瘤因肿瘤成分不均匀最易引起卵巢囊肿蒂扭转，卵巢子宫内膜异位囊肿有发生破裂可能；是否有慢性阑尾炎或慢性盆腔炎病史，如有可出现炎症急性发作情况；是否有血液系统疾病，比如再生障碍性贫血、特发性血小板减少性紫癜等，可出现凝血功能障碍，加重腹腔内出血的症状。

(6)月经生育史：年轻患者需仔细询问月经和性生活情况。有性生活史的停经患者或停经后有异常子宫出血患者，首先需考虑异位妊娠、流产等和妊娠相关性疾病。无明显停经史者需仔细核对末次月经情况，必要时核对前次月经情况。根据出血的时间、经量来鉴别出血为正常月经或异常出血；腹痛发生在月经周期中后期，需考虑黄体破裂可能；腹痛发生在月经早期，不排除痛经或子宫内膜异位症等，患者往往有痛经病史；需询问患者生育史及避孕方式，患者有盆腔炎性疾病、不孕史、异位妊娠病史、放置宫内节育器、曾行输卵管结扎术或输卵管吻合术等均是异位妊娠的高危因素。

问诊结果

患者23岁，育龄期女性，3 h前无诱因突然出现右下腹疼痛，无阴道出血，无发热，无恶心呕吐，休息后无改善，疼痛逐渐加重，弥漫至全腹，近半小时出现里急后重，伴心慌、头晕。患者患有特发性血小板减少性紫癜10年，平素有磕碰后皮肤瘀斑，无牙龈出血、鼻衄。患者已婚，既往月经规律，月经周期30 d，经期7 d，经量偏大，末次月经20 d前，无痛经史，G0 P0，工具避孕。

4.思维引导　已婚育龄女性腹痛急性发作，首先明确首发疼痛部位。下腹痛常与妇科疾病相关；患者右下腹痛，也不排除阑尾炎可能；该患者虽无明确停经史，仍需进行血hCG检测以排除妊娠相关疾病，需要提示的是即使尿hCG阴性也无法完全排除异位妊娠可能，陈旧性异位妊娠可能出现尿hCG阴性。该患者疼痛逐渐加重，弥漫至全腹，且伴里急后重感，体格检查时应注意生命体征的监测，是否有贫血面容，腹部体格检查是否膨隆及腹部的压痛反跳痛，是否有移动性浊音；黄体期是黄体破裂的高发时期。患者处于月经周期第20天，属于黄体期，在这个时间的剧烈活动、性生活都可能引起黄体破裂。该患者无明显诱因，但患者既往史有特发性血小板减少性紫癜10年，应考虑到凝血功能差，易出现出血性疾病。

(二)体格检查

1. 重点检查内容及目的 考虑该患者因生殖系统疾病导致内出血的可能性大,应注意生命体征、全身及腹部体格检查、妇科检查等情况。有无感染,如发热、脉搏加快;有无贫血,注意生命体征的测量,血压降低,脉搏细速提示失血性休克可能,体格检查患者有无贫血貌,眼睑、甲床是否苍白,体征阳性提示患者存在出血性疾病。腹部体格检查是否有压痛、反跳痛,提示腹膜刺激征阳性,内出血、包块扭转或感染均可引起腹膜刺激征;是否有腹部膨隆,有移动性浊音时提示腹腔内液体超过1 000 mL。妇科检查中注意阴道后穹隆是否饱满,是否有宫颈举痛,宫颈举痛与腹膜刺激征的临床意义近似;腹膜刺激征阳性时,妇科检查触诊效果欠佳,患者会表现出全盆腔的疼痛拒按;附件区如触及包块、压痛,尤其是有明确压痛点时,提示附件炎性包块或扭转可能性大;三合诊触及直肠子宫陷凹有质硬触痛结节时,提示有深部浸润型内异症(DIE),不排除子宫内膜异位囊肿破裂可能。未婚患者,需行肛诊检查。

体格检查

T 37.8℃,R 28 次/min,P 110 次/min,BP 85/50 mmHg。

神志尚清,精神差,痛苦面容,贫血貌,睑结膜、口唇苍白,甲床苍白,四肢湿冷,有散在瘀斑。腹部平坦,触诊腹肌紧张,全腹压痛、反跳痛明显,以右下腹为重,移动性浊音阴性。

妇科检查

①外阴:发育正常阴毛呈女性分布。②阴道:通畅,可容2指,分泌物正常,后穹隆饱满。③宫颈光滑,正常大小,可见宫颈腺囊肿,摇举痛阳性。④宫体:压痛明显,患者拒按,触诊不清。⑤附件:双侧压痛明显,患者拒按,未触及明显包块。

2. 思维引导 经上述检查患者脉搏、呼吸加快,血压降低,休克指数1.29,已经处于中度休克状态,全身检查贫血表现,腹膜炎体征明显,提示存在腹腔内出血导致失血性休克,起始疼痛部位是右下腹,首先考虑女性生殖器官病变引起的内出血,具体致病原因需进一步行实验室检查及影像学检查,以明确诊断。

(三)辅助检查

1. 主要内容及目的

(1)检验:①血常规,评估贫血程度,筛查血液性疾病,明确是否存在感染。②凝血功能分析,明确患者凝血功能,血凝分析结果出现异常时常表示凝血功能已经明显异常,可由原发疾病引起,也可由失血过多引起。③血 hCG,具备生育力的女性均需常规进行检查,即使患者否认性生活史或无明显停经史。

(2)阴道后穹隆穿刺:穿刺抽取出血性液体,静置10 min,血液不凝考虑不凝血,提示腹腔内出血可能,但需考虑患者失血过多出现 DIC 时穿刺入血管同样能抽取出不凝血;抽出脓液,则提示急性盆腔炎、盆腔脓肿,脓液需要送微生物培养等。

(3)超声:妇科超声可以明确附件区是否有肿瘤和盆腔积液。卵巢内见到壁厚囊性回声,内透声差,周边可及环状血流信号,提示黄体囊肿的存在,黄体破裂时可见黄体囊肿周围混合回声包块伴盆腔积液。如在附件区可见不均质回声团块,其内见点线状血流信号,不排除异位妊娠可能;附件肿瘤蒂扭转时常可见附件区边界清晰的包块,卵巢内回声不均匀增高,内部血流信号减少,典型者可见卵泡环征或血管漩涡征。超声下见盆腔内混杂细密光点的液体,提示液体较稠厚,血液、脓液、黏液均可呈此征象。患者体位和腹腔内积液分布有关,尤其在平卧位时,需注意上腹部超声检查。

辅助检查

(1)血常规:WBC 12.8×10^9/L,N% 80%,RBC 2.76×10^{12}/L,Hb 74 g/L,PLT 65×10^9/L;平均红细胞体积(MCV) 83.90 fL,平均红细胞血红蛋白含量(MCH)26.40 pg,平均红细胞血红蛋白浓度(MCHC)329.00 g/L。

(2)血凝试验:凝血酶原时间12.8 s,凝血酶原时间活动度121%,活化部分凝血活酶时间27.60 s,纤维蛋白原测定2.02 g/L,凝血酶时间19.00 s,D-二聚体0.24 mg/L。

(3)血 hCG<5 mIU/mL。

(4)阴道后穹隆穿刺抽出不凝血。

(5)妇科超声:右附件区可见40 mm×46 mm 大小混合杂乱回声团块,子宫及左附件区未见明显异常,直肠子宫陷窝、肠间隙、肝肾隐窝可见细密光点积液,最深处50 mm,提示盆腹腔大量积液。

2. 思维引导　根据该患者在月经黄体期,虽无诱因出现急性右下腹疼痛,但有特发性血小板减少性紫癜病史,平素有出血倾向,也需考虑黄体破裂的可能性。患者腹痛逐渐弥漫至全腹,有失血性贫血表现;血常规明确贫血程度,急性失血常表现为正色素性红细胞贫血。应激状态,白细胞和血红蛋白也会轻度上升;特发性血小板减少性紫癜血凝试验结果一般是正常的;当血凝试验提示血液凝固功能障碍时,提示严重的血小板低下,或出血过多引起的 DIC;结合阴道后穹隆穿刺及妇科超声支持腹腔内出血的诊断;血 hCG 阴性,基本排除异位妊娠。

(四)初步诊断

分析上述病史、体格检查、实验室检查、影像学检查结果,支持以下诊断:①腹痛查因(右侧卵巢黄体破裂?);②腹腔内出血;③失血性休克早期;④中度贫血;⑤特发性血小板减少性紫癜。

二、治疗经过

(一)基本处理

(1)吸氧,持续心电监护。

(2)尽快建立静脉通路:按照先快后慢、先胶后晶(休克时先晶后胶)、先浓后稀、先盐后糖、见尿补钾的外科补液原则进行补液。

(3)尽快交叉配血、输血,输注红细胞或全血,有条件可考虑自体输血。

(4)尽快完善术前准备,安排手术探查。

(二)急诊手术探查

术中见腹腔新鲜积血约1 000 mL,清理积血后探查盆腹腔,可见右侧卵巢囊肿约4 cm,表面可见1 cm破口,有活动性出血,周围有凝血块形成,剥离囊肿囊壁,可吸收线缝合卵巢皮质成形,冲洗盆腹腔后查看各部位无活动性出血,盆腔留置引流管一根,结束手术。术后补液补血支持治疗。

思维引导1:患者有腹腔内出血、休克前期症状,应尽快建立静脉通道,在进行急诊手术准备的同时输血输液维持血液循环;尽快进行手术探查,明确出血点。患者有血液基础病,严密观察凝血功能情况,预防 DIC。腹腔内出血较多,腹腔镜探查优于开腹探查,创伤小,腹壁伤口失血少,盆腹腔探查更清晰,冲洗更干净。术中探查明确出血点后尽快剥离囊肿,缝合止血,黄体血供极其丰富,组织质脆,所以黄体囊肿必须全部剥离,否则缝合止血困难。除此出血点,其他盆腹腔部位如对侧附件、子宫、阑尾、大网膜、肝、脾表面也需常规探查有无病变。如为异位妊娠导致的内出血,妊娠绒毛有可能随着破口的血液冲刷至盆腹腔，故自输卵管妊娠处取出包块后应立即检查有无绒毛，如未见明显绒毛，需过滤腹腔积血查找妊娠绒毛，以免继发腹腔妊娠。

治疗效果

1. 症状 术后腹痛明显好转，阴道出血，似月经量。

2. 体格检查 精神好，T 37.6℃，R 21 次/min，P 84 次/min，BP 105/60 mmHg。腹软，全身皮肤黏膜无异常出血点，无压痛及反跳痛，引流管通畅，引流出淡红色液体约 200 mL，腹部伤口敷料干燥无渗血；

3. 辅助检查 血常规 WBC 10.4×10^9/L，N% 79%，RBC 3.07×10^{12}/L，Hb 92 g/L，PLT 77×10^9/L；病理结果回示（右侧）卵巢黄体囊肿。

思维引导 2：该患者有血液系统疾病，术后要观察伤口出血情况，可局部压迫沙袋；患者腹腔内出血较多，术后常常出现吸收热，贫血也可出现发热，需与术后发生感染性发热相鉴别。吸收热及贫血性发热多持续时间短暂，非感染性血象，可自行退热；黄体可分泌雌、孕激素，黄体剥除术后，由于雌、孕激素水平迅速下降，可引起子宫内膜脱落，术后似月经量的阴道出血是正常现象。

三、思考与讨论

患者有急性右下腹疼痛，应与阑尾炎相鉴别，阑尾炎通常表现为转移性右下腹痛，多伴有发热，麦氏点压痛明显；患者疼痛逐渐加重，弥漫至全腹，结合实验室检查，排除感染性疾病，考虑腹腔内出血疾病。年轻女性患者无诱因出现腹腔内出血，最常见者为异位妊娠或黄体破裂，血 hCG 可鉴别。患者无明显停经史，处于月经周期的黄体期，虽无剧烈活动明显的诱因，但考虑患者有血液系统疾病，故仍高度怀疑黄体破裂。无论患者术前诊断是否明确出血原因，根据患者出现的休克前期症状及辅助检查结果，腹腔内出血的诊断只要明确，就有手术探查的指征；并且在手术准备的过程中，建立静脉通路、输血输液抢救患者是首先进行的步骤。并非所有的黄体破裂均需手术治疗，对于内出血量少、生命体征平稳、急腹症状轻、经临床观察无继续活动性出血的患者，可保守治疗，给予止血、预防感染、促进盆腔积血吸收治疗。

四、练习题

1. 女性出现急性下腹痛考虑哪些疾病？
2. 宫外孕破裂、黄体囊肿破裂、附件肿瘤蒂扭转、急性盆腔炎的鉴别诊断要点有哪些？

五、推荐阅读

[1]郎景和. 妇科急腹症[J]. 中华妇产科杂志，2022，57(3)：161-163.
[2]陈志芳，赵斌. 2015 年急腹症基本临床实践指南解读[J]. 中国医刊，2017，52(6)：9-13.

（张 颖）

案例29 外阴及阴道炎

一、病历资料

(一)门诊接诊

1. 主诉 反复外阴瘙痒3个月,加重伴红肿3 d。

2. 问诊重点 外阴瘙痒、白带异常均为妇科系统常见症状,患者反复发病,问诊时应注意患者年龄;反复发作病程中,性伴侣是否出现相关症状,患者的主要症状及伴随症状特点、疾病演变过程、诊治经过、治疗效果等,同时注意人文关怀,询问技巧。

3. 问诊内容

(1)诱发因素:有无长期应用广谱抗生素、妊娠、糖尿病等影响阴道微生态的诱发因素。

(2)主要症状:外阴阴道瘙痒常见于细菌性阴道病、滴虫性阴道炎、外阴阴道假丝酵母菌病、外阴硬化性苔藓等,同时应询问白带性质有何特点;有无异味;有无外阴灼热感;有无性生活史,滴虫性阴道炎多为性接触传播,外阴阴道假丝酵母菌病多为内源性传染,发作时间多为夜间瘙痒加剧;患者瘙痒是否与月经来潮有关,是否和排卵期有关。患者病情反复发作,疾病的演变过程,本次病情加重的特点等。

(3)伴随症状:外阴部分皮肤色素减退,应考虑外阴阴道假丝酵母菌病;皮肤是否有损害、皲裂。

(4)诊治经过:是否用药,药物种类、具体剂量、效果如何。

(5)既往史:具体询问有无类似疾病史,有无妇科手术史,近期有无宫腔操作史。患者是否有需要长期应用广谱抗生素的疾病或糖尿病等。

(6)个人史:包括吸烟、饮酒、饮食等情况。工作是否需要长期穿着紧身衣物或化纤制品,或工作、生活环境温度湿度较高。是否有冶游史。还应了解患者的文化、经济及宗教信仰情况。

(7)婚育史:患者是否拥有固定或多个性伴侣;月经来潮情况;生育情况及具体避孕措施。

(8)家族史:包括一级亲属是否患糖尿病及治疗情况,是否有自身免疫病、肿瘤等疾病。

问诊结果

患者中老年女性,53岁,职员,于3个月前间断出现外阴瘙痒,阴道分泌物呈白色豆腐渣样,伴烧灼感,3个月前于药店自行购买外用洗液,用后症状较前缓解,但症状未消失。于次月经后再次出现外阴瘙痒,3 d前自行口服抗生素,自觉症状加重。

患者平素月经规律,5~6 d/31 d,52岁绝经,绝经1年。

既往患2型糖尿病4年,血糖水平控制欠佳,无其他慢性病病史,无吸烟饮酒史。

父亲体健,外公、母亲均患“2型糖尿病”。

4. 思维引导 阴道的环境经常受到宿主的代谢产物、细菌本身的产物及外源性因素影响。阴道菌群非常复杂,除原虫、真菌外,尚包括很多需氧菌及厌氧菌,这些微生物可分为共栖的及病理性的,都生长在共同的环境内,各微生物之间可能有拮抗作用。在pH值3.8~4.2时,有利于共栖菌的繁殖,尤其是乳酸杆菌,同时乳酸杆菌还能产生H_2O_2,对其他微生物有毒性作用而抑制其繁殖。但是,当人体免疫力低下、内分泌激素发生变化、长期服用抗生素,或外来因素如组织损伤、性交,破坏了阴道的生态平衡时，常住的菌群会变成致病菌，冲破阴道屏障而引起感染。患者为绝经期女性，有糖尿病病史，同时长期久坐，外阴阴道假丝酵母菌病的可能性大，但需鉴别细菌性阴道病、滴虫性阴道炎。若出现卵巢功能低下，可考虑萎缩性阴道炎。患者外阴瘙痒白带异常症状迁延3个月，不排除混合感染，单一感染的阴道炎患者1个月的转阴率远大于混合性阴道炎者，混合性阴道炎的转阴时间集中在2～3个月。

（二）体格检查

1. 重点检查内容及目的　判断异常分泌物来源宫腔内或阴道；注意白带性质，颜色；注意观察患者的外阴及阴道黏膜是否发生改变，如外阴色素减退等。观察阴道黏膜是否充血，若有宫颈出血斑点，"草莓样"宫颈，应考虑滴虫性阴道炎。询问患者具体瘙痒位置，瘙痒时间，如何缓解。

体格检查

T 36.7 ℃，R 19 次/min，P 82 次/min，BP 110/70 mmHg。
神智清，精神可，无潮热盗汗，无心悸等。

妇科检查

①外阴：发育正常，可见红色抓痕，无色素减退。②阴道：畅，可容2指，阴道口红肿，阴道表面黏膜正常，分泌物量大，呈白色豆腐渣状。③宫颈：正常大小，表面光滑，质地中等。④子宫及双侧附件：活动度正常，无压痛。

2. 思维引导　妇科检查过程中应区分不同阴道炎所引起的白带改变，如滴虫性阴道炎，白带呈黄色、泡沫状、污秽、有臭味，可能伴有外阴痒；外阴阴道假丝酵母菌病，主要特点是白色豆腐渣样的白带、外阴阴道瘙痒较严重，可伴有局部皮肤损害；细菌性阴道病，匀质淡黄的白带，有一种特殊的鱼腥味。外阴瘙痒严重时，外阴皮肤处可见抓痕。经上述检查该患者考虑外阴阴道假丝酵母菌病，不除外血糖控制欠佳加重病情进展的可能。下一步需在治疗阴道炎的同时，兼顾糖尿病治疗。

（三）辅助检查

1. 主要内容及目的

（1）监测空腹和三餐前、后2 h血糖：明确近期血糖控制情况。
（2）糖化血红蛋白（HbA1c）：评估近2～3个月整体血糖水平。
（3）分泌物检测：进一步证实阴道炎性疾病情况。

辅助检查

（1）监测指尖血糖，包括三餐前和三餐后2 h血糖：三餐前7～8 mmol/L，餐后8～11.4 mmol/L。

（2）糖化血红蛋白：8.6%。

（3）分泌物检测：清洁度Ⅳ度，乳酸杆菌少量或无，pH值4.7，细菌性阴道病（+），酵母菌孢子（+），酵母菌芽生孢子（+），酵母菌假菌丝（+），杂菌（−），滴虫（−）。

2. 思维引导　在分泌物检测检查中，清洁度共分为4度，一般正常女性的分泌物检测清洁度常为Ⅰ～Ⅱ度，具体分度如下。①Ⅰ度：在显微镜下，可看到大量的阴道杆菌，以及上皮细胞，没有杂菌和白细胞，视野干净，说明分泌物正常。②Ⅱ度：可观察到阴道杆菌，以及上皮细胞，另外有少量的白细胞和杂菌,此时分泌物也算正常。③Ⅲ度:可观察到白带中有少量阴道杆菌,以及上皮细胞,而白细胞和杂菌的数量却很多,此时的白带不正常,说明有较轻的阴道炎。④Ⅳ度:可观察到分泌物当中没有阴道杆菌,只有少量的上皮细胞,但是却有大量白细胞和杂菌,这时提示有较严重的阴道炎。pH 值测定可鉴别单纯或混合感染,若 pH 值<4.5,可能为单纯假丝酵母菌感染;若 pH 值>4.5,可能存在混合感染,尤其是合并细菌性阴道病的混合感染。外阴阴道假丝酵母菌病患者根据有关症状严重程度中华医学会妇产科分会感染协作组提出了评分标准:评分≤6 分者为轻、中度 VVC,≥7 分者为重度 VVC。阴道炎患者中,单一感染与混合感染均会出现瘙痒、黏膜充血、分泌物异常、白带增多,而混合感染者比单一感染者更多表现出阴道灼痛症状增加、清洁度更差、阴道 pH 值偏高、乳杆菌减少。

该患者反复外阴瘙痒,白带异常 3 个月,曾诊断 2 型糖尿病,根据该患者糖化血红蛋白、餐前及餐后血糖值明显高于正常范围,考虑患者近期血糖控制欠佳。体格检查可见:外阴皮肤可见抓痕,阴道口红肿,分泌物检测提示清洁度Ⅳ度,提示阴道炎可能性大,pH 值 4.7,细菌性阴道病(+),酵母菌孢子(+),酵母菌芽生孢子(+),酵母菌假菌丝(+),支持细菌性阴道病合并外阴阴道假丝酵母菌病,且外阴阴道假丝酵母菌病评分大于 7 分。

(四)初步诊断

分析上述病史、体格检查、辅助检查结果,支持以下诊断:细菌性阴道病合并外阴阴道假丝酵母菌病。

二、治疗经过

(1)建议内科就诊后积极规范治疗糖尿病。

(2)氟康唑 150 mg po,每 3 天 1 次,共 3 次。

(3)克霉唑阴道片 150 mg,阴道上药,qd,连用 7 ~ 14 d。

(4)思维引导:混合性阴道炎的治疗原则为针对不同病原体,选择规范的抗菌药物,尽量减少不必要的抗菌药物的使用,以减少药物毒副作用、同时防止耐药率升高。对于混合感染的治疗目前国内外均无统一的治疗及随访方案,原则上参照每种单纯性阴道炎的治疗及随访,根据不同病原体的组合而选用不同抗菌药物的联合应用,建议根据患者情况个体化选择治疗药物。应当了解混合性阴道炎的多种病原体之间的相关性,避免治疗中出现病原体之间“此消彼长”。混合性阴道炎的治疗顺序:由于混合性阴道炎的症状存在不典型性,对于症状体征不明显的患者宜根据引起症状的主要病原体的种类依次治疗。如外阴阴道假丝酵母菌病或滴虫性阴道炎的相关症状明显者,可先进行抗真菌或抗滴虫治疗,改善症状。对于这类患者,需要特别关注阴道微生态的恢复情况,应加强随访,随访时重点了解症状和体征有无纠正、实验室检查的变化,再治疗其他病原体。

患者细菌性阴道病合并外阴阴道假丝酵母菌病,较单一阴道炎而言,病程更长,复发率较高。由于二者治疗方面存在冲突,因根据引起症状的主要病原体的种类依次治疗,考虑患者 3 d 前服用抗生素后症状加重,患者目前主要病原体为假丝酵母菌,因此优先治疗外阴阴道假丝酵母菌病。

滴虫性阴道炎+外阴阴道假丝酵母菌病:口服硝基咪唑类+局部抗真菌药物;局部联合给药(硝基咪唑类+抗真菌药物如克霉唑等);口服联合给药(硝基咪唑类+抗真菌药物如氟康唑等)。

治疗效果

1.症状 7 d 后外阴瘙痒减退,白带大致正常。

2. 体格检查 外阴:发育正常,抓痕好转。阴道:畅,可容 2 指,阴道表面黏膜正常,分泌物常量,性状大致正常。宫颈:未见异常。子宫及双侧附件:活动度正常,无压痛。

3. 辅助检查 分泌物检测:清洁度Ⅲ度,乳酸杆菌 少量或无细菌性阴道病(-),酵母菌孢子(-),酵母菌芽生孢子(-),酵母菌假菌丝(-),杂菌(-),滴虫(-)。

思维引导:针对混合性阴道炎易复发的处理:混合性阴道炎易于复发,增加了治疗难度。对存在多次复发的包含细菌性阴道病的混合性阴道炎患者,建议细菌性阴道病治疗的疗程延长。对包含外阴阴道假丝酵母菌病复发或再发的混合性阴道炎患者,推荐克霉唑阴道片强化后半年内定期巩固的治疗方案,能显著降低外阴阴道假丝酵母菌病的复发率。同时,混合性阴道炎疗效不理想、易复发的另一原因是治疗中忽视了阴道微生态平衡的调整,因此需要注意阴道微生态的改善。混合性阴道炎的疗效评价:除了症状、阳性体征和病原体均消失,阴道微生态的评估也是关键指标;如不能进行阴道微生态评价,需阴道清洁度和阴道 pH 值达到正常。因患者曾患混合性阴道炎,因此建议患者规律用药后,克霉唑阴道片强化后半年内定期巩固的治疗方案,必要时给予乳酸杆菌制剂补充阴道内乳酸杆菌含量。

三、思考与讨论

患者本身职员工作,工作时身着紧身裤,长时间久坐,2 型糖尿病家族史,血糖控制不佳,导致出现了阴道炎。本次疾病前期未规律治疗,自行购买药物治疗,因服用抗生素导致症状加重,进一步增加了混合感染的可能性。混合性阴道炎是由 2 种或 2 种以上病原体引起的阴道感染,病原体都可造成异常的局部环境而引起相应的症状和体征,并且都需要治疗以完全根治。混合性阴道炎较单个病原体感染引起的阴道炎治疗上更具为复杂,仍是临床治疗中的难点。混合性阴道炎的正确诊断依赖于以下几点。

(1)仔细询问患者阴道炎症状的性质、类别、持续时间、有无诱发因素、生活习惯,以及近期用药情况,是否有免疫力低下情况。

(2)关注患者的既往阴道炎发病情况,对可能反复发作的阴道炎症或不同时期曾存在不同的阴道炎症病史应高度警惕,注意有无混合性阴道炎存在。

(3)妇科检查,注意阴道黏膜情况,有无炎性反应,阴道分泌物的特征,对于单一阴道炎症无法解释的阴道黏膜及分泌物特征应注意有无混合性阴道炎的存在。

(4)对于患者阴道分泌物行微生态检测评估,条件不足者行生理盐水湿片及革兰氏染色涂片镜检,查找滴虫、线索细胞、真菌,记录镜下白细胞及优势菌群情况,必要时结合细菌培养、真菌培养结果综合判断。总体而言,混合性阴道炎的诊断不应简单建立在实验室检测的基础上,而应该结合患者的病史、临床症状及体征综合判断。

四、练习题

1. 哪些症状体征提示重度假丝酵母菌病(VVC)?
2. 细菌性阴道病、外阴阴道假丝酵母菌病、滴虫性阴道炎的典型症状有哪些?
3. 混合性阴道炎如何治疗?

五、推荐阅读

[1]高月倩,白君宜,王辰,等. 2021 年美国疾病控制和预防中心《性传播感染治疗指南》关于阴道炎症的诊治规范解读[J]. 中国实用妇科与产科杂志,2021,37(11):1141-1146.

[2]中华医学会妇产科学会感染性疾病协作组. 混合性阴道炎诊治专家共识(2021 版)[J]. 中华妇产科杂志,2021,56(1):15-18.
[3]中华医学会妇产科学会感染性疾病协作组. 需氧菌性阴道炎诊治专家共识(2021 版)[J]. 中华妇产科杂志,2021,56(1):11-14.

(常 蕾)

案例 30 宫颈炎、盆腔炎

一、病历资料

(一)门诊接诊

1. 主诉 下腹痛伴阴道排液 1 个月,加重 1 周。

2. 问诊重点 下腹痛多由妇科疾病所致,但也可来自内生殖器以外的疾病。寻找下腹痛的病因,问诊时应注意下腹痛的诱因、部位、性质、程度、时间及伴随症状,诊治经过、治疗效果等。

3. 问诊内容

(1)诱发因素:有无停经史、宫腔操作史、性行为及卫生、剧烈活动、不洁饮食等诱发因素。

(2)主要症状:下腹痛常见于盆腔炎、异位妊娠、黄体破裂、卵巢肿瘤破裂或者蒂扭转、痛经、急性阑尾炎等;同时应询问腹痛的性质,是持续性隐痛还是阵发性剧痛。下腹痛与月经周期有无相关性,子宫腺肌病引起的痛经多周期性发作;若剧烈活动后腹痛较剧烈,无停经史,超声提示有囊肿和/或积液,考虑卵巢囊肿破裂、卵巢囊肿蒂扭转;下腹痛伴停经史,考虑异位妊娠、先兆流产等妊娠并发症。阴道排液常见于阴道炎、宫颈炎、盆腔炎、子宫内膜癌、宫颈癌等。阴道分泌物的颜色、量、有无异味。腹痛的部位、时间特点,排液的质、色、量,如下腹痛伴阴道脓样分泌物,应考虑急性盆腔炎;若下腹痛伴血性异常分泌物,应考虑妇科恶性肿瘤;若转移性下腹痛,以右下腹痛为主,有不洁饮食,应考虑急性阑尾炎等消化系统疾病。

(3)伴随症状:下腹痛伴有发热、寒战等症状,多考虑盆腔炎性疾病;有停经史及阴道流血,考虑异位妊娠、先兆流产等妊娠并发症;若突然撕裂样疼痛,随后疼痛有缓解或肛门坠胀感,疼痛向全腹部扩散,考虑异位妊娠破裂;若疼痛位于下腹中部,呈阵发性,考虑流产;伴有附件包块,常为卵巢肿瘤蒂扭转或破裂。转移性右下腹痛伴发热还应考虑急性阑尾炎。

(4)诊治经过:是否就诊,何时、何处就诊,是否做过检查,诊断及治疗方案、治疗效果如何。

(5)既往史:有无宫腔操作史,既往是否做过盆腹腔手术,术后恢复情况如何。

(6)个人史:包括吸烟、饮酒、饮食等情况。

(7)月经婚育史:初潮年龄、月经周期及经期持续时间、经量及经期伴随症状,末次月经时间;婚次及婚龄,配偶健康状况、有无性病史及性生活情况;多个性伴侣者,性传播疾病风险增加。足月产、早产及流产次数,采用何种避孕措施及效果。

(8)家族史:常规问诊。

问诊结果

患者 45 岁,育龄期女性,平素月经不规律,周期 5～6 d/28～60 d,LMP 2023-05-10,就诊时停经 32 d,平时经量中,色暗红,无痛经史。既往无慢性病史。患者 1 个月前无明显诱因出现下腹痛，呈持续性钝痛，能忍受，向腰骶部放射，阴道不规则排液，黄白色，质稠，时多时少，伴外阴瘙痒、异味，无发热，无转移性腹痛，无恶心、呕吐，无尿频、尿急不适，于当地诊所就诊，给予口服药物对症治疗（具体药物、用药量及疗程不详），上述症状稍缓解。1 周前患者下腹痛难忍，自觉发热、乏力、浑身不适，阴道大量黄色脓样分泌物，量多，有臭味，无恶心、腹泻、便秘等症状，今来医院就诊，盆腔超声提示右侧附件低回声包块（4.0 cm×3.0 cm）；盆腔积液（3.0 cm×2.5 cm）。2013 年行“子宫下段剖宫产术”；2015 年因宫外孕行“腹腔镜下患侧输卵管开窗取胚术”。G2P2，足月顺产 1 子，剖宫产 1 子，2 子均体健。父亲体健，母亲因患宫颈癌已故，1 姐体健。

4. 思维引导　患者下腹痛伴阴道流液 1 个月，加重 1 周。有停经史，超声宫内未见孕囊，血 hCG 正常，可排除妊娠相关疾病。该患者无转移性右下腹痛，超声检查或 CT 进一步检查确诊有无急性阑尾炎。该患者阴道大量黄脓样分泌物，取分泌物涂片培养检测病原体明确病因。患者无午后低热、盗汗、乏力、食欲缺乏等结核相关症状，初步除外生殖系统结核。患者下腹痛难忍，应注意除外卵巢肿瘤破裂或蒂扭转。体格检查时重点行腹部及妇科检查，重点观察阴道分泌物的性状；宫颈大小、有无举痛；宫体大小、形态、活动度，有无压痛；附件有无包块、压痛、活动度等。

（二）体格检查

1. 重点检查内容及目的　患者急性盆腔炎的可能性大，应注意妇科检查及下腹部体格检查。有无盆腔炎体征，如外阴潮红，尿道口及阴道异常分泌物，宫颈充血、水肿；宫颈举痛，宫体压痛，双侧附件区有无包块、有无压痛；下腹部肌紧张、压痛、反跳痛；下腹部是否有移动性浊音，移动性浊音提示有大量腹水，异位妊娠破裂或卵巢囊肿破裂可能性大。三合诊检查更有利于了解盆腔脓肿的情况及与邻近器官的关系。

体格检查

T 39.0 ℃，R 24 次/min，P 106 次/min，BP 110/70 mmHg，身高 163 cm，体重 63 kg。

神志清楚，精神差，发育正常，营养中等，正常面容，表情自如。毛发分布正常，无异常色素沉着。全身浅表淋巴结未触及。视力正常，甲状腺无肿大、无压痛、震颤、血管杂音。双肺呼吸音清，无干、湿啰音。心前区无隆起，心尖搏动正常，心率 106 次/min，律齐。腹平软，无腹壁静脉曲张，下腹部压痛，无反跳痛。肝、脾肋缘下未触及，墨菲征阴性，肾区无叩击痛，无移动性浊音。肠鸣音正常。

妇科检查

①外阴：发育正常，阴毛呈女性分布。②阴道：通畅，可容 2 指，黏膜潮红，可见脓性分泌物。③宫颈：柱状，光滑，肥大，可见宫颈腺囊肿，有摇举痛，宫颈口可见黄白色脓性分泌物流出。④宫体：前位，正常大小，形态正常，有压痛，活动欠佳。⑤附件：右侧可触及 4.0 cm×3.0 cm 包块，有压痛，与周围组织分界不清，左侧附件区增厚，有压痛，未触及异常包块。

2. 思维引导　经上述检查有盆腔炎性疾病体征，阴道及宫颈脓性分泌物，提示宫颈炎。宫体及双侧附件区压痛，提示盆腔炎性疾病。附件包块且压痛的患者不排除卵巢肿瘤、异位妊娠、卵巢肿瘤蒂扭转所致，进一步行实验室检查（分泌物涂片、培养及药物敏感试验，血常规、尿常规、红细胞沉降率、C 反应蛋白、降钙素原、血 hCG、肝功能、肾功能、传染病、肿瘤标志物等）及影像学检查（盆腔超声、盆腔磁共振、胸部 X 线、腹部 CT 等),明确诊断。

(三)辅助检查

1. 主要内容及目的

(1)血常规、血培养、红细胞沉降率、C 反应蛋白、降钙素原:进一步证实感染性疾病。

(2)分泌物涂片、培养及药物敏感试验:查找病原体。

(3)血 hCG:明确有无妊娠疾病(异位妊娠、流产等)。

(4)肿瘤标志物:排除卵巢肿瘤;传染病检查排除性病。

(5)影像学检查盆腔磁共振,进一步明确诊断,排除恶性肿瘤。

(6)腹部 CT:进一步判断有无急性阑尾炎。

(7)结核菌素检查、胸部 X 线、盆腔 X 线:进一步明确有无生殖器结核。

(8)肝功能、肾功能、电解质:是否有肝功能、肾功能的损害,内环境紊乱失衡。

辅助检查

(1)血常规:WBC 13.2×10^9/L,N% 80%,L% 18%,RBC 4.88×10^{12}/L,Hb 150 g/L,PLT 333×10^9/L。CRP 126 mg/L;ESR 110 mm/h。

(2)分泌物培养结果:检测出大肠埃希菌阳性。分泌物涂片:淋病奈瑟球菌阴性。

(3)胸部 X 线:未见异常。

(4)CA125 13.2 U/mL,CA19-9<1.00 U/mL,AFP 1.09 ng/mL,人附睾蛋白 4 HE4 39.84 pmol/L,血 hCG 0.35 mIU/mL。传染病八项未见异常。

(5)盆腔磁共振:右侧输卵管肿物 4.0 cm×3.0 cm,伴盆腔积液,考虑盆腔炎性疾病征象。

(6)腹部 CT 检查:未见异常。

(7)结核菌素检查:阴性。

(8)肝功能正常,钾 3.3 mmol/L,钠 130 mmol/L,氯 80 mmol/L,Cr 96 μmol/L,BUN 6.5 mmol/L。

2. 思维引导 根据该患者下腹痛伴阴道流液 1 个月,加重 1 周,血常规、血红细胞沉降率均偏高,分泌物培养有大肠埃希菌,磁共振检查支持盆腔炎性疾病。有异位妊娠病史,血 hCG 阴性,排除异位妊娠诊断。肿瘤标志物正常、磁共振结果排除妇科恶性肿瘤。结核菌素试验阴性不考虑生殖器结核。腹部 CT 结果排除急性阑尾炎;分泌物涂片未找到淋病奈瑟球菌,不考虑淋病;根据超声检查及盆腔磁共振可排除卵巢肿瘤破裂及蒂扭转。

(四)初步诊断

盆腔炎性疾病。

二、治疗经过

(一)初步治疗

(1)卧床休息,取半卧位,有利于脓液积聚于直肠子宫陷凹而使炎症局限。

(2)给予高热量、高蛋白、高维生素流食或半流食,补充液体,纠正电解质紊乱及酸碱失衡。

(3)抗生素治疗:给药途径以静脉滴注收效快,原则为经验性、广谱、及时、个体化。

(4)思维引导:①该病治疗以抗生素药物治疗为主,必要时需手术治疗。②对初治病例,抗生素选择按照经验性、广谱与个体化原则,待阴道/宫颈分泌物细菌培养+药物敏感试验结果回示后,应按照药物敏感试验结果选择合适的抗生素。③所选方案应能涵盖常见的需氧菌、厌氧菌、淋病奈瑟球菌和衣原体等。④头孢替坦和头孢西丁对厌氧菌有一定的疗效，因此可不加甲硝唑；其他头孢菌素方案时需加入甲硝唑。⑤由于对阿奇霉素的耐药性日益增加，因此对于衣原体的治疗，推荐使用多西环素。考虑到与静脉输注相关的疼痛，应尽可能口服多西环素。⑥多西环素和甲硝唑的口服和静脉给药具有相似的生物利用度。口服甲硝唑吸收良好，对于没有重度盆腔炎性疾病或输卵管卵巢脓肿者，可以考虑代替静脉注射。⑦由于耐喹诺酮类药物淋病奈瑟球菌的出现，喹诺酮类药物不能作为盆腔炎的首选药物。但该患者化验淋病奈瑟球菌阴性，阴道脓性分泌物，血常规及感染指标增高，可考虑应用喹诺酮类药物。

治疗效果

1. 症状　3 d 后体温持续不退，下腹痛无明显缓解。

2. 体格检查　神志清楚，精神差，T 38.9 ℃，R 26 次/min，HR 108 次/min，宫体及附件区压痛明显。

3. 辅助检查　盆腔超声提示右侧附件低回声包块较前增大，5.0 cm×4.0 cm。

(二)病情变化

患者突发腹痛加剧，伴寒战、高热、恶心、呕吐、腹胀，体格检查腹部拒按，腹肌紧张，压痛、反跳痛阳性。

1. 患者病情变化的可能原因及应对　脓肿破裂，在抗生素治疗同时行腹腔镜或剖腹探查术。

2. 术中探查　①部分大网膜与右侧盆壁炎性粘连，双侧卵巢因粘连不可明视。②右侧输卵管迂曲增粗、膨大，5.0 cm×4.0 cm，与右侧卵巢包裹粘连，左侧输卵管伞端与左侧卵巢粘连包裹，考虑右侧输卵管积脓。③遂告知患者家属术中情况后，可行输卵管脓肿切开引流术，或者右侧输卵管切除术。患者无生育要求，家属要求切除右侧输卵管并签字。④术中使用超声刀分离粘连，充分暴露右侧输卵管，见脓性乳白色液体流出，术中提取脓液标本送培养，完整切除右侧输卵管，套袋取出。

思维引导：手术治疗主要用于治疗抗生素控制不满意的输卵管卵巢脓肿或盆腔脓肿。

(1)药物治疗无效：输卵管卵巢脓肿或盆腔脓肿经药物治疗 48～72 h，体温持续不降，或中毒症状加重或包块增大者，应及时手术，以免发生脓肿破裂。

(2)脓肿持续存在：经药物治疗病情有好转，继续控制炎症数日(2～3 周)，包块仍未消失但已局限化，应手术切除，以免日后再次急性发作。

(3)脓肿破裂：突然腹痛加剧，寒战、高热，恶心、呕吐、腹胀，检查腹部拒按或有中毒性休克表现，应怀疑脓肿破裂。若脓肿破裂未及时诊治，死亡率高。因此，一旦怀疑脓肿破裂，需立即在抗生素治疗的同时行腹腔镜或剖腹探查。

治疗 1 周后

下腹痛逐渐缓解，无发热、恶心、呕吐。

1. 体格检查　神志清楚，精神可，生命体征平稳，下腹部无明显压痛及反跳痛。

2. 血常规、CRP 及 ESR　WBC 8.7× 10^9/L，N% 72%，L% 22%，RBC 3.60×10^{12}/L，Hb 140 g/L，PLT 296×10^{12}/L；CRP 35 mg/L；ESR 40 mm/h。

三、思考与讨论

患者有下腹痛，主要是宫体、附件压痛明显，体温超过38.5℃、宫颈及阴道异常脓性分泌物、红细胞沉降率升高、血C反应蛋白升高、脓性分泌物培养出大肠埃希菌、阴道超声及磁共振显示：右侧输卵管肿块，左侧输卵管增粗，伴盆腔积液，考虑盆腔炎性疾病征象。以上均支持盆腔炎性疾病的诊断。

应与急性阑尾炎、卵巢肿瘤蒂扭转或破裂、异位妊娠破裂等相鉴别。①急性阑尾炎：转移性右下腹疼痛，高热、血常规高，超声检查可以鉴别。②卵巢肿瘤蒂扭转：腹痛剧烈，多伴恶心、呕吐，超声检查可以鉴别。③异位妊娠破裂：有停经史，腹痛，阴道流血，血 hCG 升高，后穹隆饱满，穿刺可抽出不凝血液，超声检查可以鉴别。

治疗上应卧床休息；去除病因、对症、支持；广谱抗生素，联合用药。抗感染3 d后患者体温持续不降、症状加重、包块增大突然腹痛加剧、寒战、高热、恶心、呕吐或中毒性休克表现，需立即抗生素治疗同时剖腹或腹腔镜探查。

四、练习题

1. 盆腔炎性疾病抗生素治疗原则有哪些？
2. 盆腔炎性疾病手术指征是什么？

五、推荐阅读

[1]中华医学会妇产科学分会感染性疾病协作组. 盆腔炎症性疾病诊治规范(2019修订版)[J]. 中华妇产科杂志,2019,54(7):433-437.
[2]谢幸,孔北华,段涛. 妇产科学[M]. 9版. 北京:人民卫生出版社,2018.

（喇　慧）

案例31 女性生殖器结核

一、病历资料

(一)门诊接诊

1. 主诉　间断发热3月余，腹痛2月余，腹胀1月余。

2. 问诊重点　问诊时应注意询问发热的热型、体温上升和下降的时间点方式，有无规律性、最高体温、体温波动范围、伴随症状、有无手术外伤史等，是否伴随腹痛、咳嗽咳痰等症状；注意询问腹痛的部位、性质及程度、发作及持续时间、与体位的关系及其他伴随症状等。腹胀发病的急缓、腹胀的部位、有无消化道慢性病史、大小便情况等。有无性生活史，有无类似患者接触史，既往有无患过其他疾病及服药史，近期就诊情况、做过何种检查及治疗，效果如何。

3. 问诊内容

(1)诱发因素：有无受凉、劳累、不洁饮食、不洁性生活史、手术外伤史、病情与体位变化有无关系等，有无发热患者、咳嗽咳痰患者接触史，有无服用导致发热的药物史等。

（2）主要症状及伴随症状：注意有无咳嗽、咳痰、寒战、皮疹、昏迷、淋巴结肿大等；有无腹泻、恶心、呕吐、血尿等。

（3）诊治经过：有无其他医院就诊，是否用药，用何种药，具体剂量，效果如何。

（4）既往史：有无呼吸系统疾病、消化系统疾病、免疫系统疾病及血液系统疾病等疾病史；服药史；手术外伤史。

（5）个人史：疫区接触史，化学性物质、放射性物质、有毒物质接触史；性生活史。

（6）月经史：月经初潮年龄、周期及经期长短，经量多少，有无痛经等。

（7）婚育史：应详细询问生育情况，有无经量减少、闭经、不孕等。

（8）家族史：如家族中有无结核病等传染性疾病患者，有无肿瘤、血液等家族病史及遗传病史。

问诊结果

患者20岁，3月余前无明显诱因出现发热，无规律性，体温最高升至38.9℃，伴畏寒、头晕、头部隐痛，体温正常后头晕、头痛可消失，无寒战、皮疹等，无咳嗽、咳痰、胸闷、胸痛，就诊于当地医院，查超敏C反应蛋白明显升高，口服药物治疗效果差。后行胸部CT检查示“左肺尖区可见点片状密度增高影，余肺内未见明显异常密度影”，白细胞 2.91×10^9/L，血红蛋白101 g/L；白蛋白35.7 g/L。改为静脉输液（具体药名不详）治疗，效果不佳，遂行结核菌素纯蛋白衍生物（PPD）检查示15 mm×10 mm硬结，痰涂片阳性，TB-γ干扰素释放试验（TB-IGRA）297.261 pg/mL，给予抗结核治疗。2个月前出现下腹隐痛，经直肠超声示右侧附件畸胎瘤可能性大，因考虑结核急性期，建议先抗结核治疗，给予对症处理后腹痛减轻。1个月前出现腹胀，无恶心、呕吐，药物治疗后腹胀无明显减轻，并进行性加重。今为求进一步诊治来院。既往体健，无慢性病史，无手术及操作史，无疫区接触史，无咳嗽、咳痰发热患者接触史。未婚，无性生活史。13岁月经初潮，月经周期3～7 d/28～30 d，LMP 2022-05-31，经量中等；无痛经。家族无相关病史。

4. 思维引导　患者间断发热3月余，无明显时间规律，体温最高升至38.9℃，伴畏寒、头晕、头部隐痛，体温正常后头晕、头痛可消失，无寒战、皮疹等，无咳嗽、咳痰、胸闷、胸痛，肺部感染与上述症状不符。X线或CT检查可证实有否肺部感染；注意肺高分辨率CT有无弥漫的小结节，如无多发弥漫小结节排除泛发性细支气管炎。患者虽无盗汗、乏力、食欲缺乏等结核中毒症状，但患者热型无规律性，不除外结核可能，注意放射线或CT检查，如为结核其病变多为肺上部尖后段、下叶背段，痰查结核菌可证实。患者下腹隐痛、腹胀，应了解患者有无消化系统疾病，在体格检查时重点行腹部体格检查，查明腹部是否膨隆、有无腹壁静脉曲张、有无压痛及反跳痛、有无腹部包块、移动性浊音等。并行盆腹腔的超声、CT或MRI检查排除盆腹腔器质性病变，有性生活的女性应同时根据病史行血hCG等相关检查排除妊娠相关疾病。

（二）体格检查

1. 重点检查内容及目的　在常规全身体格检查的基础上，应重点检查腹部，是否有柔韧感或腹水征，形成包裹性积液时，可触及囊性肿块，边界不清，不活动，表面因有肠管粘连，叩诊空响。妇科检查或肛诊时子宫往往因周围有粘连使活动受限。若附件受累，在子宫两侧可触及条索状的输卵管或输卵管与卵巢等粘连形成的大小不等及形状不规则的肿块，质硬、表面不平，呈结节状突起，或可触及钙化结节。

体格检查

T 36.7℃,R 22 次/min,P 87 次/min,BP 111/77 mmHg,身高 162 cm,体重 52 kg。

一般情况良好,发育正常,营养良好,正常体形,正常面容,心肺听诊无明显异常,下腹部有压痛,无反跳痛。腹部柔韧感不明显,余体格检查正常。

妇科检查

外阴:发育正常。肛诊:①子宫,前位,正常大小,质中,无压痛;活动度欠佳。②双附件,右侧附件区可触及一大小约 7 cm×4 cm 的不规则包块,活动度差,轻压痛;左侧附件区可触及一 6 cm×3 cm 的不规则包块,活动度差,有压痛。

2. 思维引导　结合患者有肺结核病史,腹部有压痛,子宫有压痛,活动度欠佳,双侧附件区均可触及包块,有压痛,活动度差,初步考虑患者生殖器结核的可能性大。但需要与输卵管积脓、卵巢肿瘤等相鉴别。

(三)辅助检查

1. 主要内容及目的　对患者身体状况进行评估,为进一步明确诊断及鉴别诊断,应进一步行子宫内膜病理检查、X 线检查、腹腔镜检查、结核菌检查、结核菌素试验、盆腔 MRI、血常规、CRP、妇科肿瘤标志物检测等。

(1)子宫内膜病理检查:是诊断子宫内膜结核最可靠的依据。由于经前子宫内膜较厚,若有结核菌,此时阳性率高,故应选择在经前 1 周或月经来潮 6 h 内行刮宫术。术前 3 d 及术后 4 d 应每日肌内注射链霉素 0.75 g 及口服异烟肼 0.3 g,以预防刮宫引起结核病灶扩散。由于子宫内膜结核多由输卵管蔓延而来,故刮宫时应注意刮取子宫角部内膜,并将刮出物送病理检查,在病理切片上找到典型结核结节,诊断即可成立,但阴性结果并不能排除结核的可能。若有条件应将部分刮出物或分泌物做结核菌培养。遇有宫腔小而坚硬,无组织物刮出,结合临床病史及症状,也应考虑为子宫内膜结核,并做进一步检查。若子宫颈可疑结核,应做活组织检查确诊。

(2)X 线检查:盆腔 X 线摄片发现孤立钙化点,提示曾有盆腔淋巴结结核病灶。子宫输卵管碘油造影可能见到下列征象:①宫腔呈不同形态和不同程度狭窄或变形,边缘呈锯齿状;②输卵管管腔有多个狭窄部分,呈典型串珠状或显示管腔细小而僵直;③在盆腔淋巴结、输卵管、卵巢部位有钙化灶;④若碘油进入子宫一侧或两侧静脉丛,应考虑有子宫内膜结核的可能。子宫输卵管造影对生殖器结核的诊断帮助较大,但也有可能将输卵管管腔中的干酪样物质及结核菌带到腹腔,故造影前后应肌内注射链霉素及口服异烟肼等抗结核药物。

(3)腹腔镜检查:能直接观察子宫、输卵管浆膜面有无粟粒结节,并可取腹水行结核菌培养,或在病变处做活组织检查。做此项检查时应注意避免肠道损伤。

(4)取月经血或宫腔刮出物或腹水做结核菌检查。

(5)结核菌素试验阳性说明体内曾有结核分枝杆菌感染,若为强阳性说明目前仍有活动性病灶,但不能说明病灶部位,若为阴性一般情况下表示未有过结核分枝杆菌感染。

(6)γ 干扰素释放实验(interferon gamma release assay,IGRA)是诊断结核病的新方法,可通过检测 γ 干扰素浓度或从单细胞水平检测分泌 γ 干扰素细胞数目来诊断肺结核及肺外结核,具有很高的敏感性和特异性。

(7)妇科肿瘤标志物及盆腔 MRI 检查:有助于初步判断肿物性质。

(8)白细胞计数不高,分类中淋巴细胞增多,不同于化脓性盆腔炎性疾病;活动期红细胞沉降率增快，但正常不能除外结核病变，这些化验检查均为非特异性，只能作为诊断参考。

辅助检查

(1)血常规：WBC 3.8×10^9/L，HB 113 g/L，余未见明显异常。

(2)CRP 0.55 mg/L；ESR 28 mm/h。

(3)肝功能：天冬氨酸转氨酶 56 U/L。

(4)肾功能、电解质：均未见异常。

(5)肿瘤标志物：CA125 98.11 U/mL。

(6)盆腔 MRI 平扫+增强：①盆腔异常信号，考虑炎性病变(双侧输卵管积脓?)；②右侧卵巢异常低信号。

2. 思维引导 本患者的疾病特点：3 月余前间断发热，PPD 检查示 10 mm×10 mm 硬结，痰涂片阳性，TB-IGRA 297.261 pg/mL，结核诊断明确。2 个月前出现下腹痛并于 1 个月前出现腹胀，盆腔 MRI 平扫+增强：①盆腔异常信号，考虑炎性病变(双侧输卵管积脓?)；②右侧卵巢异常低信号。患者有明确结核病史，因此考虑生殖器结核的可能。

(四)初步诊断

①盆腔肿物性质待定：生殖器结核？②肺结核。

(五)鉴别诊断

1. 子宫内膜异位症 多有子宫粘连、活动受限、有压痛的囊性肿块，可有继发性痛经、性交痛、不孕等病史。

2. 卵巢恶性肿瘤 早期常无症状。晚期主要症状为腹胀、腹部肿块、腹水及其他消化道症状；部分患者可有消瘦、贫血等恶病质表现；功能性肿瘤可出现不规则阴道流血或绝经后出血。妇科检查可扪及肿块多为双侧，实性或囊实性，表面凹凸不平，活动差，常伴有腹水。三合诊检查可在直肠子宫陷凹处触及质硬结节或肿块。有时可扪及上腹部肿块及腹股沟、腋下或锁骨上肿大的淋巴结。

3. 盆腔炎性疾病的后遗症 因盆腔的急性炎症未及时治疗或治疗未得到根治，转变为慢性炎症后形成的包裹性积液和积脓，在临床上又称之为急性盆腔炎性疾病的后遗症。

二、治疗经过

(1)继续抗结核治疗。

(2)沟通病情，继续抗结核治疗中，仍间断发热，出现腹痛、腹胀及盆腔肿物。考虑生殖器结核的可能，抗结核治疗效果欠佳，可考虑腹腔镜探查。

(3)完善相关术前检查后行腹腔镜探查术，术中见盆腹腔广泛粘连，部分肠管与腹壁粘连，子宫及双侧附件不能明视，分离粘连后见双侧输卵管伞端干酪样组织，双侧输卵管明显增粗僵硬，呈“腊肠样”，取部分干酪样组织送快速冰冻病理回示：符合肉芽肿性病变，不除外结核，向家属讲明术中情况，建议行双侧输卵管切除，并告知切除双侧输卵管后无法自然受孕等，家属表示理解，要求切除双侧输卵管并签字。

(4)术后常规病理回示(双侧输卵管)肉芽肿性炎，可见凝固性坏死及类上皮细胞，结合 TB-DNA 结果，符合结核。分子病理结果：TB-DNA(+)。

(5)术后继续规律服用抗结核药物并定期复查。

(6)思维引导：①充分告知患者疾病可能的发展及风险。②抗结核治疗中，仍间断发热，出现腹痛腹胀及盆腔肿物。考虑生殖器结核的可能，抗结核治疗效果欠佳，有腹腔镜探查指征。③抗结核治疗需要遵循早期、联合、规律、适量、全程的原则，术后仍需继续抗结核治疗。

三、思考与讨论

生殖器结核是由结核分枝杆菌引起的女性生殖器炎症，输卵管结核最常见，常继发于身体其他部位结核如肺结核、肠结核、腹膜结核等，血行传播为最主要的传播途径。采用抗结核药物治疗为主，休息营养为辅的治疗原则。出现以下情况应考虑手术治疗：①盆腔包块经药物治疗后缩小，但不能完全消退；②治疗无效或治疗后又反复发作者，或难以与盆、腹腔恶性肿瘤鉴别者；③盆腔结核形成较大的包块或较大的包裹性积液者；④子宫内膜结核严重，内膜破坏广泛，药物治疗无效者。手术范围根据患者年龄、病变部位而定，年龄大患者手术以全子宫及双侧附件切除术为宜；对年轻妇女应尽量保留卵巢功能；对病变局限于输卵管，而又迫切希望生育者，可行双侧输卵管切除术，保留卵巢及子宫。由于生殖器结核所致的粘连常较广泛而紧密，术前应做好肠道清洁准备，术时应注意解剖关系，避免损伤。虽然生殖器结核经药物治疗取得良好疗效，但治疗后的妊娠成功率极低，对部分希望妊娠者，可行辅助生殖技术助孕。

四、练习题

1. 生殖器结核的手术指征是什么？
2. 如何诊断生殖器结核？
3. 生殖器结核治疗的原则有哪些？

五、推荐阅读

[1]谢幸，孔北华，段涛. 妇产科学[M]. 9 版. 北京：人民卫生出版社，2018.
[2]魏丽惠，戴钟英，顾美皎. 临床妇产科学[M]. 3 版. 北京：人民卫生出版社，2022.

（郭会敏）

案例 32 子宫内膜异位症

一、病历资料

（一）门诊接诊

1. 主诉　未避孕未孕 3 年，发现左侧附件区肿物 1 年。

2. 问诊重点　不孕及卵巢囊肿皆为妇科常见疾病。不孕症原因较多，一般分为女方因素、男方因素、双方因素及不明原因四类，故问诊时应询问男方是否有相关检查，患者月经是否规律，是否监测过排卵，同时应询问患者卵巢囊肿的超声特点及变化情况。患者平素有无腰酸、腹痛、下腹坠等慢性盆腔炎的症状；是否伴有月经不调、子宫异常出血、多囊卵巢综合征；是否合并慢性盆腔疼痛、经期腹痛、性交痛等症状；是否合并腹胀、消瘦、食欲缺乏等。

3. 问诊内容

（1）诱发因素：男方是否有基础疾病，患者是否规律性生活，有无盆腔感染、人工流产等宫腔操作及口服雌、孕激素类药物等。

(2)主要症状及伴随症状:未避孕未孕时间,是否有痛经、性交痛。

(3)诊治经过:是否就诊,何时、何处就诊,是否做过检查,是否用药,用何种药、具体剂量、效果如何。

(4)发病以来的一般状况:体重变化、饮食、大小便、精神、睡眠情况。

(5)既往史:既往是否患有基础疾病,是否做过盆腹腔手术,如阑尾炎、卵巢囊肿剥除、子宫肌瘤剔除等,是否有高血压、多囊卵巢综合征及自身免疫病等。

(6)个人史:包括吸烟、饮酒、饮食等情况,是否暴露于某些化学药物如铅、汞的中毒或放射性环境。

(7)月经史:患者月经周期、月经持续时间、经量及末次月经,是否有痛经。

(8)婚育史:婚次及结婚年龄,男方健康状况及双方性生活情况,既往是否生育、流产等。

(9)家族史:包括一级亲属是否有染色体异常、卵巢肿瘤等疾病。

问诊结果

患者25岁,育龄期女性,规律性生活,未避孕未孕3年。13岁初潮,平素月经规律,5 d/28~30 d,LMP 2021-09-06,经量中等,近1年有痛经,痛经VAS评分为2分,能忍受。男方精液检查正常,超声监测排卵每月有优势卵泡排出,子宫输卵管造影提示双侧输卵管通畅。1年前当地医院盆腔超声检查:左附件区有一22 mm×30 mm的囊性回声,内透声差,提示左侧卵巢囊肿,曾服用中药治疗(具体不详),复查超声囊肿逐渐增大,不伴腹胀、腹痛、发热等症状,为求进一步诊治来医院就诊。自患病来,患者饮食睡眠好,大小便正常,体重无明显变化。既往无基础疾病,无手术史,无吸烟、饮酒史,无化学性药物、放射性环境接触史。婚后夫妻关系和睦,无妊娠史。无遗传性家族史。

4. 思维引导 女性不孕的主要原因是排卵障碍和盆腔因素。排卵障碍主要有以下因素。①下丘脑-垂体-卵巢轴功能紊乱,包括下丘脑、垂体器质性病变或功能障碍。②卵巢病变,如先天性卵巢发育不良、多囊卵巢综合征、卵巢功能早衰、卵巢功能性肿瘤、卵巢不敏感综合征、子宫内膜异位症等。③肾上腺及甲状腺功能异常也能影响卵巢功能。盆腔因素主要有以下几点。①输卵管因素导致的不孕:输卵管阻塞或输卵管通而不畅约占女性不孕因素的1/2,慢性输卵管炎(淋病奈瑟球菌、结核分枝杆菌、沙眼衣原体等)引起伞端闭锁或输卵管黏膜破坏,可使输卵管完全阻塞导致不孕。②子宫因素:子宫畸形、子宫黏膜下肌瘤、子宫内膜炎、子宫内膜结核、子宫内膜息肉、宫腔粘连等均能影响受精卵着床,导致不孕。③宫颈因素:宫颈黏液分泌异常、宫颈炎症及宫颈黏液免疫环境异常,影响精子通过,均可造成不孕。④免疫因素、精神因素,以及环境因素等也可造成不孕。

患者超声提示左附件区包块,问诊时应注意以下几点。①有无低热、乏力、消瘦等症状,初步判定疾病性质;②有无恶心、呕吐、黑便、便血、大便性状异常等消化道症状,以排除胃肠道肿瘤;③有无阴道流血、流液,以排除输卵管、子宫内膜等肿瘤;④若考虑卵巢肿瘤,因性索间质来源卵巢肿瘤可分泌性激素,需了解有无男性化症状或异常阴道流血;⑤有无合并痛经,以判断是否为卵巢子宫内膜异位囊肿,问诊时需要注意鉴别。

(二)体格检查

1. 重点检查内容及目的 患者的一般情况,神态、营养状况。因“不孕、痛经”多见于子宫内膜异位、慢性盆腔炎等疾病,因此妇科检查时应特别注意:阴道内有无脓性、豆渣样分泌物,宫颈、阴道处有无紫蓝色结节或其他明显病变,阴道后穹隆、子宫后壁及子宫骶韧带等处有无触痛结节,子宫有无增大或凸起,子宫活动度及质地,双侧附件区有无增厚、包块、压痛等。同时注意腹部体征,了解腹部有无膨隆，有无肿块，有无压痛、反跳痛和肌紧张，有无移动性浊音，有无浅表淋巴结肿大等。

体格检查

T 36.3 ℃，R 20 次/min，P 65 次/min，BP 110/70 mmHg，身高 163 cm，体重 61 kg。

毛发分布正常，无异常色素沉着。全身浅表淋巴结未触及。视力正常，甲状腺无肿大、无压痛、震颤、血管杂音。双肺呼吸音清，无干、湿啰音。心前区无隆起，心尖搏动正常，心率 65 次/min，律齐。腹平软，无腹壁静脉曲张，下腹部偏左侧轻压痛，无反跳痛。肝、脾脏肋缘下未触及，墨菲征阴性，肾区无叩击痛，无移动性浊音。肠鸣音正常。

妇科检查

①外阴：呈已婚型，阴毛呈女性分布。②阴道：畅，可容 2 指，未见异常分泌物。③宫颈：光滑，无摇摆痛及触痛，质中。④宫体：前位，常大，无压痛，活动度差，后壁下方有片状触痛结节，范围约 10 mm×5 mm。⑤附件：左侧附件区可及一直径约 50 mm 囊性肿物，活动度略差，轻压痛，无反跳痛。右侧附件区未及明显异常。⑥三合诊：子宫后壁下段片状触痛结节，直肠黏膜完整，双侧子宫骶、主韧带弹性可。

2. 思维引导　妇科检查发现左侧附件区包块，考虑卵巢恶性肿瘤的一些体征包括：①肿瘤为实质性；②双侧肿瘤；③肿瘤表面凸凹不平；④肿瘤边界不清，与周围组织粘连或固定不动；⑤伴有腹水和胸腔积液；⑥两侧子宫骶韧带或直肠子宫陷凹触及无痛性结节；⑦伴有上腹部肿块；⑧锁骨上或腹股沟淋巴结肿大。经检查排除卵巢恶性肿瘤可能。女性未避孕性生活至少 12 个月而未孕称为不孕症。该患者既往从未有过妊娠史，未避孕未孕 3 年，可诊断为原发不孕。妇科检查子宫后壁下段片状触痛结节，触痛明显，左侧附件区囊肿伴触痛，结合患者痛经及不孕病史，首先考虑卵巢子宫内膜异位囊肿可能，但需结合影像及实验室检查进一步确定。

（三）辅助检查

1. 主要内容及目的

（1）经阴道超声：明确子宫及双附件结构，可根据肿块大小、部位、质地及来源等，初步判断左侧附件区包块性质。

（2）盆腔磁共振：进一步判断盆腔包块的性质及与周围组织关系，并排除盆腔其他器质性疾病。

（3）肿瘤标志物：为盆腔包块的良、恶性提供参考。

（4）性激素六项及抗米勒管激素（AMH）：性索间质细胞瘤可分泌雌激素，此外浆液性、黏液性或纤维上皮瘤，有时也可分泌一定的雌激素。同时，如为良性肿瘤，评估患者卵巢功能，为后期患者的生育提供指导。

（5）胸部 X 线摄片：排除生殖系统结核。

（6）心电图、凝血功能、血常规、传染病、肝功能、肾功能：全面评估患者健康状况，为进一步诊治做准备。

辅助检查

（1）经阴道超声：子宫大小 46 mm×39 mm×50 mm，子宫内膜厚 3 mm，肌层回声均匀，左侧卵巢内可探及 49 mm×54 mm×53 mm 囊性包块，边界清，内透声差。

（2）盆腔磁共振：左侧附件区 54 mm×48 mm×50 mm 异常信号，考虑囊肿，盆腔少量积液。

(3)肿瘤标志物:CA125 43 U/mL,CA19-9 17.20 U/mL,CEA 2.82 ng/mL,AFP 2.35 ng/mL。

(4)性激素六项:黄体生成素(LH)4.74 mIU/mL,卵泡刺激素(FSH)5.79 mIU/mL,催乳素(PRL)40 ng/mL,雌二醇(E_2)369 pg/mL,孕酮(P)0.10 ng/mL,睾酮(T)0.279 ng/mL;AMH 2.43 ng/mL。

(5)心电图、凝血功能、血常规、传染病、肝功能、肾功能:均未见明显异常。

2. 思维引导 该患者因“不孕、发现卵巢囊肿”就诊,鉴别点如下。①卵巢恶性肿瘤:早期无症状,有症状时多呈持续性腹痛、腹胀,病情发展快,一般情况差,超声图像显示包块为混合性或实性,血清 CA125 值多显著升高,一般大于 200 U/mL。②盆腔炎性包块:多有急性或反复发作的盆腔感染史,疼痛无周期性,平时亦有下腹部隐痛,可伴发热和血白细胞增高等,抗生素治疗有效。③子宫腺肌病:痛经症状与子宫内膜异位症相似,但多位于下腹正中且更剧烈,子宫多呈均匀性增大,质硬,且常有经量大贫血,此病常与子宫内膜异位症并存。根据辅助检查及体格检查,患者肿瘤标志物略升高,未达 200 IU/mL,痛经程度不重,经量正常,子宫大小正常,彩超提示肿瘤边界清,磁共振考虑肿瘤无周围组织浸润,性激素及 AMH 检测示患者卵巢功能正常。不考虑卵巢恶性肿瘤、盆腔炎性包块及子宫腺肌病。

(四)初步诊断

①原发不孕;②左卵巢子宫内膜异位囊肿;③深部浸润型子宫内膜异位症。

二、治疗经过

患者未避孕未孕 3 年,左附件区肿物约 50 mm,与患者及家属充分沟通病情,经科室讨论,拟行手术治疗。积极行术前准备:术前备皮、脐孔清洁、会阴擦洗、术前胃肠道准备,多学科会诊,行腹腔镜下左侧卵巢囊肿剥除+盆腔子宫内膜异位病灶切除+盆腔粘连分离术+宫腔镜检查术,术中见子宫大小正常,右侧附件外观正常,左侧卵巢囊肿直径约 50 mm,外观呈黑紫色,与左侧盆壁及子宫阔韧带后叶包裹粘连严重,左侧子宫骶韧带增粗、质硬结节,范围约 20 mm×10 mm,双侧子宫阔韧带后叶可见数个紫蓝色结节(图 2-1)。宫腔镜下见子宫内膜光滑,双侧输卵管开口清晰可见,术中同时行双侧输卵管通液术,双侧输卵管通畅,AFS 评分为 73 分,EFI 评分为 7 分,手术顺利,术后病理结果回示“符合子宫内膜异位囊肿诊断,符合盆腔子宫内膜异位症”。术后诊断:①原发不孕;②左卵巢子宫内膜异位囊肿;③盆腔子宫内膜异位症(Ⅳ期)。

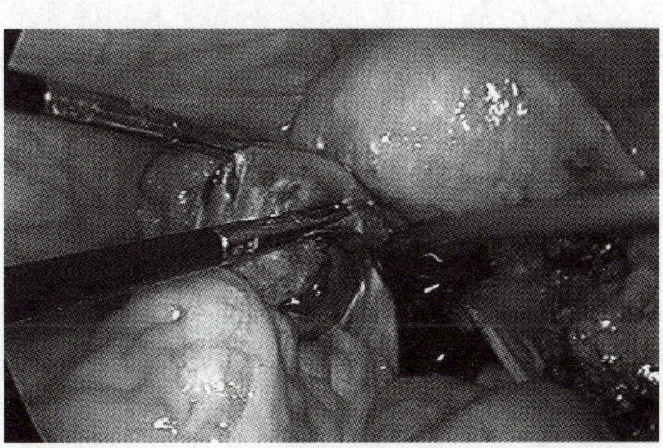

图 2-1 术中所见

思维引导:子宫内膜异位症(简称内异症)是指子宫内膜组织(腺体和间质)出现在子宫腔被覆内膜及子宫以外的部位。内异症是生育年龄妇女常见病、多发病,近年来该病发病率有逐年升高的趋势。综合文献报道,约10%生育年龄妇女患有内异症,是导致痛经、不孕症和慢性盆腔疼痛的主要原因之一。治疗内异症的根本目的是"缩减和去除病灶,减轻和控制疼痛,治疗和促进生育,预防和减少复发"。治疗方法包括期待治疗、药物治疗和手术治疗。在制订治疗方案时,主要考虑的因素包括:年龄、症状、病变部位和范围以及生育要求,强调治疗个体化。

1. 期待治疗　仅适用于轻度内异症患者,采用定期随访,并对症处理病变引起的轻微经期腹痛,可给予前列腺素合成酶抑制剂(吲哚美辛、萘普生、布洛芬等),有生育要求者应尽早促使其妊娠。因内异症是一进展性疾病,因此期待治疗期间要严密随访,及时给予药物干预。

2. 药物治疗　包括抑制疼痛的对症治疗、抑制雌激素合成使异位内膜萎缩、阻断下丘脑-垂体-卵巢轴(HPO)的刺激和出血周期为目的的拮抗雌激素的药物治疗,适用于有慢性盆腔痛、经期痛经症状明显、有生育要求及无卵巢囊肿形成患者。

3. 手术治疗　目的是切除病灶,恢复解剖,促进生育。手术治疗适用于药物治疗后症状不缓解、局部病变加剧或合并不孕者,卵巢子宫内膜异位囊肿生长迅速或可疑恶变者。腹腔镜手术是首选手术方法,手术后辅助药物长期管理。对于卵巢子宫内膜异位囊肿合并不孕的患者,手术是首选的治疗手段,但是手术前一定要充分评估,排除其他可能引起不孕的因素,尤其要检测卵巢功能,如果患者卵巢功能减退,年龄大于35岁,卵巢囊肿复发等,建议直接选择辅助生殖技术。

4. 子宫内膜异位症的手术方式　①保留生育功能的手术:适用于药物治疗无效、年轻和有生育要求的患者。术中尽量切净或破坏所有可见的异位内膜病灶、分离粘连、恢复正常的解剖结构,但要保留子宫、一侧或双侧卵巢,至少保留部分卵巢组织,注意保护卵巢功能至关重要。同时要根据术中所见对患者进行ASRM分期及评分,有生育要求的要对生育指数(EFI)进行评分,以便为患者制订下一步的治疗方案和指导其生育。对于轻中度内异症患者,EFI≥5分的患者,可指导其自然妊娠。因内异症患者术后复发率高,其5年复发率约50%,因此术后应尽早妊娠或使用药物以减少复发。②保留卵巢功能手术:切除盆腔内病灶及子宫,保留至少一侧或部分卵巢。适用于Ⅲ、Ⅳ期患者、症状明显且无生育要求的45岁以下患者,术后复发率约5%。③根治性手术:将子宫、双附件及盆腔内所有异位内膜病灶予以切除和清除,适用于45岁以上重症患者,术后不用雌激素补充治疗者极少复发。双侧卵巢切除后,即使盆腔内残留部分异位病灶,也能逐渐自行萎缩退化直至消失。对于保留生育及卵巢功能的患者,手术一定要注意保护卵巢功能,恢复盆腔解剖,术后要重视长期管理,有生育要求者术后指导生育。

本例患者较年轻且有生育要求,原发不孕,排除了引起不孕的其他因素,且卵巢功能正常,有手术指征,与患者及家属充分沟通病情后,遂行腹腔镜下保留生育功能手术,同时考虑患者"原发不孕"的诊断,术中同时行宫腔镜检查+输卵管通液术。术中行卵巢子宫内膜异位囊肿剥除,分离盆腔粘连,去除盆腔内异症病灶,评估EFI 7分,可尽早自然妊娠。

治疗效果

(1)术后3 d饮食、大小便正常出院。

(2)术后1个月返院复查彩超示盆腔未见明显异常,CA125恢复正常。

(3)术后嘱其尽早试孕,于术后5月余试孕成功,盆腔彩超提示宫内妊娠。

三、思考与讨论

患者有原发不孕病史，同时合并左卵巢囊肿，有规律性生活，男方精液检查正常。女性不孕的原因包括子宫因素、输卵管因素、卵巢因素、内分泌因素、免疫因素等，子宫内膜异位症也是引起女性不孕的重要原因。该患者月经规律，排卵监测正常，检查子宫输卵管未见异常，超声及体格检查发现左卵巢囊肿，囊液透声差，充满细密光点，且伴有痛经，CA125 略升高，综合考虑为卵巢子宫内膜异位囊肿，其不孕可能与子宫内膜异位症有关。

子宫内膜异位症是育龄期妇女常见病，主要引起疼痛、不孕及结节包块。在内异症对女性造成的影响方面，不孕与其关系极为密切，据统计，生育年龄的女性中大约 40% 内异症患者合并不孕，而在不孕患者中大约 40% 的患者患有内异症。目前对内异症治疗强调个体化，提倡长期管理，坚持以临床问题为导向，以患者为中心，分年龄阶段处理，综合治疗，同时要规范手术时机，注意保护卵巢功能和生育力，使患者的手术获益最大化。

对内异症合并不孕的患者应积极治疗，首先按照不孕症的诊疗路径进行全面的不孕症检查和生育力评估，经评估卵巢功能正常的子宫内膜异位囊肿合并不孕以腹腔镜手术为首选，通过手术可提高妊娠率，但是手术一定要由经验丰富的医师来进行，术中主要保护卵巢功能，恢复盆腔解剖，同时联合宫腔镜检查宫腔情况并进行输卵管通畅度检查。术后根据患者的病情严重程度及 EFI 评分判断是自然妊娠还是进行辅助生殖技术。

四、练习题

1. 如何根据子宫内膜异位症合并不孕患者 EFI 评分对患者进行生育指导？
2. 子宫内膜异位症手术指征是什么？
3. 子宫内膜异位症合并不孕的诊治流程是什么？

五、推荐阅读

[1]谢幸，孔北华，段涛．妇产科学[M]．9 版．北京：人民卫生出版社，2018．

[2]中国医师协会妇产科医师分会子宫内膜异位症专业委员会，中华医学会妇产科学分会子宫内膜异位症协作组．子宫内膜异位症长期管理中国专家共识[J]．中华妇产科杂志，2018，53(12)：836-841．

[3]中国医师协会妇产科医师分会，中华医学会妇产科学分会子宫内膜异位症协作组．子宫内膜异位症诊治指南（第三版）[J]．中华妇产科杂志，2021，1256(12)：812-824．

（赵 倩）

案例 33 子宫腺肌病

一、病历资料

（一）门诊接诊

1．主诉 经期下腹痛 10 年，进行性加重 8 年。

2. 问诊重点　痛经为妇科常见症状，问诊时应注意痛经开始的时间、痛经与月经周期的关系、起病缓急、疼痛部位及放射部位、疼痛性质。注意询问患者的妊娠及分娩史、宫腔操作史包括人工流产、诊断性刮宫、宫腔镜手术等、子宫手术史（如子宫肌瘤剔除术等）、生殖道畸形导致生殖道梗阻的病史、其他病史（如高催乳素血症）。是否有停经史、阴道出血、畏寒、发热、肛门坠胀、恶病质、月经量大、贫血、恶心、呕吐等伴随症状。

3. 问诊内容

（1）诱发因素：有无多次妊娠及分娩、人工流产、清宫、诊断性刮宫、取放环。

（2）主要症状及伴随症状：注意痛经开始的时间，痛经与月经周期的关系，有无月经量大、贫血。

（3）诊治经过：是否就诊，何时、何处就诊，是否做过化验及检查，是否用药，用何种药、具体剂量、效果如何。

（4）发病以来的一般状况：体重变化、饮食、大小便、精神、睡眠情况。

（5）既往史：是否有雌激素水平升高，是否做过盆腹腔手术，如阑尾炎、卵巢囊肿剥除、子宫肌瘤剔除等。

（6）个人史：包括吸烟、饮酒、饮食等情况，患者是否暴露于某些化学药物如铅、汞的中毒或放射性环境等。

（7）月经史：初潮年龄，痛经起始时间、程度，月经周期、经期持续时间、经量、末次月经时间。

（8）婚育史：足月产、早产及流产次数，以及现存子女数。

（9）家族史：是否有子宫腺肌病或子宫内膜异位症家族史，是否有染色体疾病，以及其他家族性遗传病史。

问诊结果

患者45岁，育龄期女性。自诉月经规律5～7 d/28 d，10年前无明显诱因出现经期下腹正中隐痛不适，受凉、食寒凉食物后症状加重，起病缓慢，可忍受，每次持续5～7 d，经期第1～2天明显，伴肛门坠胀，大便次数增加，经后自行缓解，无恶心、呕吐、便血等不适，未予特殊治疗。8年来痛经进行性加重，伴里急后重，今为求进一步诊治来院就诊。既往无基础疾病，LMP为2019-08-01，月经量大，有血块，中度贫血，22岁结婚，婚后夫妻关系和睦，无手术史，G3P2A1，20年前、15年前均顺产，后工具避孕。5年前因计划外妊娠行人工流产1次。无吸烟、饮酒史，无化学性药物、放射性环境接触史。

4. 思维引导　患者起病缓慢且不伴发热，与慢性盆腔炎的症状不符；卵巢囊肿蒂扭转或破裂、子宫浆膜下肌瘤蒂扭转均起病较急，与症状不符；患者顺产2子，排除因生殖道梗阻经血流出不畅导致痛经可能；患者无手术史，排除因手术致盆腔粘连而引起的慢性下腹痛。根据痛经进行性加重、月经量大、中度贫血的病史，考虑子宫腺肌病可能性大。

（二）体格检查

1. 重点检查内容及目的　患者的一般情况，神态、营养状况。因“痛经”多见于子宫内膜异位症、慢性盆腔炎等疾病，因此体格检查时应特别注意：阴道内有无脓性、豆渣样分泌物，宫颈、阴道处有无内异病灶或其他明显病变，阴道后穹隆、子宫后壁及子宫骶韧带等处有无触痛结节，子宫有无增大或凸起，子宫质地改变，双侧附件区有无增厚、包块、压痛等。同时注意腹部体征，了解腹部有无膨隆，有无包块，有无压痛、反跳痛和肌紧张，有无移动性浊音，有无浅表淋巴结肿大等。

体格检查

T 36.5 ℃,R 19 次/min,P 78 次/min,BP 100/75 mmHg。

轻度贫血貌。腹平软,全腹无压痛、反跳痛,墨菲征阴性,肾区无叩击痛,无移动性浊音。肠鸣音正常。

妇科检查

①外阴:呈已婚型,阴毛呈女性分布。②阴道:畅,可容2指,未见异常分泌物。③宫颈:光滑,无摇摆痛及触痛,质中。④宫体:子宫增大如孕2月大小,质硬,饱满呈球形,宫体轻压痛,活动度欠佳。⑤附件:双侧附件区未及明显异常。⑥三合诊:子宫后壁结节状,直肠黏膜光滑,双侧骶主韧带弹性可。

2. 思维引导　子宫腺肌病患者中月经过多发生率为40%～50%,月经过多主要与子宫内膜面积增加、子宫肌层纤维增生使子宫肌层收缩不良、子宫内膜增生因素等有关。通过体格检查发现患者有“轻度贫血貌”,且“子宫明显增大伴压痛”,因此子宫肌瘤和子宫腺肌病是首先需要考虑的诊断。需要进一步通过辅助检查鉴别和诊断。

(三)辅助检查

1. 主要内容及目的

(1)经阴道超声:明确子宫及双附件结构,可以初步鉴别子宫腺肌病、子宫肌瘤与子宫内膜病变。

(2)肿瘤标志物CA125、人附睾蛋白4(HE4)等:有助于鉴别良恶性,并监测病情变化、评估疗效和预测复发。

(3)血常规、心电图、凝血功能、传染病、肝功能、肾功能:全面评估患者健康状况,为后续治疗做准备。

辅助检查

(1)经阴道超声:子宫大小74 mm×62 mm×68 mm,后壁肌层光点粗大,回声不均匀,伴栅栏样声影,余肌层回声均匀,内膜10 mm。

(2)肿瘤标志物:CA125为50 U/mL。

(3)血常规:WBC 5.6×10^9/L,Hb 89 g/L,PLT 250×10^9/L。

(4)心电图、凝血功能、传染病、肝功能、肾功能:均未见明显异常。

2. 思维引导　根据以上辅助检查,超声中子宫腺肌病的影像学特点如下。①弥漫型:子宫呈球形增大,宫腔内膜线居中,肌层回声普遍增高,呈分布不均粗颗粒状。②前/后壁型:病变局限地分布在子宫前壁和后壁,偶见分布于侧壁,子宫呈不对称性增大、向后方隆起,宫腔内膜前移,前壁肌层回声正常,后壁肌层增厚,回声不均,多呈栅栏状衰减,使整个子宫回声降低,粗颗粒状不均增强回声不多见。③局灶型:子宫不规则增大,形态欠规则,局部隆起,灶内呈不均质高回声,伴少许回声衰减或呈栅栏状衰减。病灶周围肌层回声正常,病灶与正常肌层之间没有明显边界。

临床上比较容易与之混淆的疾病是子宫肌瘤,两者发病群体相同,临床表现相似,故易将子宫腺肌病误诊为子宫肌瘤,误诊率可达32%。患者子宫内膜增厚为10 mm,需进一步检查排除子宫内膜病变。

(四)初步诊断

①子宫腺肌病;②中度贫血。

二、治疗经过

(一)初步治疗

(1)纠正贫血治疗:予以补血药物纠正贫血。

(2)患者45岁,痛经进行性加重,痛经VAS评分为4分,可选择保守治疗,拟行诊断性刮宫+宫内曼月乐环放置术。于2019-08-10先行诊断性刮宫,术中探查宫腔深度9 cm,刮出内膜样组织约10 g,术后病理回示:增生期子宫内膜。遂宫内放置曼月乐环1枚。

(3)思维引导:子宫腺肌病是生育年龄妇女的常见病,其引起的月经过多、严重痛经和不孕对患者的身心健康造成严重的影响。子宫腺肌病治疗方法包括药物治疗和手术治疗。药物治疗包括以下几种。①非甾体抗炎药(NSAID):对于症状较轻,仅要求缓解痛经症状,尤其是近绝经期的患者,可以选择在痛经时予以非甾体抗炎药对症处理。②口服避孕药:主要用于缓解子宫腺肌病的疼痛,以减少月经量。40岁以上或有高危因素(如糖尿病、高血压、血栓史及吸烟)的患者,要警惕血栓栓塞的风险。③口服孕激素类药物:单用人工合成高效孕激素,通过抑制垂体促性腺激素分泌,造成无周期性的低雌激素状态,并与内源性雌激素共同作用,造成高孕激素性闭经和内膜蜕膜化形成假孕。其中,地诺孕素是一种新型合成孕激素,可有效缓解子宫腺肌病的疼痛,以及减少月经量。不良反应主要是子宫不规则出血。④促性腺激素释放激素激动剂(GnRH-a):GnRH-a注射可以使体内的雌激素水平达到绝经的状态,从而使异位的子宫内膜逐渐萎缩而起到治疗的作用,也可以作为一部分病灶较大、手术困难的患者术前用药,但需要注意药物的不良反应,并且停药后症状可复现。在GnRH-a治疗时应注意患者骨质丢失的风险,可以给予反添加治疗(妊马雌酮0.625 mg加甲羟孕酮2 mg,每日1次或替勃龙1.25 mg/d)和钙剂补充。⑤左炔诺孕酮宫内缓释节育系统(LNG-IUS):左炔诺孕酮宫内缓释节育系统(曼月乐环)在子宫腺肌病的治疗中应用越来越广泛,其通过在子宫局部持续释放高效孕激素以控制子宫肌壁间的内膜异位病灶。但是如果患者子宫过大,宫腔深度≥10 cm,容易脱环或治疗效果欠佳,一般要先应用GnRH-a治疗使宫腔变小后再放置曼月乐环,同时放环前还要告知患者曼月乐环放置的最初半年内可能出现阴道淋漓出血,不要过于紧张。⑥中医治疗:以活血化瘀为原则,可作为其他治疗的辅助治疗手段。

该患者痛经VAS评分为4分,中度贫血,宫腔深度9 cm,且本人有强烈保守治疗的愿望,可选择放置曼月乐环,以缓解痛经、减少月经量。

治疗效果

患者曼月乐环放置后1月余月经来潮时疼痛明显减轻,月经量明显减少,经间期有阴道淋漓出血。

曼月乐环放置后6个月复查彩超示子宫大小约72 mm×63 mm×65 mm,肌层回声欠均匀,宫内节育器位置正常,阴道淋漓出血症状消失。

(二)病情变化

术后2年余,患者再次因痛经逐渐加重难以忍受返院,彩超提示子宫大小约73 mm×80 mm×69 mm,后壁肌层光点粗大,回声不均匀,伴栅栏样声影,余肌层回声均匀,宫内节育器位置正常。月经量中等,血常规:WBC 6.6×10^9/L,Hb 125 g/L,PLT 267×10^9/L。

后续治疗

患者保守治疗期间痛经加重难以忍受,无生育要求且强烈要求手术治疗,符合手术指征,拟行腹腔镜子宫全切术,遂完善术前准备,于2021-09-18行腹腔镜下子宫切除术+双侧输卵管切除术,术中探查见子宫后壁增大膨隆明显,呈球形,如孕2月余,质硬,后壁下段与直肠粘连,双附件外观未见异常。子宫离体后,剖面见子宫后壁肌壁显著增厚且硬,无漩涡状结构,于肌壁中见粗厚肌纤维带和微囊腔,腔内少量黑褐色黏稠液体。术后3 d饮食、大小便恢复正常,痊愈出院。

思维引导:患者45岁,保守治疗期间痛经加重难以忍受,痛经VAS评分为6分,性激素提示FSH为25 mIU/mL,雌二醇为100 pmol/L,AMH为0.50 ng/mL,表明卵巢功能减退,无生育要求且强烈要求手术治疗,可施行手术。子宫腺肌病手术治疗方式如下。①子宫腺肌病病灶切除术:适用于年轻或希望保留生育的子宫腺肌瘤患者,但因子宫腺肌病往往病灶弥漫且与子宫肌层组织界限不清,故如何选择切除的方式以减少出血、残留并利于术后妊娠是一个较棘手的问题,术后有复发风险。②子宫切除术:适用于无生育要求,且病变广泛,症状严重,保守治疗无效的患者,为避免病灶残留,以全子宫切除为首选,一般不主张次全子宫切除。

近年来,随着介入治疗技术的不断进步,选择性子宫动脉栓塞术也可以作为治疗子宫腺肌病的方案之一,其作用机制有:①子宫动脉栓塞后异位子宫内膜坏死,分泌前列腺素减少,痛经缓解;②栓塞后子宫体变软,体积和宫腔内膜面积缩小,减少月经量;③子宫体积不断缩小和平滑肌收缩,阻断引起内膜异位的微小通道,降低复发率;④局部雌激素水平和受体数量下降;⑤在位内膜侧支循环的建立,可由基底层逐渐移行生长恢复功能。但是子宫动脉栓塞术可能会影响子宫及卵巢血运,从而对妊娠有不利影响,可能会导致不孕、流产、早产并增加剖宫产率。

三、思考与讨论

患者生育年龄的女性,继发性痛经10年,呈进行性加重,未引起足够重视,未进行及时诊治导致痛经愈来愈重,月经量增多引起失血性贫血。子宫腺肌病是育龄期妇女常见病,主要临床症状包括月经过多(甚至致严重贫血)、严重痛经和不孕,会对患者身心健康造成严重影响。该病病因不清,目前无统一的临床分型标准,因其属于雌激素依赖性疾病,所以及早发现并给予长期管理至关重要。

子宫腺肌病的治疗方法包括药物治疗、手术治疗及介入治疗等。治疗方案需根据患者的年龄、生育要求、个人意愿,以及对药物治疗的反应进行个体化的制订。对于年轻有生育要求或症状较轻的患者,可选择药物治疗,有生育要求的尽早完成生育;对于药物治疗效果不理想、症状进行性加重的年轻患者,可选择保守性手术;若患者症状严重,药物治疗不理想或不适合药物治疗,年龄大于45岁且无生育要求,可考虑子宫全切术,同时可一并切除双侧输卵管以减少术后卵巢上皮性癌的患病风险。手术路径的选择基于子宫大小、盆腔粘连情况等多种因素的考虑。需要指出的是,应避免子宫次全切除术,因为有子宫颈或直肠阴道隔病灶复发的报道。

四、练习题

1. 子宫腺肌病的治疗方法有哪些?

2. 子宫腺肌病在 GnRH-a 治疗时反添加治疗具体方案有哪些?

3. 子宫腺肌病药物治疗的方法有哪些?

五、推荐阅读

[1]谢幸,孔北华,段涛. 妇产科学[M]. 9 版. 北京:人民卫生出版社,2018.

[2]中国医师协会妇产科医师分会子宫内膜异位症专业委员会. 子宫腺肌病诊治中国专家共识[J]. 中华妇产科杂志,2020,55(6):376-383.

[3]郎景和,冷金花,邓姗,等. 左炔诺孕酮宫内缓释系统临床应用的中国专家共识[J]. 中华妇产科杂志,2019,54(12):815-825.

(赵　倩)

案例 34　处女膜闭锁

一、病历资料

(一)门诊接诊

1. 主诉　周期性下腹痛 4 个月,排尿困难 1 d。

2. 问诊重点　青春期女性,问诊是应注意月经情况,下腹痛的周期特点,疼痛的性质及程度,有无诱发及缓解因素,以及伴随症状。排尿困难的诱发因素、起病缓急、与下腹痛的关系等。

3. 问诊内容

(1)诱发因素:是否有月经来潮,有无不洁饮食史,有无消化系统及泌尿系统疾病等。

(2)主要症状及伴随症状:下腹痛的疼痛性质(钝痛、锐痛、烧灼样痛、绞痛等),下腹痛的程度,是否需要服用镇痛药。下腹痛的周期性规律,以及发作和缓解时间,若有月经,是否与月经相关。是否有伴随症状,发热、恶性、呕吐、腹泻、便秘、肛门坠胀感等。既往有无排尿困难的病史,有无诱因,注意与下腹痛的关系,有无漏尿、血尿等。

(3)诊治经过:在本次就诊前是否接受过相关诊治,做过的检查、检验,是否用药治疗,药物的名称、剂量、时间和疗效。

(4)发病以来的一般情况:包括患者精神状态,食欲及食量的变化,大小便情况,以及体重的变化等。

(5)既往史:患者的健康状况及过去曾患过的疾病,外伤手术、预防接种、输血、过敏史等。

(6)个人史:出生地,受教育程度。

(7)月经史:月经初潮的年龄,月经周期和经期天数,经期的量和颜色、有无血块,有无痛经,末次月经日期。

(8)婚育史:婚姻状况、妊娠与生育情况。

(9)家族史:询问双亲、兄弟、姐妹的健康状况,以及疾病情况。特别询问是否与患者有着相同的疾病,有无家族性遗传病史。

问诊结果

青春期女性，13 岁，中学生。既往体健，无消化及泌尿系统病史，无手术史、外伤史。未婚未育，无性生活史，至今无月经来潮。4 个月前无明显诱因出现下腹痛，为胀痛，伴肛门坠胀感，无阴道出血，无发热、恶性、腹泻、便秘等。第 3 天时疼痛感最重，后疼痛自行减轻，至第 7 天自行缓解，可忍受，疼痛不随体位改变。患者未在意，未治疗。下腹痛呈周期性出现，每间隔 28～30 d 出现一次，仍为胀痛，伴肛门坠胀感，疼痛感逐渐加重，仍可忍受，持续时间逐渐延长，持续 7 d 后仍有下腹不适感。3 d 前再次出现下腹胀痛，1 d 前疼痛明显加重，突发排尿困难，伴恶心及肛门坠胀，不能忍受，需口服镇痛药物，尿意急迫，但不能自行排尿，遂急诊来院。发病以来，患者精神可，饮食睡眠可，大便正常，近 1 d 来不能自行排尿，体重较前无变化。

4. 思维引导　青春期女性，13 岁，无月经来潮，周期性腹痛，伴急性排尿困难，应考虑女性梗阻性生殖道畸形的可能，包括处女膜闭锁、阴道闭锁、宫颈不发育或发育不全、阴道斜隔、阴道横隔等。下一步应进行体格检查及妇科检查，了解患者第二性征的发育情况，以及内外生殖器的发育和畸形情况。同时，进行必要的影像学检查明确诊断。超声检查无创、经济、易行，对可疑生殖道畸形，是最佳的初筛方法。相比于超声检查，MRI 更具优势，因其具有更高的软组织分辨率、大范围视野，能清楚地显示积液的位置和范围，便于了解闭锁的长度，协助制订手术方案。

（二）体格检查

1. 重点检查内容及目的　患者生殖道梗阻性畸形的可能性大，体格检查时注意下腹部有无隆起，乳房、阴毛、腋毛等第二性征的发育情况。妇科检查注意查看处女膜、阴道、子宫发育情况，肛查是否可触及肿物、肿物大小、有无压痛等。

体格检查

T 36.1 ℃，R 18 次/min，P 88 次/min，BP 110/70 mmHg，身高 158 cm，体重 59.5 kg。

发育正常，营养良好，神志清楚，急性痛苦面容，自主体位。心肺听诊无异常。已有腋毛，左右两侧乳头均突出，色泽较深，乳晕直径为 2.5 cm，轮廓不清，色泽亦深，乳房直径均为 6 cm，两乳发育 TannerⅢ期。腹软，下腹部稍隆起，耻骨联合上缘至其上 3 指处触诊有囊性感，按压时憋胀有尿意，有压痛，叩诊呈圆形浊音区。

妇科检查

①外阴：呈幼女型，阴毛稀疏分布至耻骨联合前，大小阴唇发育正常，未见处女膜孔，处女膜向外膨隆，张力大，呈蓝紫色。②肛查：可在阴道内触及 12 cm×8 cm×6 cm 的囊性包块，张力较大，压迫直肠，触痛明显。

2. 思维引导　体格检查及妇科检查结果显示患者第二性征发育正常，可触及盆腔及阴道内囊肿，处女膜向外膨隆，张力大，呈蓝紫色，结合患者周期性腹痛病史，考虑处女膜闭锁可能。同时，盆腔及阴道内囊肿可导致膀胱颈或尿道受压造成急性尿潴留，还需进一步行辅助检查明确诊断。

（三）辅助检查

1. 主要内容及目的

（1）血常规、肝肾功能、凝血功能：明确有无感染、贫血、肝肾功能损伤及凝血功能障碍。

(2)盆腔超声及 MRI:了解内生殖器有无发育畸形,包块的大小、位置。

(3)泌尿系统超声:排除有无泌尿系统畸形。

辅助检查

(1)血常规:WBC 14.85×10^9/L,N% 86.1%,Hb 120 g/L,PLT 157×10^9/L。

(2)肝肾功能、凝血功能等均未见明显异常。

(3)超声:①盆腔超声示子宫体大小 43 mm×38 mm×25 mm,肌层回声均匀,内膜厚 3 mm,宫颈显示不清,宫颈至阴道内可及一巨大囊性包块,范围约 135 mm×98 mm×76 mm,边界清,内透声差,双侧卵巢未见异常。②泌尿系统超声示尿潴留,双肾盂轻度积水。

(4)盆腔 MRI:宫体上移,宫颈及阴道囊状扩大,呈短 T_1、长 T_2 信号,囊性包块范围约 130 mm×95 mm,包块下缘膨隆,最低点位于阴道口,阴道下端处女膜闭塞。

2. 思维引导　超声检查是可疑生殖道畸形的最佳初筛方法。MRI 检查对青春期少女盆腔检查有非常重要意义,能够清晰显示盆腔解剖结构。该患者盆腔超声及 MRI 检查均显示宫颈及阴道内囊性扩张积液,MRI 显示包块最低点位于阴道口,处女膜闭塞。青春发育期初潮后,从子宫排出的经血量一般较少,首先积存于阴道内,形成阴道积血,继之随着周期性月经的来临,当阴道不能容纳每月所增加的经血时,子宫颈被迫敞开,甚至进入宫腔、输卵管及腹腔。增大的包块压迫尿道或膀胱颈导致急性尿潴留,以及不同程度的输尿管及肾积水。

(四)初步诊断

①处女膜闭锁;②急性尿潴留;③双肾积水。

二、治疗经过

入院后急诊导尿,导出 1 000 mL 清亮尿液后行急诊手术。患者取膀胱截石位,于闭锁的处女膜最突出位置以 20 mL 注射器穿刺抽吸,抽出陈旧积血 600 mL 后,“+”状切开闭锁的处女膜,冲洗、引流陈旧积血,探查宫颈正常,切除多余的处女膜瓣,修剪处女膜,再使用可吸收线间断缝合处女膜切口边缘。术后给予抗生素预防感染 48 h。

思维引导:手术治疗是处女膜闭锁首选的治疗方法,主要目的是切开处女膜,通畅引流。将闭锁处女膜“×”形或“+”字形切开是标准手术治疗方法。术中应避免挤压子宫,以免经血反流导致输卵管粘连。应注意切开范围足够大,避免术后处女膜粘连再次闭锁。

治疗效果(术后 6 周)

1. 症状　周期性下腹痛消失,月经正常,排尿正常。

2. 体格检查　神志清楚,精神可,腹部平坦,无压痛及反跳痛。妇科检查处女膜孔正常,未发生粘连闭锁。

3. 辅助检查　血常规恢复正常;盆腔彩超提示子宫、双侧附件正常,阴道、宫颈内无积血;泌尿系统超声:双肾未见积水。

思维引导:处女膜闭锁切开后,梗阻解除,月经可顺利流出,周期性下腹痛症状完全缓解。尿潴留和肾积水也随之消失。

三、思考与讨论

先天性处女膜闭锁也称无孔处女膜，是女性生殖器官发育异常中较为常见的一种，发病率为0.05%~0.10%。对于原发性闭经合并下腹痛或腹部包块的青春期患者应考虑处女膜闭锁的可能。女性胚胎于孕9周未受到副中肾管抑制因子的信号刺激，副中肾管开始分化，形成输卵管，子宫及阴道上段，来源于内胚层的泌尿生殖窦腔化形成阴道下段，同时中肾管退化。内、外生殖器同时伴随发育，至胚胎12周外生殖器发育完成。处女膜闭锁是由于胚胎发育过程中阴道末端的泌尿生殖窦未腔化所致，很少与其他女性生殖器官发育异常联合出现。

处女膜闭锁在胚胎时期，母体雌激素刺激可导致女性胎儿子宫阴道内充满分泌物，产科超声可发现阴道积水；在新生儿期，母体来源的雌激素刺激导致子宫阴道黏液分泌增加，表现为处女膜膨隆及下腹包块；青春期时期的异常最为常见，主要症状如下。①闭经：以原发性闭经最多见，由于经血积聚于阴道、宫腔甚输卵管内无法流出所致。②疼痛：周期性下腹痛较为多见，主要由于经血潴留引起阴道、子宫不断扩张所致。由于不断扩张的阴道、子宫刺激骶神经也可引起腰痛。③梗阻：尿道梗阻，主要表现为急性尿潴留或尿道梗阻引起的并发症，包括输尿管积水、肾积水，甚至肾衰竭等。肠梗阻，可表现为便秘及里急后重。静脉、淋巴循环梗阻，由于经血潴留压迫盆腔静脉及淋巴管引起的下肢水肿。④腹部包块：经血潴留引起的阴道、子宫积血形成的包块；经血逆流于腹腔形成的子宫内膜异位囊肿等。

手术治疗是首选的治疗方法，将闭锁处女膜“×”形或“+”字形切开是标准手术治疗方法。术中应注意切开范围足够大，避免术后瘢痕粘连再次闭锁。发现处女膜闭锁应及时手术，若延误处理，积血长期存在，输卵管伞部附近的腹膜会受经血的刺激发生水肿、粘连，使输卵管伞部闭锁，可导致不孕；部分子宫内膜可随经血进入腹腔形成腹膜种植，引起子宫内膜异位症等。

四、练习题

1. 处女膜闭锁的临床表现有哪些？
2. 处女膜闭锁的妇科检查特点有哪些？
3. 处女膜闭锁的治疗方法有哪些？

五、推荐阅读

[1]谢幸，孔北华，段涛. 妇产科学[M]. 9版. 北京：人民卫生出版社，2018.

[2]LEE K H，HONG J S，JUNG H J，et al. Imperforate hymen：a comprehensive systematic review[J]. J Clin Med，2019，8(1)：56.

[3]MO R，GUPTA N，THAKUR Y. Imperforate hymen presenting as painless acute urinary retention and constipation[J]. Paediatr Child Health，2022，27(7)：387-388.

（毛　萌）

案例35 盆底功能障碍性疾病

一、病历资料

(一)门诊接诊

1. 主诉　发现阴道脱出肿物8年,加重半年。

2. 问诊重点　阴道脱出物的时间、大小,与活动是否有关,问诊时应注意阴道脱出物的诱因、休息时能否自行还纳、是否加重及伴随症状,诊治经过、治疗效果等。

3. 问诊内容

(1)诱发因素:有无慢性咳嗽、便秘、重体力劳动等诱发因素。

(2)主要症状:患者可看到或感觉到阴道口有组织脱出,脱垂的程度可以随活动量、体位及负重等而变化。

(3)伴随症状:腹压增加时有无不自主漏尿现象;脱垂患者可同时合并压力性尿失禁随着脱垂程度的加重,尿失禁可逐渐减轻甚至完全消失。原因是尿道中段和脱垂的阴道前壁形成夹角,从而出现尿失禁减轻或消失。有无尿急、尿频等症状;有无排尿困难及不能完全排空膀胱的症状。尿潴留患者脱垂还纳后,有可能膀胱完全排空。有无排便困难,阴道后壁脱垂可出现。

(4)诊治经过:是否到医院就诊,曾做过哪些检验检查,如何诊断,而后给予的治疗方案,效果如何。

(5)既往史:有无慢性病。

(6)个人史:化学性物质、放射性物质、有毒物质接触史;性生活史。

(7)月经史:月经初潮年龄、周期及经期长短,月经性状,有无痛经等。

(8)婚育史:婚次及婚龄,配偶健康状况,足月产次数。

(9)家族史:有无家族性遗传病史,有无类似病史。

问诊结果

患者54岁,绝经后女性,8年前患者活动及劳累后有阴道肿物脱出,初始约红枣样大小,粉红色,无触痛,平躺休息后可自行还纳,未在意,未治疗。之后阴道脱出物逐渐增大约核桃大小,遂在某人民医院就诊,给予子宫托保守治疗。半年前阴道脱出物约拳头大小,需用手还纳至阴道,伴有腰骶酸痛、下坠感,偶有排尿困难,无尿频、尿急、尿痛等,咳嗽腹压增加时无不自主漏尿现象。G3P3,足月顺产2女1子,2女1子均体健。患有“慢性支气管炎”10多年,秋冬季易发作。

4. 思维引导　患者阴道脱出肿物需与以下疾病鉴别。①阴道壁肿物或膀胱膨出:有阴道肿物者,双合诊检查阴道壁肿物(囊性或实性)在阴道壁内,边界清楚,活动或固定。膀胱膨出视诊未见子宫颈,单叶拉钩将阴道前壁向上抬起,可见到子宫颈,指诊可触及宫颈和子宫体。②子宫颈延长:指无子宫脱垂的单纯宫颈延长,有时可伴有轻度阴道前后壁膨出。单纯宫颈延长可通过触诊与子宫脱垂鉴别。双合诊检查宫颈的阴道部分延长,子宫体在盆腔内,屏气不下移。从POP-Q评分可以从C、D点相减的绝对值判断,大于4 cm,可判断宫颈延长。③子宫黏膜下肌瘤:有月经过多史,较小的肌瘤用窥阴器暴露可见宫颈外口有红色、质地硬韧脱出的肿块。较大的脱出至宫颈外口的黏膜下肌瘤，视诊肿块上无宫口，双合诊检查肿块四周有宫颈存在。④子宫内翻：为慢性子宫内翻，罕见。阴道内见翻出的宫体，被覆暗红色绒样子宫内膜，易出血，其上无宫颈，两侧可见输卵管开口，双合诊或三合诊检查盆腔内无宫体。必要时辅以腹部超声检查。

（二）体格检查

1. 重点检查内容及目的　患者子宫脱垂及阴道壁脱垂的可能性大，应注意妇科检查、盆底三维彩超、尿垫实验、尿动力学检查及 POP-Q 评分（图 2-2、表 2-1、表 2-2）。妇科检查：排除阴道壁肿物、子宫黏膜下肌瘤、子宫内翻。POP-Q 分期：判断子宫阴道脱垂的严重程度，有无宫颈延长。尿垫试验及尿动力学检查：有无合并尿失禁并确定尿失禁类型。

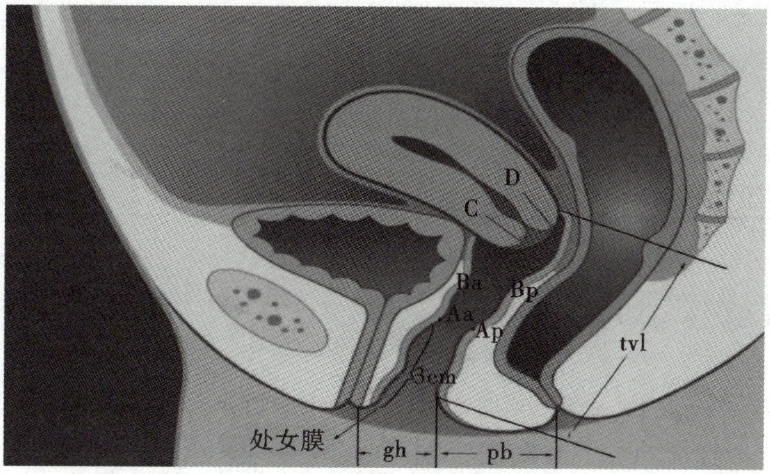

图 2-2　阴道 POP-Q 分期

以处女膜为参照（0 点）；以阴道前壁、后壁和顶部的 6 个点为指示点（前壁两点 Aa、Ba，后壁两点 Ap、Bp，顶部两点 C、D）。这 6 点相对于处女膜的位置变化为尺度（指示点位于处女膜缘内侧记为负数，位于处女膜缘外侧记为正数），对脱垂做出量化。同时记录阴道全长（total vaginal length，tvl）、生殖道裂孔（genital hiatus，gh）高度、会阴体（perineal body，pb）长度。

表 2-1　POP-Q 评估指示点及范围

参照点	解剖点意义	正常值/cm
Aa	阴道前壁中线至处女膜缘 3 cm 处，对应膀胱尿道褶皱处	-3
Ba	阴道前穹隆的反褶或阴道前端（子宫切除者），距离 Aa 点最远处	-3
Ap	阴道后壁中线距离处女膜缘 3 cm 处	-3
Bp	阴道后穹隆的反褶或阴道前端（子宫切除者），距离 Ap 点最远处	-3
C	宫颈最远处，或全子宫切除后阴道顶端	-tvl 至-（tvl-2）
D	阴道后穹隆或直肠子宫陷凹的位置。解剖学上相当于子宫骶韧带附着于宫颈水平处；对于子宫切除无宫颈者，D 点无法测量；D 点用于鉴别宫颈延长	-tvl 至-（tvl-2）
gh	尿道外口到阴唇后联合中点的距离	—
Bp	阴唇后联合到肛门开口中间的位置	—
TVL	当 C/D 在正常位置时，阴道顶部到处女膜缘的总长度	—

表 2-2 POP-Q 分期标准表

POP-Q 分期	具体标准	
	解剖描述	定位描述
0	无脱垂	Aa、Ap、Ba、Bp 均在-3 cm 处，C 点或 D 点也置于-tvl ~ -(tvl-2) cm 处
Ⅰ	范围大于 0 级，脱垂的最远端在处女膜缘内侧，距处女膜缘<1 cm	脱垂的最远端定位于<-1 cm
Ⅱ	脱垂的最远端在处女膜缘内侧或外侧，距处女膜缘 1 cm 以内	脱垂的最远端定位于-1 ~ +1 cm
Ⅲ	脱垂的最远端在处女膜缘外侧，距处女膜缘>1 cm，但小于(tvl-2)	脱垂的最远端定位于+1 cm ~ (tvl-2) cm
Ⅳ	全部脱出，脱垂的最远端超过处女膜缘>(tvl-2) cm	脱垂的最远端定位于>(阴道全长-2) cm

体格检查

T 36.5 ℃，R 20 次/min，P 90 次/min，BP 115/75 mmHg，其余体格检查未发现明显异常。

妇科检查

①外阴：已婚经产式，发育正常，阴毛呈女性分布，会阴可见陈旧性裂伤，阴道口可见一 6 cm×5 cm 肿物脱出。②阴道：通畅，可容 2 指，黏膜红润，未见异常分泌物；屏气时阴道前壁膨出至阴道口外，阴道后壁膨出至阴道内口。③宫颈：肥大，轻度糜烂状外观，可见宫颈腺囊肿，无举痛；屏气时宫颈脱出阴道口外。④宫体：前位，正常大小，形态正常，无压痛，活动好，屏气时脱出阴道口外。⑤附件：双侧附件区未触及明显异常。

2. 思维引导　根据妇科检查及 POP-Q 评分，诊断为子宫脱垂，阴道前壁脱垂。进一步行实验室检查(血常规、凝血功能、肝功能、肾功能、尿常规、传染病)、尿垫试验、尿动力学检查及影像学检查(盆底三维超声、泌尿系统超声、胸部 X 线)，明确诊断。

(三)辅助检查

1. 主要内容及目的

(1)血常规、凝血功能：了解有无凝血功能异常。

(2)肝肾功能、电解质：是否有肝肾功能的损害、内环境紊乱失衡。

(3)尿常规：排除泌尿系感染。

(4)胸片：明确有无肺部疾病。

(5)心电图：明确有无心脏疾病。

(6)尿垫试验：是否有压力性尿失禁及分度。

(7)尿动力学检查：进一步了解尿失禁原因，以及进行疾病严重程度的诊断。

(8)泌尿系统彩超：有无残余尿。

(9)盆底、子宫附件彩超：进一步明确诊断及有无其他疾病。

(10)宫颈液基细胞学检查(TCT):排除宫颈病变。

辅助检查

(1)血常规、凝血功能、肝肾功能、电解质、尿常规:均未见异常。

(2)胸片:慢性支气管炎。

(3)心电图:窦性心律,大致正常心电图。

(4)尿动力学检查:最大流率 62.8 mL/s。排尿容积 758 mL,排尿时间 56 s,平均流率 27.8mL/s,达最大流率时间 12 s,最大流率时间时排尿容量 62 mL。明确患者无尿路梗阻,逼尿肌功能正常。

(5)泌尿系彩超:残余尿 15mL。

(6)盆底超声:子宫重度脱垂;膀胱膨出Ⅲ型;阴道前壁膨出;肛提肌裂口面积增大。

(7)子宫附件超声:宫颈长径 55mm,子宫前壁低回声结节肌瘤可能(17 mm×9mm);宫颈肥大并多发宫颈腺囊肿;右侧输卵管积水可能(右侧卵巢旁可见迂曲管状无回声,范围 26mm×13mm,内见多条分隔)。

(8)TCT:无上皮内病变或恶性病变。

2. 思维引导　根据该患者发现阴道脱出肿物 8 年,加重半年为主诉;体形肥胖;有多次足月顺产史;有慢性支气管炎病史;妇科检查、POP-Q 评分及盆底三维彩超。

(四)初步诊断

①子宫脱垂Ⅲ度;②阴道前壁膨出Ⅲ度;③阴道后壁膨出Ⅰ度;④宫颈延长;⑤陈旧性会阴裂伤;⑥子宫肌瘤;⑦右侧输卵管积水。

二、治疗经过

1. 入院后予以完善术前常规检查　血常规、肝功能、肾功能、电解质,血凝常规、血糖、输血前检查,尿垫试验,排尿日记,宫颈 TCT。

2. 积极术前准备　讨论手术方式,尤其注意外阴准备。以防术后感染和影响创面愈合,复方聚乙二醇电解质散灌肠。

3. 思维引导　治疗以安全、简单和有效为原则。

(1)支持治疗:加强营养,避免重体力劳动,保持大便通畅,积极治疗长期腹压增加的疾病。

(2)非手术治疗:可用子宫托、盆底肌锻炼、补充雌激素,针灸及物理疗法等。

(3)手术治疗:目的是消除症状,修复盆底支持组织。腔室理论:在垂直方向上,将盆底分为前、中、后三个腔室,前腔室包括阴道前壁、膀胱、尿道;中腔室包括阴道顶部、子宫;后腔室包括阴道后壁,直肠在水平方向上,水平 1 为上层支持结构(主韧带-宫骶韧带复合体);水平 2 为旁侧支持结构(肛提肌群及膀胱、直肠阴道筋膜);水平 3 为远端支持结构(会阴体及括约肌)。患者绝经后女性,有子宫肌瘤及输卵管积水病史,有性生活要求,根据“三腔室”“三水平”理论由此形成了判断盆底缺陷类别为前、中盆腔缺陷和水平 1、水平 2、水平 3 缺陷,并确定手术方式腹腔镜下全子宫+双侧附件切除术+阴道残端骶耻韧带悬吊术+阴道后壁修补术+陈旧性会阴裂伤修补术。

三、思考与讨论

应根据患者年龄、脱垂分期,生育要求,全身健康情况选择术式。

(1)阴道前后壁修补术:适用于Ⅰ度及Ⅱ度阴道前、后壁脱垂患者。曼彻斯特(Manchester)手术:指阴道前后壁修补,子宫主韧带缩短及宫颈部分切除术,适用于年龄较轻,宫颈延长、希望保留子宫的Ⅱ度、Ⅲ度子宫脱垂伴阴道前、后壁脱垂者。

(2)阴道纵隔形成术:又称 LeFont 手术或阴道封闭术。适用于年老体弱不能耐受较大手术,不需保留性交功能者。

(3)骶骨阴道固定术:适用于阴道穹隆中重度膨出者;子宫重度脱垂患者,对年轻患者尤为合适。

(4)骶棘韧带固定术:适用于中、重度子宫脱垂,阴道前后壁膨出或穹隆膨出者,由于很多接受子宫切除的患者其子宫主、骶韧带复合体存在延长和薄弱,也有学者建议将其作为子宫切除术后常规的预防性措施以防止阴道后穹隆膨出。

(5)高位子宫骶韧带悬吊术:适应于子宫或阴道穹隆脱垂,子宫直肠窝疝。

(6)经阴道后路悬吊带术:适用于 POP-Q 分期Ⅲ以上的子宫脱垂及阴道穹隆膨出者。

(7)全盆底重建术:适用于子宫脱垂 POP-Q 分期Ⅲ以上的患者,重度阴道穹隆膨出患者;阴道前后壁修补后复发的患者。

(8)腹腔镜子宫阴道悬吊术/腹腔镜髂耻韧带悬吊术/腹腔镜下侧腹壁悬吊术:适用于有症状的子宫脱垂且 POP-Q 分期Ⅱ期及以上的患者。

四、练习题

1. 子宫脱垂的 POP-Q 如何分度?
2. 子宫脱垂手术方式如何选择?

五、推荐阅读

[1]朱兰,陈娟. 盆腔器官脱垂的诊治指南(草案)[J]. 中华妇产科杂志,2014,49(9):647-651.
[2]中华医学会妇产科学分会妇科盆底学组. 盆腔器官脱垂的中国诊治指南(2020 年版)[J]. 中华妇产科杂志,2020,55(5):300-306.
[3]谢幸,孔北华,段涛. 妇产科学[M]. 9 版. 北京:人民卫生出版社,2018.

(权丽丽)

案例 36 前庭大腺脓肿

一、病历资料

(一)门诊接诊

1. 主诉 外阴疼痛 6 d,发现外阴肿块 4 d。

2. 问诊重点 问诊时应注意询问患者出现外阴疼痛的诱因,如患者外阴局部卫生情况、经期卫生情况、性生活情况、外阴及阴道炎症、身体状态等方面进行询问。出现外阴疼痛前有无外阴肿块病史。外阴疼痛的性质,何种情况下可出现疼痛缓解或加重,疼痛性质的变化情况。出现外阴疼痛有无其他伴随症状,如有无局部肿块形成,肿块的性质、有无触痛及异常分泌物等,是否伴随发热等全身症状。

3. 问诊内容

(1)诱发因素:有无外阴肿块病史,有无性交、经期不洁卫生行为、外阴及阴道炎症、身体抵抗力差、外阴损伤及手术史等。

(2)主要症状及伴随症状:注意有无外阴疼痛,疼痛的性质及变化,有无局部肿块形成,肿块形成的时间、与出现外阴疼痛的关系,外阴肿块的性质、有无触痛及异常分泌物,是否伴随发热等全身症状。

(3)诊治经过:有无其他医院就诊,是否用药,用何种药,具体剂量,效果如何。

(4)发病以来的一般情况:体重变化、饮食、大小便、精神、睡眠情况。

(5)既往史:是否合并内分泌物系统疾病、免疫系统疾病等,有无外阴肿块病史及外阴手术史等。

(6)个人史:性生活史,个人卫生习惯,生活及工作情况。

(7)月经史:常规问诊,注意有无经期不洁卫生行为。

(8)婚育史:既往妊娠情况,分娩方式、有无外阴侧切、会阴撕裂伤病史等。

(9)家族史:常规问诊。

问诊结果

育龄期女性患者,职工,已婚,38 岁,月经初潮 16 岁,7 d/30~37 d,LMP:16 d 前,量中,无痛经,无经期性行为,G2P2A0,足月顺产 2 次,无外阴侧切及会阴裂伤史。6 d 前患者无明显诱因出现右侧外阴疼痛,疼痛症状轻、可忍受,无发热等不适,未诊治。4 d 前发现外阴肿块,约 2 cm,质韧、触痛,就诊于当地医院,建议局部抗感染治疗,症状无缓解。今日自觉外阴疼痛较前加重,行走及坐立时疼痛明显,无外阴及阴道异常分泌物,无发热,遂就诊于本院。自发病以来,患者食欲正常,睡眠正常,大小便正常,精神正常,体重无减轻。平素体健,无外阴肿块及外阴手术史。近 2 个月患者工作强度较大、经常夜班。

4. 思维引导 育龄期女性,近期劳累及抵抗力下降后出现右侧外阴疼痛,疼痛症状逐渐加重,行走及坐立时疼痛明显,伴外阴触痛性包块,首先考虑前庭大腺脓肿。需要与阴道和阴唇病变及肿块相鉴别,如前庭大腺癌、皮脂囊肿、脂肪瘤、纤维瘤、平滑肌瘤、外阴子宫内膜异位囊肿、大阴唇腹股沟疝、毛囊炎、局部血肿、尿道旁腺脓肿等。

(二)体格检查

1. 重点检查内容及目的 对患者进行体格检查时,需要重点了解肿块的部位及形态,与前庭大腺的关系,肿块质地,是否有压痛及脓肿形成,局部有无炎症反应等,初步判断病情。

体格检查

T 36.5℃,R 19 次/min,P 78 次/min,BP 124/78 mmHg,身高 160 cm,体重 52 kg。

无贫血貌,下腹部无压痛及反跳痛。

妇科检查

①外阴:右侧外阴可见大小约 5 cm 包块,囊性,张力大,皮温高,色红,触痛明显。②阴道、宫颈:患者疼痛明显拒绝窥阴器暴露阴道及宫颈,触诊阴道畅,宫颈无触血及举痛。③宫体:子宫前位,正常大小,无压痛。④附件:双侧附件无压痛,未及明显包块。

2. 思维引导　结合患者外阴疼痛症状逐渐加重，行走及坐立时疼痛明显，伴外阴触痛性包块，患者既往无外阴肿块史，无外阴侧切及会阴裂伤病史，妇科检查见患者外阴肿块周围皮肤色红、触痛及囊性感，局部皮温升高，红、肿、热、痛症状明显，考虑炎性包块，根据包块位置位于右侧前庭大腺周围，首先考虑前庭大腺脓肿。需要与阴道和阴唇病变及肿块相鉴别。

（三）辅助检查

1. 主要内容及目的　对患者身体基础状态进行评估。为进一步明确诊断及鉴别诊断，指导进一步治疗。应进行细菌培养及药物敏感试验，血常规、C 反应蛋白、降钙素原等进一步明确感染状态。

（1）血常规、C 反应蛋白、降钙素原：有助于感染的诊断。

（2）分泌物涂片及细菌培养、药物敏感试验：确定病原体及选择敏感的抗生素。

（3）脓液细菌培养及药物敏感试验：有脓肿形成者，留取脓液送细菌培养及药物敏感试验。

辅助检查

（1）血常规：WBC 12.03×10^9/L，N% 86.31%，L% 18%，RBC 4.88×10^{12}/L，Hb 130 g/L，PLT 150×10^9/L。

（2）降钙素原：0.16 ng/mL。

（3）C 反应蛋白：6.13 mg/L。

（4）特殊细菌涂片检查（革兰氏染色）+一般细菌培养及鉴定：大肠埃希菌阳性；头孢哌酮/舒巴坦、头孢他啶敏感。

2. 思维引导　本患者的疾病特点：患者外阴疼痛伴外阴触痛性肿块，位于右侧前庭大腺部位，囊性、有波动感，肿块周围皮肤色红、皮温升高，红、肿、热、痛症状明显，血常规提示白细胞计数及中性粒细胞比例增高，C 反应蛋白及降钙素原升高，急性反应明显，诊断前庭大腺脓肿。

（四）初步诊断

前庭大腺脓肿。

（五）鉴别诊断

应与阴道和阴唇病变及肿块相鉴别，如前庭大腺癌、前庭大腺囊肿、皮脂囊肿、脂肪瘤、纤维瘤、平滑肌瘤、外阴子宫内膜异位囊肿、大阴唇腹股沟疝、毛囊炎、局部血肿、尿道旁腺脓肿等相鉴别。

（1）外阴及阴道脂肪瘤、纤维瘤、平滑肌瘤：常为外阴实性质硬肿块，一般有较长的外阴肿块病史，且肿块一般无疼痛感及触痛。

（2）外阴及阴道皮脂囊肿：可有囊性感，一般无疼痛、触痛等局部炎症反应，有外阴肿块长期存在病史。

（3）前庭大腺癌：罕见，多见于老年妇女、年轻患者较少见，常表现为前庭大腺区域实性或囊实性结节，一般无压痛、形状不规则。

（4）外阴子宫内膜异位囊肿：常发生在会阴切口及会阴撕裂处，囊肿长期存在，有经期疼痛及增大现象，经后症状缓解，穿刺有巧克力样血。

（5）大阴唇腹股沟疝：向下屏气时肿块稍胀大，叩诊呈鼓音，一般都在过度用力后突出。

（6）外阴局部血肿：常有会阴部外伤史，局部可见淤血、皮肤黏膜破损等。

（7）尿道旁腺脓肿：可有红、肿、热、痛表现，但肿块位置位于尿道口周围。

此外，前庭大腺脓肿可为腺体的原发感染，也可以是前庭大腺囊肿的继发感染。前庭大腺囊肿为前庭大腺管阻塞，分泌物积聚而成，根据其临床表现可分为症状性和非症状性两类，临床表现包括无症状、肿胀感、继发感染形成前庭大腺脓肿等。

二、治疗经过

1. 初步治疗　外阴坐浴，应用镇痛药物缓解局部症状。行前庭大腺脓肿造口术-患者取膀胱截石位，于脓肿黏膜面侧表面做一贯穿脓肿全长的纵切口，见大量黄绿色混浊脓性液体流出，留取脓液送细菌培养及药物敏感试验，排空脓液，清理并冲洗脓腔，见脓腔壁增厚质硬，将囊壁用可吸收线连续外翻缝合至切口边缘造口，脓腔内留置引流条，术后每日更换直至无脓液渗出，并外阴擦洗保持局部清洁卫生，取出引流条后外阴坐浴，同时给予抗生素抗感染治疗。

2. 思维引导　无症状的前庭大腺囊肿随访观察；无全身感染症状的前庭大腺脓肿首选局部治疗。合并全身感染症状者，需在充分引流的基础上使用足量敏感抗生素抗感染治疗。

症状性前庭大腺囊肿和脓肿需外科干预，手术以形成新的孔道、保持引流通畅、破坏囊肿内壁、减轻症状、减少复发为原则。

该患者外阴肿块逐渐增大，局部治疗后症状加重，入院查外阴肿块体积大，约 5 cm，触痛明显，伴随皮温升高、红肿等症状明显，诊断前庭大腺脓肿。肿块囊性有波动感，考虑局部脓肿形成并成熟，首要治疗为开放引流、缓解症状。推荐行前庭大腺脓肿造口术，该术式引流充分，复发再住院率低。

三、思考与讨论

前庭大腺又称巴氏腺（Bartholin's gland），位于阴道口两侧并开口于阴道前庭，位于大阴唇后 1/3 深部，腺管开口于处女膜与小阴唇之间，主要功能为分泌黏液，润滑阴道和外阴。腺体开口因各种原因阻塞，形成前庭大腺囊肿/脓肿。前庭大腺囊肿临床表现各异，包括无症状、肿胀感、继发感染形成前庭大腺脓肿等。无症状前庭大腺囊肿可数十年无变化或自行消退。前庭大腺脓肿的发生率是前庭大腺囊肿的 2～3 倍，约 1/3 患者治疗后复发。前庭大腺脓肿是指病原体侵入前庭大腺而引起的炎症性疾病，在性交、分娩等情况污染外阴部时易发生炎症。多见于生育期女性，年幼的女童及绝经后妇女较为少见。发病初期局部红、肿、热、痛，随着病情的进展，可形成脓肿，疼痛剧烈，部分患者可出现发热等全身症状；若脓肿引流不畅，炎症持续存在易至脓肿反复发作。

前庭大腺脓肿是一种临床诊断，如果出现外阴的疼痛性包块，妇科检查发现前庭大腺及其导管位置出现体积增大、压痛、皮温升高、质地软或伴有波动感的包块，甚至局部红斑、水肿、脓点形成等，可根据此临床表现做出诊断。

前庭大腺脓肿的治疗手段主要包括期待治疗、内科治疗及手术治疗，并注意生活护理。脓肿形成时，推荐充分评估全身炎症反应综合征（systemic inflammatory response syndrome，SIRS），必要时住院治疗，密切观察并排除脓毒症或坏死性筋膜炎的可能。感染早期，症状大多轻微，表现为坐位或行走时的外阴疼痛或局部疼痛不适者，推荐药物治疗和保守治疗，保持局部清洁、坐浴、休息和镇痛药等辅助措施，也可给予抗生素，抑制病原菌生长改善症状。对于前庭大腺脓肿不成熟或不适宜引流时，推荐抗感染治疗作为一线治疗。可行经验性用药，首选覆盖大肠埃希菌的广谱抗生素联合甲硝唑治疗，推荐病原学检测。

前庭大腺脓肿一般需外科干预，手术以形成新的孔道、保持引流通畅、减轻症状、减少复发为原则。手术后注意休息、坐浴、抗感染治疗等，饮食以清淡为主，适当摄入优质蛋白和维生素丰富的食物，有助于术后切口的恢复。脓肿成熟者的首选治疗方法是开放引流，快速、简单，可立即缓解症状。包括前庭大腺脓肿切开引流、前庭大腺脓肿造口术、挂线造口术（造口法）等。前庭大腺脓肿切开引流门诊较为常用，能够快速缓解症状，缺点是患者需往返医院更换引流条，且引流条易与周围组织形成粘连,换药疼痛明显,患者依从性较差,且复发率较高,不首选推荐。前庭大腺脓肿造口术:在囊肿黏膜侧表面做一几近囊/脓肿全长的纵切口,排空内容物、冲洗囊腔后,将囊壁用可吸收线间断或连续外翻缝合至其切口边缘,达到造口手术的效果,术后囊腔内留置引流条,每日更换直至无脓液渗出,取出引流条后可辅以坐浴。造口术适宜于较大或复发性前庭大腺脓肿,为前庭大腺脓肿的首选推荐术式。

本例患者近期劳累及抵抗力下降后出现外阴疼痛伴肿块,局部治疗后症状加重,外阴肿块增大,触痛明显,伴随皮温升高、红肿等症状明显,患者无外阴肿块、裂伤等病史,诊断前庭大腺脓肿,首选前庭大腺脓肿造口术,配合局部治疗。

四、练习题

1. 前庭大腺脓肿的常见病因包括哪些?
2. 前庭大腺脓肿的临床特征有哪些?
3. 前庭大腺脓肿如何治疗?

五、推荐阅读文献

[1]张颐,王建东,张师前,等. 前庭大腺囊肿/脓肿治疗中国专家共识(2022 年版)[J]. 中国实用妇科与产科杂志,2022,38(9):907-911.
[2]谢幸,孔北华,段涛. 妇产科学[M]. 9 版. 北京:人民卫生出版社,2018.

(陈志华)

案例 37 子宫颈癌

一、病历资料

(一)门诊接诊

1. 主诉 不规则阴道流血 3 月余。

2. 问诊重点 阴道流血是妇科疾病最常见的症状之一。女性生殖道任何部位,包括阴道、宫颈、宫体及输卵管均可发生出血,除正常月经外的阴道出血称为“阴道流血”。问诊时应注意询问患者月经周期是否规律,末次月经。有无诱发因素,如是否为性交后出血,近期是否精神压力大,以及是否服用激素类药物等。并注意询问阴道流血的量、颜色、性状,是否伴随白带量、颜色、性状及气味的改变,是否伴随腹痛、下腹坠胀感等不适。同时应询问患者的诊疗经过,如是否行妇科检查、妇科超声及宫颈癌筛查,近期是否有宫腔操作史或服药史。

3. 问诊内容

(1)诱发因素:是否性交后或妇科检查后流血,有无会阴部外伤史,近期情绪变化。

(2)主要症状及伴随症状:阴道流血的量、颜色、性状,是否伴随白带量、颜色、气味及性状的改变,是否伴随腹痛、下腹坠胀感等不适。

(3)诊治经过:是否于其他医院就诊,做过哪些检查,给予何种治疗方式,治疗效果如何。

(4)发病以来的一般情况:发病以来的饮食、大小便、睡眠、精神情况及体重变化。

(5)既往史:是否患高血压、糖尿病,是否合并凝血功能障碍性疾病,近期手术、外伤史,既往及近期服药情况。

(6)个人史:吸烟饮酒史、冶游史。

(7)月经史:初潮年龄、经期/月经周期、末次月经,经血的量和颜色,有无血块,有无痛经。

(8)婚育史:结婚年龄、配偶健康状况、性生活情况。妊娠与生育次数,人工或自然流产次数,有无死产、手术产、产褥感染、避孕措施。

(9)家族史:询问直系亲属三代内有无恶性肿瘤、家族遗传病史。

问诊结果

患者女性,48 岁,3 个月前无明显诱因出现不规则阴道流血,色鲜红,量少于月经量,同房后流血量增多,可浸湿 1 片 240 mm 卫生巾 2/3 层。2 个月前出现白带增多,淡黄色带血丝、米泔样、有腥臭味,不伴腹痛、腹胀、腹部包块等其他不适。于当地医院按照"月经失调"给予对症治疗无效。发病期间,患者精神、食欲、睡眠、大小便正常,体重无明显下降。无高血压、心脏病史,无糖尿病、脑血管疾病史,无肝炎、结核、疟疾病史,无手术、外伤、输血史,无食物、药物过敏史,无吸烟、饮酒史,无吸毒史,否认冶游史。18 岁结婚,配偶体健,夫妻关系和睦。月经周期规律,月经初潮 16 岁,4 ~5 d/28 ~35 d,LMP 2022-05-01,月经量中等,色鲜红,无血块、无痛经;G6P2,人工流产 4 次,因胎儿头盆不称行剖宫产 1 次,无死产史,宫内节育器避孕 8 年。父母体健,1 姐 1 弟体健,无肿瘤、遗传性疾病等家族史。

4. 思维引导 阴道流血的鉴别如下。①生殖器炎症:如阴道炎、宫颈息肉和子宫内膜炎。②生殖器肿瘤:子宫肌瘤是引起阴道流血的常见良性肿瘤,分泌雌激素的卵巢肿瘤也可引起阴道流血。其他几乎均为恶性肿瘤,包括阴道癌、子宫颈癌、子宫内膜癌、子宫肉瘤、妊娠滋养细胞肿瘤等。③卵巢内分泌功能失调:可引起异常子宫出血。主要包括无排卵性和排卵性异常子宫出血,月经间期卵泡破裂、雌激素水平短暂下降也可致子宫出血。④与妊娠有关的子宫出血:常见的有流产、异位妊娠、葡萄胎、产后胎盘部分残留和子宫复旧不全。⑤损伤、异物和外源性性激素:生殖道创伤如外阴骑跨伤、性交所致处女膜或阴道损伤,放置宫内节育器,幼女阴道内放入异物等均可引起阴道流血。雌激素或孕激素药物可引起"突破性流血"。⑥与全身疾病有关的阴道流血:如血小板减少性紫癜、再生障碍性贫血、白血病、肝损伤等,均可导致子宫异常出血。基于患者目前病史,不规则阴道流血 3 月余,同房后流血量增多,伴白带异常,应行妇科检查明确外阴、阴道及宫颈有无病变。

(二)体格检查

1. 重点检查内容及目的 在进行全身体格检查时应特别注意患者有无贫血貌,淋巴结有无肿大,腹部有无肿块、压痛及反跳痛。妇科检查要关注会阴有无红肿,阴道分泌物的量、颜色、性状及气味,阴道壁黏膜是否光滑,宫颈大小、质地、有无糜烂、接触性出血或菜花样肿物,有无举痛,宫体位置、大小、活动度及有无压痛,双侧附件区是否增厚、有无肿块及压痛情况。

体格检查

T 36.7℃,R 16 次/min,P 87 次/min,BP 120/75 mmHg。

发育正常,营养中等,自主体位,神志清楚,皮肤黏膜红润,浅表淋巴结未触及肿大。下腹部可见长约 10 cm 横形剖宫产术切口,瘢痕增生凸起且色素沉着明显。

妇科检查结果

①外阴：发育正常，已婚已产式。②阴道：畅，容2指，少量米泔水样分泌物，伴异味，阴道壁及穹隆黏膜光滑。③宫颈：重度糜烂样改变，多发宫颈腺囊肿，后唇可见直径约1.5 cm菜花样肿物，质脆，触血阳性，宫颈口可见节育环尾丝，无举痛。④宫体：后位，大小正常，活动度好，无压痛。⑤附件：双侧附件区未触及明显增厚或肿块。⑥三合诊：双侧子宫主韧带、骶韧带质软，弹性正常。直肠黏膜光滑，指套退出无血染。

2. 思维引导　妇科检查在妇科疾病的诊断中非常重要，经妇科检查该患者高度怀疑"子宫颈癌"。妇科检查对宫颈癌的诊断及分期有着重要的指导意义，通过窥阴器置入阴道可明确阴道壁是否受侵，三合诊检查可明确宫旁浸润情况及直肠受累情况，有助于宫颈癌的临床分期、治疗方案的选择及判断预后。基于目前病史及体格检查，需行相应的辅助检查以进一步明确诊断。

（三）辅助检查

1. 主要内容及目的　完善基本检查检验，如血常规、肝功能、肾功能、电解质、血糖、血型、凝血功能及传染病筛查等，充分评估患者一般情况；为进一步诊断及鉴别诊断，应行超声检查、宫颈癌筛查及病理检查以明确诊断。

（1）液基细胞学检查：目前子宫颈细胞学检查多采用子宫颈细胞学贝塞斯达报告系统（TBS）分类，该系统对细胞学形态异常分为以下几种。不典型鳞状细胞（ASC）、无明确诊断意义的不典型鳞状细胞（ASC-US）、不能排除高级别鳞状上皮内病变的不典型鳞状细胞（ASC-H）、低级别鳞状上皮内病变（LSIL）、高级别鳞状上皮内病变（HSIL）和鳞状细胞癌（SCC）；不典型腺细胞（AGC）、原位腺癌（AIS）和腺癌（adenocarcinoma）。

（2）人乳头状瘤病毒（HPV）核酸检测：高危型HPV持续感染是导致子宫颈癌发生的主要原因，HPV16/18阳性人群的子宫颈癌及癌前病变发病风险高，在子宫颈鳞癌中，HPV16/18感染最常见。与细胞学检查联合应用于子宫颈癌筛查。2023年《中国子宫颈癌筛查指南（一）》建议筛查起始年龄为25岁，25～64岁女性采用每5年1次的HPV核酸单独检测，或联合筛查，或每3年1次细胞学检查。

（3）阴道镜检查：若细胞学检查为ASC-US并高危型HPV核酸检测阳性，或低级别鳞状上皮内病变及以上，或HPV16/18感染，或可疑子宫颈癌的症状或体征（如妇科检查发现的异常体征、原因不明的异常流血或阴道异常分泌物等）均应行阴道镜检查；阴道镜下所见子宫颈转化区类型包括：Ⅰ型转化区鳞-柱交界完全可见；Ⅱ型转化区鳞-柱交界部分延伸入子宫颈管，但通过子宫颈扩张器等可完全暴露；Ⅲ型转化区鳞-柱交界部分可见或完全不可见。

（4）子宫颈活组织检查：是确诊子宫颈病变可靠的方法。如果阴道镜检查提示Ⅲ型转化区或者不能排除子宫颈管病变时，应同时行宫颈管搔刮术（ECC），降低漏诊率。

（5）经阴道超声：用于了解盆腔脏器情况，判断病变部位、血供情况，有利于诊断及鉴别诊断、评估病情严重程度及判断预后。

（6）MRI：软组织显影更敏感，可以判断病变部位、范围，了解盆腔情况。

（7）胸、腹部CT平扫及增强或PET/CT：用于判断患者是否存在远处转移。

（8）鳞状细胞癌抗原（SCCA）：是宫颈癌的血清肿瘤标志物，对宫颈鳞状细胞癌有较高的特异性。

（9）性激素六项及AMH检测：了解患者卵巢功能，判断患者"阴道流血"是否为卵巢功能减退导致的排卵障碍性异常子宫出血，同时可以根据卵巢功能制订治疗方案。

辅助检查

(1)TCT:宫颈高级别鳞状上皮内病变(HSIL),浸润癌不除外。

(2)HPV16 亚型:阳性。

(3)阴道镜下宫颈组织活检:宫颈中分化鳞状细胞癌。

(4)经阴道超声:宫颈实性占位,宫颈外口偏后壁可及约 14 mm×15 mm 低回声。

(5)盆腔 MRI:宫颈占位,考虑宫颈癌(IB 期可能),宫颈异常信号范围约 17 mm×12 mm×15 mm(前后径×上下径×左右径);宫颈囊肿(图 2-3)。

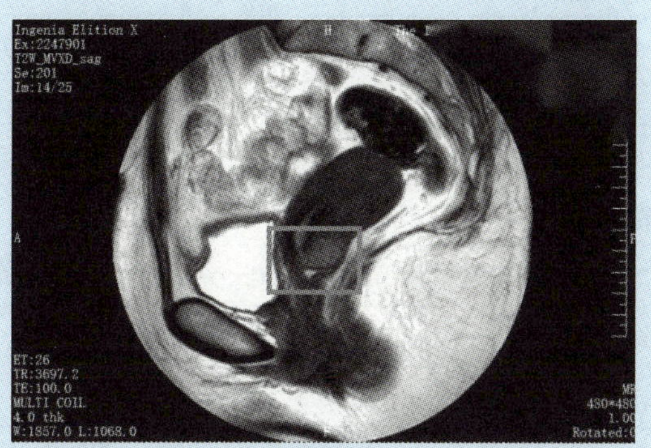

图 2-3 子宫颈患者盆腔 MRI

盆腔 MRI 提示宫颈后唇异常信号,考虑宫颈癌。

(6)胸部及全腹部 CT:盆腔及腹主动脉旁淋巴结未见明确转移。

(7)SCCA:5.83 ng/mL。

(8)性激素:FSH 28.80 mIU/mL,E2 46.3 pg/mL。AMH 0.1 ng/mL(符合围绝经期激素水平)。

2.思维引导 该患者疾病特点:不规则阴道流血,同房后流血量增多,伴白带异常;妇科检查结果提示子宫颈病变,通过宫颈活检病理检查,子宫颈鳞状细胞癌诊断明确。

(四)初步诊断

子宫颈中分化鳞状细胞癌 I B1 期。

(五)临床分期

目前主要采用 2018 年国际妇产科联盟(FIGO)临床分期,影像学和手术病理评估均纳入分期(表 2-3)。

表 2-3 子宫颈癌临床分期(FIGO,2018 年)

I 期	子宫颈癌局限在子宫颈(扩散至宫体将被忽略)
I A	镜下浸润癌,浸润深度≤5 mm
I A1	间质浸润深度≤3 mm
I A2	间质浸润深度>3 mm 且≤5 mm
I B	肿瘤局限于子宫颈,镜下最大浸润深度>5 mm
I B1	浸润深度>5 mm,肿瘤最大径线≤2 cm

续表 2-3

ⅠB2	肿瘤最大径线>2 cm 且≤4 cm
ⅠB3	肿瘤最大径线>4 cm
Ⅱ期	肿瘤超越子宫,但未达阴道下 1/3 或未达骨盆壁
ⅡA	侵犯上 2/3 阴道,无宫旁浸润
ⅡA1	癌灶最大径线≤4 cm
ⅡA2	癌灶最大径线>4 cm
ⅡB	有宫旁浸润,未达骨盆壁
Ⅲ期	肿瘤累及阴道下 1/3,和/或扩展到骨盆壁,和/或引起肾盂积水或无功能,和/或累及盆腔和/或腹主动脉旁淋巴结
ⅢA	肿瘤累及阴道下 1/3,没有扩展到骨盆壁
ⅢB	肿瘤扩展到骨盆壁和/或引起肾盂积水或肾无功能
ⅢC	不论肿瘤大小和扩散程度,累及盆腔和/或主动脉旁淋巴结【注明 r(影像学)或 p(病理)证据】
ⅢC1	仅累及盆腔淋巴结
ⅢC2	主动脉旁淋巴结转移
Ⅳ期	肿瘤侵犯膀胱黏膜或直肠黏膜(活检证实)和/或超出真骨盆(泡状水肿不分为Ⅳ期)
ⅣA	侵犯盆腔邻近器官
ⅣB	远处转移

注:当分期存在疑问时,需要归于较早的分期。微小浸润癌依靠宫颈锥切术及妇科检查分期。初治患者手术前后分期可以改变,复发、转移时不再分期。影像学和病理学可用于补充肿瘤大小和范围的临床结果,血管/淋巴间隙受累不应改变分期。

二、治疗经过

(一)初步治疗

1. 术前准备　术前禁食水 8 h、术区备皮、阴道灌洗消毒、肠道准备、麻醉术前访视。

2. 拟行手术　腹腔镜下根治性子宫切除术+双侧附件切除术+盆腔淋巴结切除(证据等级 1)±腹主动脉旁淋巴结切除(证据等级 2B)。与患者及其家属积极沟通,签署知情同意书。

思维引导

1. 治疗原则　子宫颈癌的治疗以手术和放疗为主,化疗为辅的综合治疗。早期子宫颈癌以手术治疗为主,中晚期子宫颈癌以放疗为主,化疗为辅。放疗适用于各期子宫颈癌。手术治疗ⅡA1 的患者。ⅠB3 期及ⅡA2 期首选推荐同步放化疗,在放疗资源缺乏地区可选择手术。根据年龄、生育要求、临床分期、内科情况决定手术、放疗或化疗。

2. 手术方式的选择　对于早期子宫颈癌患者,手术治疗是其首选治疗方式,可通过开腹或腹腔镜微创手术 2 种方式。开腹手术具有适应证广、费用低、无须特殊器械、热损伤少、泌尿系统并发症少,更易做到无瘤原则,可能生存获益等优点。腹腔镜微创手术优势主要体现在:视野清晰、解剖清楚、术中流血少、术后恢复快、住院时间短、伤口美观等。然而有随机对照试验适用于分期为ⅠA、ⅠB1、ⅠB2、研究认为子宫颈癌腹腔镜手术与经典的开腹手术相比,病死率及复发率更高。对于子宫颈癌的微创治疗，要严格掌握适应证，不断改进手术操作与技术，比如减少 CO_2 腹压的频繁变化；不使用举宫杯；并强调无瘤手术的重要意义，减少肿瘤组织的挤压和破裂，以避免肿瘤组织脱落种植的风险。目前虽然还没有大家公认的、具有高级别证据支持的子宫颈癌微创手术的适应证，多项研究表明 IA2 ~ IB1 期、肿瘤直径≤2 cm 的子宫颈癌可能是腹腔镜手术的适应证。

治疗方案

患者中年女性，无生育要求，目前诊断：子宫颈中分化鳞状细胞癌Ⅰ B1 期，入院后完善相关检查，排除手术禁忌，影像学检查提示盆腔及腹主动脉旁淋巴结未见明显肿大，建议行根治性子宫切除术+盆腔淋巴结切除术，必要时行腹主动脉旁淋巴结切除术。目前患者 AMH 及 FSH 结果提示卵巢功能减退，与患者及其家属充分沟通后，同时切除双侧附件。

该患者属低危子宫颈癌患者，手术方式可以选择"开腹"或者"腹腔镜"手术，本例患者瘢痕体质，强烈要求微创手术治疗，充分沟通后行"腹腔镜下根治性子宫切除术+双侧附件切除术+盆腔淋巴结切除术"，术中使用悬吊子宫方式进行免举宫操作，离断阴道前缝合封闭阴道，包裹宫颈癌灶，避免癌瘤播散，充分注意无瘤操作。

术后根据病理结果决定是否需要后续放化疗。

（二）后续治疗

接受初治手术者术后辅助治疗取决于手术发现及病理分期。"高危因素"包括淋巴结阳性、切缘阳性和宫旁浸润。具备任何一个"高危因素"均推荐进一步影像学检查以了解其他部位转移情况，然后补充盆腔外照射+含铂同期化疗（证据等级 1）±近距离放疗。中危因素（肿瘤大小、间质浸润、淋巴脉管间隙阳性）按照"SEDLIS 标准"（证据等级 1）（表 2-4）补充盆腔外照射±含铂同期化疗（同期化疗证据等级 2B）。

表 2-4 SEDLIS 标准

LVSI	间质浸润	肿瘤大小*
+	外 1/3	任何大小
+	中 1/3	≥2 cm
+	内 1/3	≥5 cm
-	中或深 1/3	≥4 cm

注：LVSI，淋巴血管间质浸润（lymphovascular space invasion）；* 为临床触诊决定。

后续治疗及随访

由于本例患者癌灶浸润深度中 1/3，脉管内多个癌栓，肿瘤直径 1.5 cm，小于 2 cm，不符合 SEDLIS 标准的中危患者，故无须术后放化疗，但需要定期返院复查监测病情。术后第 4 天出院，出院医嘱：①注意休息，加强营养；②禁性生活及盆浴 3 个月，避免大便干结；③院外 3 ~ 5 d 腹部切口拆线、换药；④留置导尿管 10 d，保持会阴部清洁干燥；⑤2 周后门诊复查；⑥不适随诊。

三、思考与讨论

子宫颈癌病因明确，是可防可治的妇科恶性肿瘤。一级预防包括开展健康教育和接种 HPV 预防性疫苗；二级预防包括普及、规范子宫颈癌筛查，早期发现癌前病变，及时治疗高级别病变，防止子宫颈浸润癌的发生；三级预防主要是子宫颈癌确诊后采用积极、有效的治疗，防止病情恶化、预防复发及转移、延长生存期。

子宫颈癌治疗后 2 年内每 3 ~ 6 个月复查 1 次，3 ~ 5 年每 6 ~ 12 个月复查 1 次，5 年后每年复查 1 次。至少每年进行 1 次阴道细胞学检查。随访内容包括妇科检查、阴道细胞学检查、胸部 X 线摄片、血常规及子宫颈鳞状细胞癌抗原等。

四、练习题

1. 子宫颈癌的高危因素有哪些？
2. 子宫颈癌需要与哪些疾病鉴别？
3. 简述子宫颈癌 2018 FIGO 临床分期标准。
4. 简述子宫颈癌治疗原则。

五、推荐阅读

[1]谢幸，孔北华，段涛. 妇产科学[M]. 9 版，北京：人民卫生出版社，2018.
[2]黄元华，韩丽萍. Obstetrics and gynecology[M]. 郑州：郑州大学出版社，2020.
[3]李明珠，魏丽惠，隋龙，等. 中国子宫颈癌筛查指南（一）[J]. 现代妇产科进展，2023，32(7)：481-487.

（韩丽萍）

案例 38 子宫肌瘤

一、门诊接诊

（一）门诊接诊

1. 主诉　突发下腹痛 3 d。

2. 问诊重点　下腹痛是女性常见的症状，多为内生殖器疾病引起，如异位妊娠、卵巢肿瘤蒂扭转、子宫肌瘤变性或扭转、子宫内膜异位症等，但也不能忽略内生殖器以外的疾病，应注意鉴别。问诊时应注意患者月经情况，有无经期腹痛，有无停经史，下腹痛起病的缓急，疼痛部位、性质、持续时间，有无牵涉痛，有无其他伴随症状如恶心、呕吐、腹泻、发热、阴道出血等；同时应详细询问该患者的就诊过程、治疗经过及治疗效果。

3. 问诊内容

（1）诱发因素：注意询问患者腹痛是否继发于剧烈活动、腹部外伤等情况；有无服用不洁食物；有无阑尾炎、肠梗阻、盆腔炎、子宫内膜异位症等易引起腹痛的病史；是否为体位改变时或性交后疼痛等。

（2）主要症状：女性下腹痛多为内生殖器疾病引起，注意起病的部位；下腹痛的性质和特点，是钝痛、阵发性绞痛、胀痛、刀割样疼痛、撕裂样疼痛或坠痛等，是否存在加重的明确因素，如活动后、性生活后、饮食后、月经期、排便或排尿前后等；起病的缓急，是急骤发病、缓慢起病而逐渐加剧或反复隐痛后疼痛加剧等；疼痛的时间，是阵发性还是持续性、持续多长时间消失，是否存在规律性、是否与月经周期有关等；是否有放射痛；是否存在恶心、呕吐、腹泻等。

（3）伴随症状：有无阴道分泌物异常如脓性白带等提示感染可能存在，如盆腔炎性疾病；有无恶心、呕吐，若突发下腹痛伴恶心、呕吐可考虑卵巢囊肿蒂扭转、卵巢黄体囊肿破裂、异位妊娠破裂、肠梗阻可能；有无尿频、排尿困难、便秘、排便困难等局部压迫症状；有无恶病质，恶病质常为生殖器恶性肿瘤晚期的表现等；有无下腹部包块；有无阴道出血等；同时注意询问本次疾病的演变过程，本次病情加重的特点。

（4）诊治经过：有无到其他医院就诊；就诊过程如何；是否做过相关检查；医生如何诊断；是否用药、用何种药、具体剂量、用药时间、效果如何；诊治过程利于了解患者已存在的异常情况及用药情况，协助判断病情及选择用药。

（5）既往史：注意询问有无多种基础疾病同时存在，如高血压、心脏病、糖尿病；有无手术史如子宫肌瘤剔除术、子宫腺肌病病灶切除术、阑尾手术、卵巢肿瘤手术等；既往有无盆腔炎性疾病、消化道感染性疾病、泌尿系统感染疾病史。

（6）个人史：生活和居住情况；有无烟、酒嗜好；毒品使用史；有无疫区接触史等。

（7）月经史：包括初潮年龄、既往月经周期、经期持续时间、经量、经期伴随症状，绝经年龄，尤其注意有无经期腹痛，若存在经期腹痛，注意询问疼痛部位、性质、程度，以及痛经起始和消失的时间。

（8）婚育史：包括婚次及结婚年龄；男方健康情况；有无性病史及双方性生活情况等。生育史包括足月产、早产及流产次数以及现存子女数、分娩方式；有无不良孕产史、产后出血、产褥感染等。

（9）家族史：家族成员有无遗传性疾病，如白化病、血友病等；有无与遗传有关的疾病，如肿瘤相关疾病尤其是生殖系统肿瘤、乳腺肿瘤等；有无传染病如肺结核等。

问诊结果

患者55岁女性，平素月经规律，周期28～30 d，持续5～6 d，经量中等，无痛经，绝经年龄：52岁。3 d前提重物后突发右下腹坠痛，活动后加重，休息后减轻，伴右侧腹股沟区隐痛，不伴乏力、发热、腹胀、恶心、呕吐、排尿困难、排便困难、阴道流血等，下腹疼痛程度较重时，自服芬必得止痛，服药后疼痛减轻，未诊治，因腹痛再次加重来医院就诊；G3P2，足月阴道分娩1女1子；既往无心、肝、肾等慢性病史，无长期口服雌孕激素、他莫昔芬、抗凝药物史，无家族性遗传病史。

4. 思维引导　采集病史应注意腹痛的部位，如下腹正中疼痛、一侧下腹痛或双侧下腹痛，该患者以右下腹为主，应考虑是否存在右侧附件区病变、子宫右侧浆膜下肌瘤蒂扭转、阑尾炎等。该患者疼痛由提重物后急骤起病，且活动后疼痛程度加重，休息后减轻，同时下腹痛偏于一侧，此下腹痛特点应考虑较常见的妇科疾病，如卵巢囊肿蒂扭转的腹痛特点也是偏于一侧的、突发下腹痛，通常腹痛程度较剧烈且体位改变可加重疼痛，常伴恶心、呕吐甚至休克表现；卵巢黄体、肿瘤破裂也可表现为突发下腹痛，腹痛程度剧烈，伴有腹腔内出血较多时也可有休克体征；子宫浆膜下肌瘤扭转、坏死、感染同样可表现为突发的，疼痛程度通常较卵巢肿瘤蒂扭转略轻，也可因活动或体位改变加重疼痛，当坏死、感染发生时可伴有寒战、发热；阑尾炎的下腹痛通常表现为转移性疼痛，起病时可表现为脐周疼痛，逐渐转移至麦氏点固定；注意是否存在放射痛，如放射至肩部应考虑腹腔内出血，放射至腰骶部多为子宫颈、子宫病变引起，放射至腹股沟及大腿内侧，要考虑该侧附件区病变等，应当结合病史特点、体格检查、妇科双合诊、三合诊，影像学检查如妇科超声（首选经阴道腔内超声）、MRI，血常规、凝血功能、血生化、肿瘤标志物等检查后进一步明确诊断。

（二）体格检查

1. 重点检查内容及目的

（1）患者 3 d 前突发下腹痛，故腹部体格检查应作为重点部分进行，且应在妇科检查前进行，应特别注意腹部触诊情况，如有无腹肌紧张、有无压痛及反跳痛，能否扪及包块，扪到包块时特别注意包块的部位、大小（通常以厘米为单位表示）、形状、质地、活动度、表面是否光滑，以及有无压痛等；叩诊时主要注意有无移动性浊音，叩到移动性浊音因考虑是否存在腹腔内出血、腹水等；听诊时要了解肠鸣音情况，若存在肠鸣音亢进、气过水声或肠鸣音减弱、消失要考虑肠梗阻可能。

（2）专科检查应完善双合诊、三合诊检查。注意观察阴道内是否有活动性出血，出血量、颜色、出血部位、有无同时伴随阴道排液、分泌物有无异味；注意观察宫颈外观、有无赘生物突出、有无触血，如有异常应注意完善宫颈 TCT、HPV 检查，必要时进行阴道镜检查等；注意子宫大小、位置、软硬度、活动度、有无压痛，表面有无肿物突出。注意双附件有无肿块、增厚或压痛，触及肿块应查清其位置。

体格检查

T 36.5 ℃，R 21 次/min，P 92 次/min，BP 112/65 mmHg，身高 160 cm，体重 65 kg。

神志清楚，急性面容，体格检查合作。皮肤黏膜红润。双肺听诊呼吸音清晰，未闻及干、湿啰音。心率 92 次/min，律齐，各瓣膜听诊区心音正常，未闻及杂音。腹平坦，右下腹可触及一大小约 6 cm×7 cm 实性包块，边界清，质中等，活动度好，压痛、无反跳痛，肝脾肋缘下未触及，移动性浊音阴性，双下肢无水肿，无杵状指（趾），余体格检查正常。

妇科检查

①外阴：发育正常，已婚已产式。②阴道：通畅，黏膜皱襞颜色正常，少量白色稀薄分泌物、无异味，未见积血及活动性出血。③宫颈：肥大，无抬举痛、摇摆痛，触血（-）。④宫体：前位，如孕 8 周大小，表面光滑，质地中等，表面凹凸不平，活动度好，无压痛。⑤双附件：右侧附件区可触及一大小约 6 cm×7 cm 实性包块，质中等，边界清，与子宫右侧壁关系密切，活动度好，压痛，左侧附件区未触及异常。⑥三合诊：右侧附件区可触及一大小约 6 cm×7 cm 实性包块，质中等，边界清楚，压痛明显，与子宫右侧壁关系密切，向盆腔右前方突出，未达右侧盆壁，与直肠间可触及明显间隙，双侧子宫骶韧带弹性可，未触及增厚、结节及触痛，子宫后壁、宫旁组织、直肠子宫陷凹未触及异常。

2. 思维引导　综合以上体格检查及专科检查分析，该患者主要体征为右下腹包块及压痛。右下腹主要的盆腔脏器有右侧卵巢、右侧输卵管、阑尾、膀胱等，右下腹突发疼痛伴包块应考虑右侧卵巢囊肿蒂扭转、卵巢肿瘤破裂、子宫右侧浆膜下肌瘤扭转、坏死、感染、卵巢输卵管炎性疾病、盆腔子宫内膜异位症、阑尾炎可能。应进一步完善超声、盆腔 MRI 或腹部 CT、肿瘤标志物等检查进一步判断。

（三）辅助检查

1. 主要内容及目的

（1）血常规、凝血功能：进一步证实有无贫血、凝血功能障碍存在，若存在贫血，进一步完善血清铁、铁代谢、叶酸、维生素 B_{12} 等，检查明确贫血类型。

（2）肿瘤细胞标志物：CA125、CA19-9、HE4、SCC、CEA、AFP 协助判断有无肿瘤性疾病可能。

（3）盆腔超声：有利于了解子宫体积、内膜厚度，诊断子宫有无典型病变如子宫肌瘤、子宫腺肌病等；了解右侧附件区肿块来源如来源于卵巢、输卵管或子宫等；了解右侧附件区包块血流供应情况等。

（4）阑尾超声：有利于了解阑尾区有无典型病变。

（5）盆腔 MRI 平扫+增强扫描：是阴道腔内超声检查的补充，可判断右侧附件区肿块的性质，以及与周围组织的关系。

（6）宫颈 TCT、HPV：有利于排除宫颈上皮内瘤变或宫颈肿瘤性病变。

（7）心电图：明确是否有心肌缺血、心律失常等。

（8）心脏彩超：心脏大小及心脏内部结构，间接测量评估肺动脉压，排除其他心脏疾病。

（9）肝功能、肾功能、血糖、电解质：了解患者是否有血糖变化，肝功能、肾功能的损害，内环境紊乱。

辅助检查

（1）血常规：RBC 3.42×10^9/L，Hb 108 g/L。

（2）盆腔超声：子宫后位，子宫肌壁回声不均匀，肌壁间可见数个低回声，其中前壁较大一个范围约 16 mm×22 mm，内可录及点状血流信号。右侧附件区可见范围约 50 mm×40 mm×76 mm 非均质低回声占位，与子宫关系密切，内可录及丰富血流信号，左附件区未探及异常回声。超声提示右侧附件区占位（浆膜下肌瘤不排除），子宫多发子宫肌瘤。

（3）盆腔 MRI 平扫+增强（图 2-4）：子宫基层及浆膜下见多发类圆形等 T_1 等 T_2 信号影，DWI 信号稍高，较大者位于右侧壁，大小约 53 mm×37 mm×72 mm，内见斑点状长 T_2 信号，另侧后壁一病变其内见斑片状长 T_1 长 T_2 信号，增强扫描实性部分均匀轻中度持续强化，囊性部分未见明显强化，侧病变呈略欠均匀强化，余病变呈均匀轻中度持续强化。结合带连续，黏膜未见明显增厚；双侧附件区未见明显异常信号影。膀胱充盈良好，局部略受压改变。提示：子宫多发平滑肌瘤（肌壁间和浆膜下）。

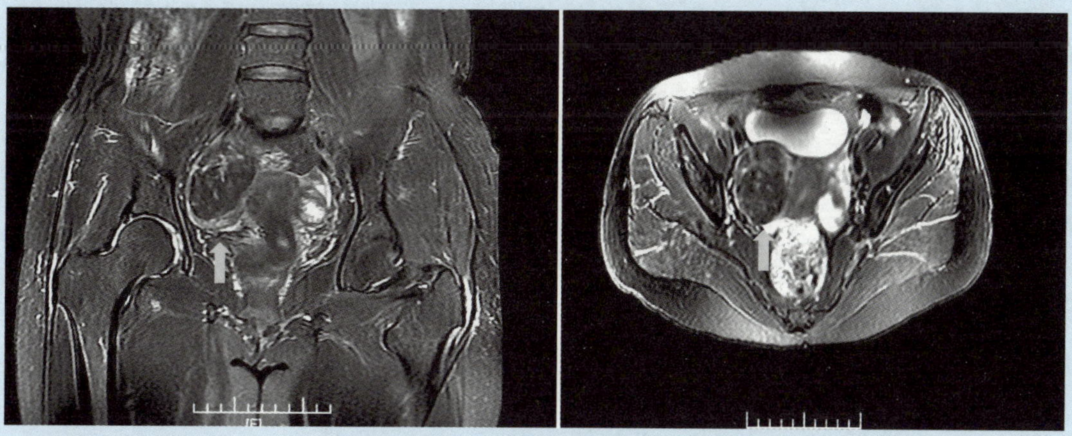

A. 压脂 T_2WI 冠状位提示子宫右前壁等信号影；B. 压脂 T_2WI 横断面提示子宫右前壁等信号影，边界欠清晰，其内可见斑点状高信号。

图 2-4　子宫平滑肌瘤患者盆腔 MRI

（4）肿瘤细胞标志物、阑尾超声、宫颈 TCT、HPV、心电图：均未见异常。

（5）肝功能、肾功能、血糖、电解质等生化指标：均无明显异常。

2. 思维引导　①该患者主要的临床症状为下腹痛，主要体征为右下腹包块及右下腹压痛，妇科检查提示子宫体积增大、右侧附件区可触及一实性包块，与子宫关系密切。完善妇科超声提示：子宫肌壁间多发子宫肌瘤回声，右侧附件区低回声肿块与子宫关系密切，不排除浆膜下子宫肌瘤可能。进一步完善盆腔 MRI 提示：子宫多发平滑肌瘤，分别位于肌壁间及浆膜下，且右侧壁较大的一枚肌瘤组织与超声右侧附件区低回声包块体积大小相符；带蒂的浆膜下子宫肌瘤，当肌瘤偏于一侧附件区时易与卵巢肿瘤混淆，该患者超声提示右侧附件区肿块与子宫关系密切，盆腔 MRI 提示倾向于子宫肌瘤，右侧附件区肿块考虑为浆膜下子宫肌瘤可能性较大，但仍不能完全排除卵巢肿瘤可能性，确诊需要腹腔镜检查及病理检查。②带蒂的浆膜下子宫肌瘤可发生急性蒂扭转，当蒂扭转发生时患者可表现为急性腹痛，且活动后加重的特点，该患者突发的右下腹坠痛考虑浆膜下子宫肌瘤发生了急性蒂扭转可能较大。但是该患者右侧附件区肿块目前不能完全排除来源于卵巢组织，卵巢肿瘤也可发生蒂扭转，其多发生于体位突然改变时，常表现为突然发生一侧下腹部的剧痛，可伴有恶心、呕吐，双合诊检查于一侧附件区可触及压痛的肿块，故该患者目前也不能完全排除卵巢肿瘤蒂扭转引发的下腹痛。腹腔镜检查可进一步确诊。③该患者突发右下腹疼痛伴右侧附件区包块，还应考虑右下腹炎性疾病如阑尾炎、右侧卵巢输卵管周围炎等。根据该患者无明显转移性腹痛、性交痛、慢性盆腔痛等临床症状，结合妇科超声、盆腔 MRI、妇科检查综合分析，该诊断暂不考虑。

（四）初步诊断

①下腹痛原因待查：子宫浆膜下肌瘤扭转？卵巢肿瘤蒂扭转？②子宫多发平滑肌瘤；③窦性心动过速；④轻度贫血。

（五）鉴别诊断

根据病史、体征和超声检查，应和易引起下腹痛、盆腔包块的一些疾病相鉴别，如卵巢肿瘤蒂扭转、卵巢子宫内膜异位囊肿、急性阑尾炎等。

1. 卵巢肿瘤蒂扭转　注意实质性卵巢肿瘤与带蒂的浆膜下子宫肌瘤易混淆。特别是肿块与子宫的关系，当卵巢肿瘤蒂扭转时，可出现突发一侧下腹疼痛，伴恶心、呕吐甚至休克表现。可借助盆腔超声检查、盆腔 MRI 检查协助诊断，必要时腹腔镜检查可明确诊断。

2. 卵巢子宫内膜异位囊肿　可有下腹痛、盆腔肿块表现，肿块多呈囊性或囊实性，偏于一侧或双侧附件区，位置较固定，活动度差。常有进行性加重的痛经、继发不孕、性交不适等表现。盆腔超声检查、盆腔 MRI 检查、血清 CA125 检测有助于诊断。

3. 急性阑尾炎　腹痛多呈持续性疼痛，从上腹开始经脐周转至右下腹，盆腔检查常无肿块触及，可有一侧附件区压痛，白细胞计数常稍升高。阑尾超声检查、盆腔超声检查、腹部 CT 检查有助于诊断。

二、治疗经过

（一）初步治疗

1. 卧床休息，监测生命体征变化　测血压、心率。

2. 必要时给予止痛对症治疗　盐酸曲马多片，50 mg，bid，po。

3. 目前无手术禁忌、完善术前准备　术前禁食水、备皮、阴道灌洗消毒、术前留置尿管、肠道准备、麻醉前访视。

4. 拟行手术　充分术前沟通、讨论后，拟行“腹腔镜探查术+腹腔镜子宫全切术+腹腔镜双侧附件切除术”，签署手术同意书及麻醉同意书。

5. 术前预防性抗生素　头孢唑林钠注射液 1.0 g，术前半小时，静脉滴注。

6. 术中见　子宫如孕 8 周大小，表面突出肌瘤样组织数枚，大小不等，较大一枚位于宫体前壁，大小约 4 cm×3 cm，质地中等（Ⅳ型肌瘤），右侧壁浆膜面突出肌瘤样组织一枚（Ⅶ型肌瘤），大小约 7 cm×5 cm，质地中等，表面暗紫色，其蒂部扭转 360°，双侧卵巢及输卵管外观未见明显异常。

7. 病理

（1）浆膜下肌瘤术中大体标本冰冻病理及术后常规石蜡病理：子宫平滑肌瘤（图 2-5）。

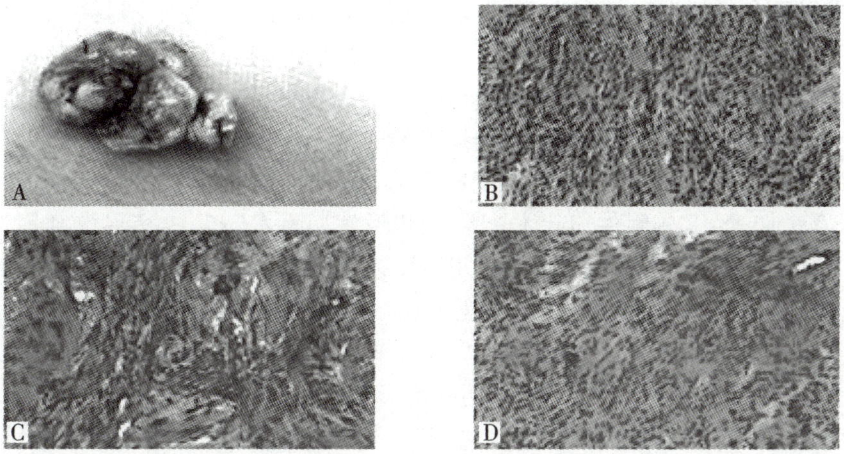

A. 浆膜下子宫肌瘤大体标本；B、C. 浆膜下子宫肌瘤术中冰冻病理镜下图像；D. 浆膜下子宫肌瘤术后常规石蜡病理下图像。

图 2-5　子宫肌瘤大体标本及术中冰冻病理

（2）全子宫及双侧附件术后大体标本及常规病理：子宫多发平滑肌瘤；慢性宫颈及内膜炎；子宫内膜呈萎缩改变；双侧输卵管未见特殊；双侧卵巢未见特殊（图 2-6）。

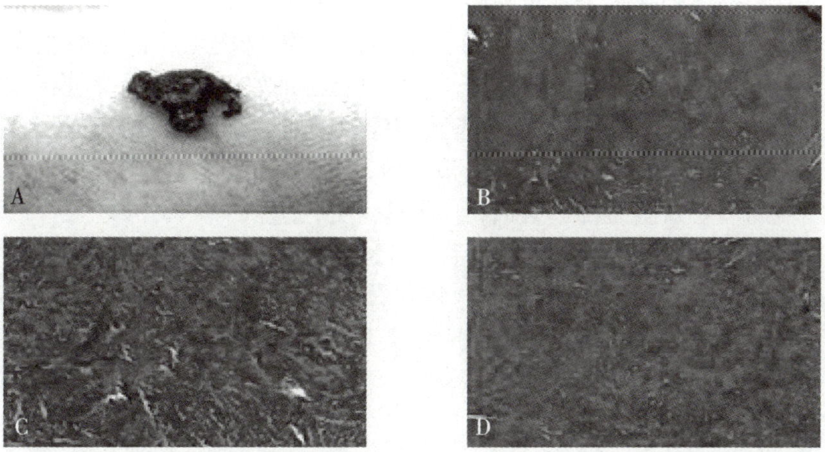

A. 子宫及双侧卵巢输卵管大体标本；B、C、D. 子宫及双侧卵巢输卵管常规石蜡病理镜下图像。

图 2-6　子宫双侧卵巢输卵管大体标本及术后常规病理

8. 术后诊断　①浆膜下子宫平滑肌瘤蒂扭转（Ⅶ型肌瘤）；②子宫多发平滑肌瘤；③轻度贫血；④窦性心动过速；⑤轻度贫血。

（二）随访计划

（1）术后 1 周复查血常规了解贫血纠正情况。

(2)术后1个月复查妇科检查、盆腔超声了解阴道残端、盆腔恢复情况。

(3)术后3个月复查妇科检查、盆腔超声了解阴道残端、盆腔恢复情况,同时指导盆底肌锻炼,预防盆腔器官脱垂。

(三)思维引导

患者影像学提示多发子宫肌瘤存在且伴有急性腹痛,妇科检查提示:附件区包块存在,故子宫浆膜下肌瘤蒂扭转不排除,卵巢肿瘤蒂扭转也不排除,腹腔探查指征明确,无腹腔镜手术禁忌证,手术方式可选择腹腔镜探查。若肿块为浆膜下肌瘤蒂扭转,因患者为绝经后女性,无保留子宫及双附件意愿,无腹腔镜手术禁忌证,可选择"子宫全切术+双侧附件切除术",若右侧附件区肿块为卵巢肿瘤,需行术中快速病理检测,根据病理提示的肿瘤性质施行不同的手术方案:卵巢良性肿瘤根据患者意愿可行"子宫全切术+双侧附件切除术"或"患侧附件切除术";若为交界性肿瘤,应根据卵巢交界性肿瘤处理原则行"子宫全切术+双侧附件切除术+大网膜切除术±盆腔淋巴结切除术",目前卵巢交界性肿瘤是否需要切除或盆腔淋巴结仍存在争议,早期的卵巢交界性肿瘤患者切除盆腔或腹主动脉旁淋巴结不改善预后;微乳头亚型浆液性卵巢交界性肿瘤或可疑转移、合并其他不良预后因素者,推荐系统性腹膜后淋巴结切除术,切除大网膜不影响长期生存率,大网膜种植仍比较多见,且切除大网膜并发症少、操作简单,故可选择切除大网膜;若为恶性肿瘤应根据卵巢癌分期行"卵巢癌全面分期手术或肿瘤细胞减灭术"。

三、思考与讨论

子宫肌瘤是女性生殖系统最常见的良性肿瘤,FIGO 子宫肌瘤 9 型分类方法将子宫肌瘤分为 0 型:有蒂黏膜下肌瘤。Ⅰ型:无蒂黏膜下肌瘤,向肌层扩展≤50%。Ⅱ型:无蒂黏膜下肌瘤,向肌层扩展>50%。Ⅲ型:肌壁间肌瘤,位置靠近宫腔,瘤体外缘距子宫浆膜层≥5 mm。Ⅳ型:肌壁间肌瘤,位置靠近子宫浆膜层,瘤体外缘距子宫浆膜层<5 mm。Ⅴ型:肌瘤贯穿全部子宫肌层。Ⅵ型:肌瘤突向浆膜。Ⅶ型:肌瘤完全位于浆膜层下(有蒂)。Ⅷ型:其他特殊类型或部位的肌瘤(子宫颈、宫角、阔韧带肌瘤)。子宫肌瘤典型的临床症状有经量增多或经期改变、下腹包块、白带增多、压迫症状,还有其他如急性腹痛、腰酸背痛、继发不孕等不典型症状。其中带蒂的浆膜下子宫肌瘤有时与卵巢肿瘤容易混淆,而浆膜下子宫肌瘤有时可发生蒂扭转,当蒂扭转发生时,患者可出现急性腹痛,症状与卵巢肿瘤蒂扭转极其相似,容易混淆,应详细询问病史,完善妇科双合诊、三合诊检查,注意肿块与子宫的关系,同时借助超声、腹腔镜等辅助手段可进行鉴别。子宫肌瘤的治疗应根据患者年龄,生育需求,肌瘤的部位、大小、数目,是否发生蒂扭转等情况,制订不同的治疗方案。可随访观察、药物治疗或手术治疗,也可进行其他的如磁共振引导下聚焦超声技术(MRgFUS)、子宫动脉栓塞术(UAE)等多元化治疗。

四、练习题

1. 浆膜下子宫肌瘤与卵巢肿瘤如何鉴别?
2. 子宫肌瘤的治疗方法有哪些?
3. 病例中的患者行根治性手术的指征是什么?

五、推荐阅读

[1]谢幸,孔北华,段涛. 妇产科学[M].9 版. 北京:人民卫生出版社,2018.

[2]曹泽毅. 中华妇产科学[M].3 版. 北京:人民卫生出版社,2014.

[3]郎景和. 子宫肌瘤的诊治中国专家共识[J]. 中华妇产科杂志,2017,52(12):793-800.

[4]LEE H J, NORWITZ E R, SHAW J. Contemporary management of fibroids in pregnancy[J]. Rev Obstet Gynecol, 2010, 3(1):20-27.
[5]HURLEY V. Imaging techniques for fibroid detection[J]. Baillieres Clin Obstet Gynaecol, 1998, 12(2):213-224.

(田 金)

案例 39 子宫内膜癌

一、病历资料

(一)门诊接诊

1. 主诉 绝经后阴道流血1周。

2. 问诊重点 女性阴道流血首先要看年龄。已绝经女性再次阴道流血是异常情况,需要引起高度重视。肿瘤、炎症、损伤、药物、全身疾病等均可以引起阴道流血。问诊应注意询问绝经的时间,绝经后阴道流血的量及性状,有无诱因,有无伴随症状,近期是否行妇科检查,有无全身疾病及药物服用史,既往就诊情况。

3. 问诊内容

(1)诱发因素:阴道流血是否发生于同房接触后,接触性的阴道流血常是宫颈疾病的主要表现。

(2)主要症状:询问阴道流血的量、颜色、有无异味。绝经后阴道流血的表现往往不同于正常月经。量可多可少,流血量多时色鲜红,多伴有血块,量少时可为暗褐色、粉红色,淋漓不净,合并感染后会出现异味。

(3)伴随症状:有无外阴及阴道瘙痒,有无异常排液,白带的性状、量、颜色、气味等。阴道的炎症也会引起流血。有无下腹痛、下腹坠胀、发热不适等症状,盆腔炎性疾病也会导致阴道流血。身体其他部位不明原因出血点、瘀斑提示血液系统病变;血尿、便血提示泌尿系统、消化系统病变;皮肤、黏膜颜色黄染,肝脾肿大,腹胀提示肝功能异常引起的凝血功能障碍导致异常阴道流血。

(4)诊治经过:既往就诊经历,做过何种检查,检查的结果如何,用过何种药物,症状是否有改善。

(5)发病来一般情况:体重变化,饮食、大小便、精神、睡眠情况。

(6)既往史:老年女性往往有多种基础疾病。肥胖、高血压、糖尿病、不孕不育、多囊卵巢综合征、卵巢功能性肿瘤、长期单一雌激素服用或乳腺癌术后服用他莫昔芬,均为内膜癌发病的高危因素。有结直肠癌病史需要考虑 Lynch 综合征。心脏、肺、脑等重要脏器疾病史,静脉血栓疾病史等。

(7)个人史:手术创伤、输血、药物食物过敏,吸烟、饮酒、吸毒等不良嗜好等。

(8)月经史:初潮年龄、周期,以及经期长短,月经的性状,有无痛经,绝经的年龄。绝经延迟是子宫内膜癌的高危因素。

(9)婚育史:患者的生育情况,不孕、未产是子宫内膜癌的高危因素。避孕情况,是否有宫内节育器。

(10)家族史:子宫内膜癌、乳腺癌、遗传性结直肠癌等肿瘤家族史。

问诊结果

患者64岁，老年女性，绝经9年。无高血压、糖尿病、脑血管疾病、肝病、静脉血栓疾病等病史。14岁月经初潮，经期4～5 d/周期40～50 d。月经量正常，无血块、痛经等病史。G3P1A2。3年前曾有1次少量阴道流血史，曾于当地诊所行诊刮术，未行病理检查，术后给予止血及抗生素药物治疗后症状好转。1周前无诱因出现阴道流血，量如月经量，颜色鲜红，持续至今。近期白带无异常。外院超声示宫腔可见大小约40 mm×20 mm，并22 mm×9 mm稍高回声。外院行“宫腔镜检查+诊断性刮宫术”，术后病理：子宫内膜非典型增生，部分癌变。家族中否认子宫内膜癌、乳腺癌、遗传性结直肠癌等病史。

4. 思维引导　不同年龄阶段女性发生异常阴道流血需考虑的疾病不同。绝经后出现的阴道流血，以及围绝经期不规则阴道流血不能简单用止血药物及孕激素类药物止血处理，需要进一步检查明确血液的来源，以及引起出血的原因。围绝经期及绝经后是子宫内膜癌高发的年龄阶段，同时此年龄阶段女性往往可能合并诸多内科疾病，既往病史的完整采集有助于明确诊断。患者就诊治疗过程往往经历复杂，需要认真询问，条理清晰。外院的辅助检查结果也是重要的参考资料，来院前获得的组织学证据资料可以进一步复核。

（二）体格检查

1. 重点检查内容及目的　阴道流血是外在的表象，需要进一步妇科检查来判断血液的来源。外阴阴道的流血多伴有局部皮肤黏膜的改变，如缺损、溃疡、异物增生等。感染引起的流血多伴有发热、腹痛、分泌物增多、异味，体格检查时可有子宫增大，下腹部的压痛、反跳痛，拒按及包块的形成；宫颈病变引起的出血多为同房接触后，体格检查可有宫颈形态、质地的改变。血液系统的病变，以及肝功能异常继发凝血功能障碍引起的出血多伴有全身皮肤黏膜症状。

体重、身高、体重指数、腰围、腰臀比、血压，是否有贫血貌，身体部位手术疤痕，浅表淋巴结触诊情况等全身体格检查结果都应准确记录。肥胖是子宫内膜癌的高危因素，绝经后患者营养状态的评估也是不可或缺的。

体格检查

血压133/80 mmHg，身高160 cm，体重75 kg，BMI 29.2 kg/m^2，腰围95 cm，腰臀比0.95。余体格检查未发现明显异常。

妇科检查

①外阴：老年性改变，经产式。②阴道：畅，容2指，少量血性分泌物。③宫颈：已萎缩，光滑，宫颈口可见少许新鲜血迹，无举痛及摇摆痛，质中。④宫体：前位，饱满，如孕40多天，活动度可，无压痛及反跳痛，质软。⑤附件：双侧附件区未扪及明显异常。⑥三合诊：直肠黏膜光滑，直肠阴道隔软，宫旁质软，无增厚，指套退出无血染。

2. 思维引导　妇科检查的结果提示血液来源于宫腔，结合外院超声及宫腔镜检查结果，子宫内膜病变的可能性较大，需要进一步检查明确诊断。

（三）辅助检查

1. 主要内容及目的　身体基础状态评估，进一步明确诊断及鉴别诊断，合并疾病的评估。

（1）检验：①血尿便常规、肝功能、肾功能、电解质、传染病、血型、阴道分泌物，关注凝血功能、血糖、血脂、肿瘤标志物、妇科内分泌（怀疑卵巢功能性肿瘤）。②凝血功能评定：肿瘤患者血液多为高凝状态，容易合并静脉血栓。③肿瘤标志物：晚期子宫内膜癌，有子宫外转移者肿瘤标志物 CA125 会升高，并且可以监测病情进展和治疗效果。④妇科内分泌：卵巢功能性肿瘤雌激素水平升高会刺激子宫内膜增生甚至癌变。⑤血糖、血脂：子宫内膜癌患者常伴发有肥胖、高血压、糖尿病，血脂代谢异常等情况。

（2）检查：HPV、TCT、心电图、心脏超声、胸片或者胸部 CT、盆腔超声、泌尿系统超声、上腹部超声、盆腔磁共振平扫+增强、腹部 CT。下肢静脉超声、乳腺超声。分段诊断性刮宫或宫腔镜检查，子宫内膜活检，病理明确诊断。根据患者病情选择。对子宫内膜状态的检查包括影像学（超声及磁共振、CT）、宫腔镜、诊断性刮宫等。原则是优先选择非创伤性的检查，同时考虑成本效益。超声是首选的初次检查方法。组织病理学检查是确诊的依据。

1）盆腔超声：目前强调对绝经后流血的患者行经阴道的超声评估。经阴道超声可以了解子宫的大小、宫腔的形状，宫腔内有无赘生物，子宫内膜的厚度，肌层有无浸润，以及浸润深度。

2）磁共振成像（MRI）：MRI 可以清楚地显示子宫内膜及子宫肌层的结构，结合带的完整性，有助于肿瘤的鉴别诊断（如内膜息肉、黏膜下肌瘤、肉瘤等）。用于明确病变的大小、位置、肌层侵犯的深度，子宫颈、阴道是否有侵犯，周围盆腔脏器是否侵犯，以及盆腔内肿瘤侵犯情况，盆腔腹膜后淋巴结是否有肿大。

3）CT：CT 的优势在于显示中晚期病变，评估肿瘤在盆腹腔内转移情况。对 MRI 有禁忌证（宫内节育器、金属假体植入）的患者应选择 CT。

4）PET/CT：不推荐常规应用，当有临床合并症不适合手术治疗者，怀疑子宫外转移，术后怀疑复发转移，有条件者在治疗前也可以考虑使用。

5）心电图、心脏超声、肺功能、胸片（肺部 CT）、下肢静脉超声、泌尿系统超声、上腹部超声等均是对患者全身重要脏器功能评估。

辅助检查

（1）经阴道超声：①（入院前一周）提示：宫腔内可见大小约 40 mm×20 mm 不均质回声。②（入院后）超声：宫腔内可见范围 43 mm×21 mm×64 mm 不均质高回声，边界欠清，形态不规则，呈菜花样，以双侧宫角为著，该处部分与肌壁界限不清，内可见条状血流信号。宫腔内可见液性暗区，范围约 38 mm×24 mm，内透声可。

（2）MRI：子宫内膜增厚，考虑为子宫内膜癌（ⅠB 期）可能，建议结合内镜检查（图 2-7）。

（3）凝血功能：D-二聚体 2.35 μg/mL。

（4）血常规、肝功能、肾功能、电解质、肿瘤标志物：均在正常范围。

（5）心电图：窦性心律；多数导联 ST-T 异常；逆钟向转位。心脏超声：①肺动脉瓣微量反流。②左心室松弛功能减退。胸片：无异常。

（6）上腹部超声、泌尿系统超声：均无异常。下肢静脉超声：静脉血流缓慢。白带检查Ⅱ度。

（7）HPV：均阴性。TCT：非典型腺细胞。

（8）宫腔镜检查：内镜所见颈管黏膜正常，内口粘连，扩宫进镜，宫腔内有暗褐色积液，可见大量灰白色菜花样不规则组织，异型血管增生明显，以宫底及双侧宫角处明显。余宫腔部位黏膜充血，略粗糙，双侧输卵管开口可见。镜下诊断：子宫内膜癌可能性大。

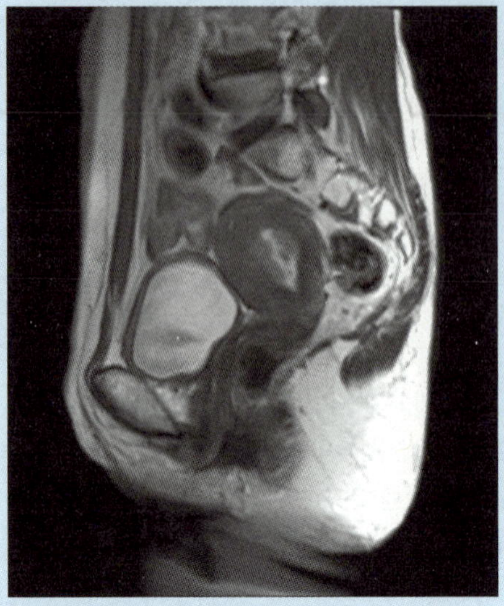

图 2-7 子宫内膜癌患者盆腔 MRI

(9)组织活检病理:【宫腔内容物】子宫内膜样腺癌。

(10)免疫组化:【宫腔内容物】高级别子宫内膜样腺癌,*p*53 突变型表达,ER(-),PR(-),B-Catenin(+),Pax-8(+),PMS2(+),MSH6(+),MSH2(+),MLH1(+),PTEN(-),P53(+,突变型),Pax-2(-),CK7(+),Ki67(80%+)。

2. 思维引导 超声、磁共振及外院的宫腔镜检查均显示宫腔内有病变;结合妇科检查血液来源于宫腔;HPV 为阴性,TCT 提示非典型腺细胞,细胞来源可能为宫颈管,也可能为宫腔组织脱落细胞;需要进一步取得组织学证据以明确宫腔占位病变的性质。

取得宫腔组织学证据的方法有:诊断性刮宫、宫腔镜直视下活检,以及内膜抽吸活检。①诊断性刮宫:最常用的方法,操作时要注意全面搔刮宫腔四壁,尤其注意两侧宫角部位。这是子宫内膜癌好发的部位。当怀疑为宫颈管腺癌时,应选取分段诊断性刮宫,操作要点是在宫腔探查前先宫颈管搔刮。②宫腔镜下活检:宫腔镜观察宫颈管和宫腔的形态,病变情况,在直视下取材活检,对于局灶病变尤其宫角部位病变的诊断更准确。操作时注意低压灌流,控制膨宫压力在 80~100 mmHg。③子宫内膜微组织活检:可以用宫腔刷、宫腔吸引涂片获取子宫内膜微组织标本,现有报道准确性与诊断性刮宫相当,尚未广泛开展。

子宫内膜癌的分类:组织学分类目前仍采用的 2020 年世界卫生组织(WHO)和国际妇科病理协会的分类标准。主要包含以下几种病理类型。①子宫内膜样癌:最常见的子宫内膜癌的组织学类型,占 60%~80%。②浆液性癌:多有 *TP*53 突变。③透明细胞癌。④未分化癌和去分化癌。⑤子宫内膜混合型腺癌。⑥子宫癌肉瘤。

子宫内膜癌分型:用于指导治疗,以及预后判断。通常分为 2 种类型。Ⅰ型是激素依赖型,常与代谢相关。组织分化好,预后好,包括:子宫内膜样腺癌 G1(高分化)、G2(中分化)。分子水平上多显示 *PTEN* 基因的失活,以及微卫星不稳定。Ⅱ型为非激素依赖型,多见于老年女性,发病与雌激素无明确关系。此类型内膜癌病理形态属于少见类型,如子宫内膜样腺癌 G3(低分化)、子宫内膜浆液性腺癌、透明细胞腺癌、癌肉瘤、小细胞癌、未分化癌、鳞状细胞癌、移行细胞癌等。分子水平上为 *P*53 基因突变和 *HER*2 基因的过度表达。

结合患者影像学评估,考虑Ⅰ期的可能性大,子宫内膜癌的分期,采用国际妇产科联盟(FIGO,

2009 年)修订的手术-病理分期。

2023 年 FIGO 结合子宫内膜癌的组织学类型,是否包含淋巴脉管浸润,区分转移淋巴结大小并结合分子分型结果颁布了新的子宫内膜癌分期。新分期更为细致全面,与预后判断更为密切;但临床目前尚未广泛应用,新分期所对应的相应治疗推荐还在进一步完善中。

(四)初步诊断

①高级别子宫内膜样腺癌;②轻度贫血;③肥胖症。

(五)鉴别诊断

子宫内膜癌最常见的临床症状为绝经后的阴道流血或者异常阴道流血,年轻患者可能表现为异常子宫出血。对于上述症状需要鉴别的疾病。

1. 萎缩性阴道炎　表现为绝经后阴道少量流血或者血性的白带,妇科检查可见阴道黏膜菲薄,充血,有散在出血点。超声示子宫内膜厚度为绝经后水平。雌激素局部治疗有效。

2. 老年性子宫内膜炎　表现为绝经后白带增多或者血性白带,检查子宫常有压痛,合并宫腔积脓时超声表现为宫腔积液。子宫内膜癌也可以宫腔感染发生宫腔积脓。应待感染控制后行诊断性刮宫,避免漏诊子内膜癌。

3. 内生型宫颈癌　可表现为阴道的异常流血或排液,病灶位于颈管内,妇科检查可见宫颈管增粗、变硬或者呈桶状,而宫颈外口外观无异常,诊断性刮宫时注意分段进行。

4. 输卵管癌　表现为间歇性的阴道排液、阴道流血、下腹痛,可伴有附件包块。影像学及诊断性刮宫有助于诊断。

5. 子宫黏膜下肌瘤或息肉　有不规则阴道流血表现,可以通过超声检查,宫腔镜检查以及诊断性刮宫明确诊断。

二、治疗经过

(一)手术治疗

各项术前评估无手术禁忌证,沟通病情签署手术知情同意书。行腹腔镜下全面分期手术(筋膜外全子宫+双侧附件切除术+盆腔淋巴结切除术+腹主动脉旁淋巴结切除术)。术中留取腹腔内冲洗液行细胞学检查。术中发现:子宫增大如孕 40 多天,质地软,右侧输卵管及右侧卵巢外观未见明显异常,左侧输卵管可见系膜囊肿,左侧卵巢增大,乙状结肠与侧腹壁及骨盆漏斗韧带致密粘连。剖视子宫:宫腔内满布灰白色菜花样不规则组织,直径约 4 cm,局部侵犯肌壁>1/2。宫颈萎缩,外观未见明显异常,各组淋巴结未见肿大。

思维引导:①子宫内膜癌治疗原则是以手术为主,辅以放疗、化疗和激素治疗等综合治疗。根据患者的临床分期、年龄、全身状况,综合评估制订手术方案。如果高龄、内科并发症等无法行手术治疗,可行放疗。肿瘤局限于子宫体(Ⅰ期)的子宫内膜癌应行全面分期手术。肿瘤累及宫颈(Ⅱ期)的可行筋膜外子宫切除或者改良广泛子宫切除及盆腹腔淋巴结切除。病变超出子宫(Ⅲ期)及以上的患者治疗应个体化,尽可能减瘤术,为术后放化疗创造条件。也可考虑新辅助化疗后再手术。②手术要点,见图 2-8。

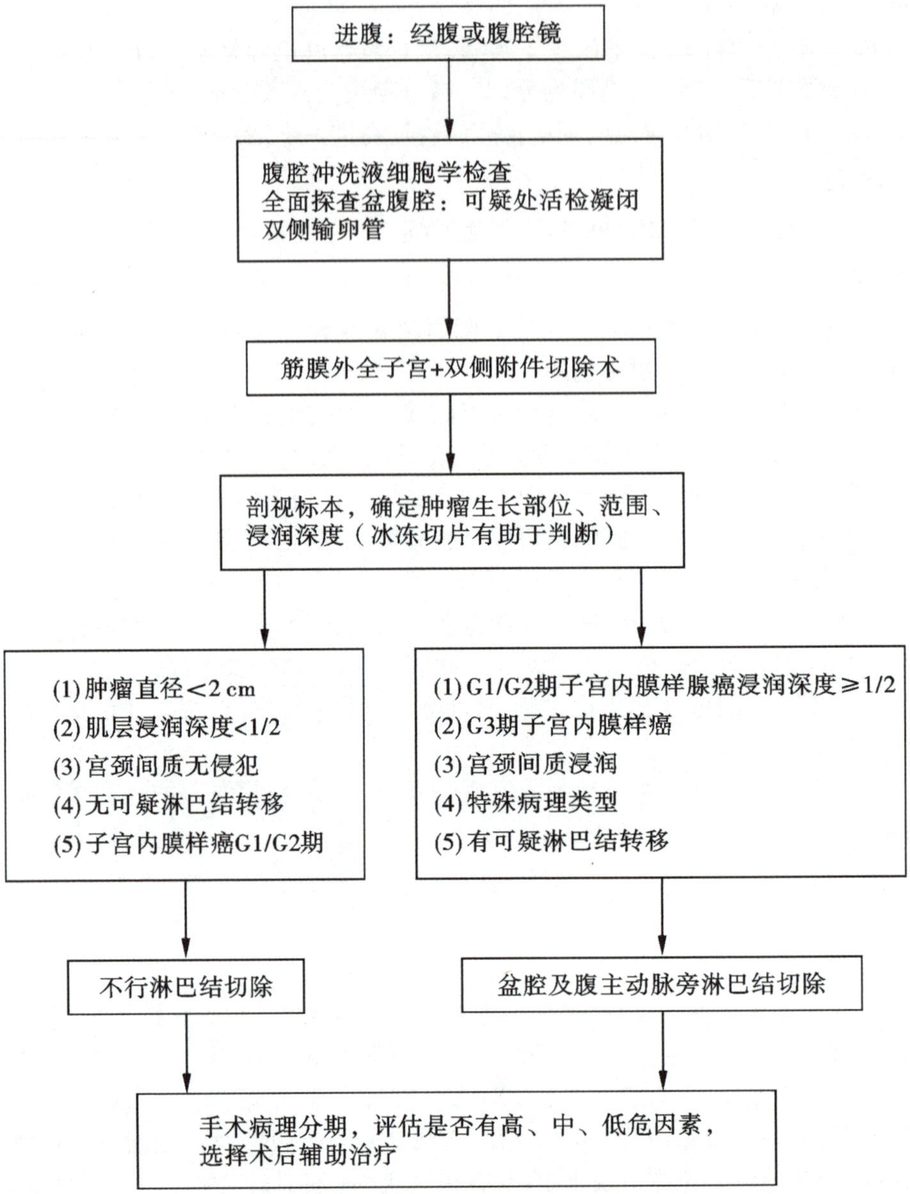

注：身体体能评估耐受性差者，可仅行姑息性子宫附件切除；病变局限于子宫体，影像学未有提示子宫外转移的可以考虑行前哨淋巴结活检；特殊类型内膜癌：浆液性腺癌、透明细胞癌、癌肉瘤等，需要大网膜切除或活检。

图 2-8 子宫内膜癌手术分期步骤详解

(二)术后治疗

1. 病理报告 子宫内膜样癌，FIGO Ⅲ级，肿物大小 5.5 cm×3.5 cm×1.0 cm，癌组织浸润至浅肌层(<1/3 肌壁)，未见脉管内癌栓及神经侵犯，颈体交界未见癌累及，慢性宫颈炎；左右宫旁未见癌累及。双侧附件未见特殊。淋巴结无转移。免疫组化结果：P16 灶性(+)，P53(野生型)，Pax-2(-)，PTEN(-)，Ki67(10%)，MLH1(无缺失)，MSH2(无缺失)，MSH6(无缺失)，PMS2(无缺失)，ER(95%+，强)，PR(95%+)。请结合初次病理结果。分子分型结果：高拷贝型。

2. 诊断 高级别子宫内膜样腺癌(IA 期)，高拷贝型。

3. 术后治疗 患者为中危风险组，术后推荐阴道近距离内照射。

4. 思维引导

（1）影响子宫内膜癌患者预后的因素：①手术病理分期，包括肿瘤基因分型；②术后辅助治疗方案的选择；③患者全身状况。

子宫内膜样腺癌术后辅助治疗有放化疗，以放疗为主。Ⅰ期患者的术后治疗需结合患者有无高危因素、浸润肌层深度和组织学分级（表 2-5）。有高危因素者复发率升高。潜在高危因素包括：年龄≥60 岁、深肌层浸润和/或淋巴脉管间隙浸润（LVSI），是补充放疗或系统治疗的指征。Ⅰ期患者术后补充治疗以放疗为主，阴道顶端愈合后尽早开始放疗，最好不超过术后 8 周。

表 2-5　Ⅰ期患者术后处理（NCCN 2023 指南）

FIGO 分期	组织学分级	术后辅助治疗
IA 期	G1，G2	首选观察或 LVSI 和/或年龄≥60 岁时考虑阴道近距离放疗
	G3	首选阴道近距离放疗或无肌层浸润时考虑观察或年龄≥70 岁或 LVSI 时考虑外照射放疗
IB 期	G1	首选阴道近距离放疗或年龄<60 岁且无 LVSI 时考虑观察
	G2	首选阴道近距离放疗或年龄≥60 岁和/或 LVSI 时考虑外照射放疗或年龄<60岁且无 LVSI 时考虑观察
	G3	放疗（外照射放疗和/或阴道近距离放疗）±系统治疗

Ⅱ期患者的术后辅助治疗无论组织分化程度，首选外照射放疗和/或阴道近距离放疗±系统治疗。对于组织学分级 G1 或 G2，肌层浸润深度≤50%，LVSI 阴性且子宫颈部为微小浸润病变的可选择阴道近距离放疗。

Ⅲ、Ⅳ期患者分期术后推荐系统治疗±外照射放疗±阴道近距离放疗。

（2）预后判断除了传统的危险因素分组之外，近年来通过基因组序列分析，依据分子特征（有无 *POLE* 基因超突变、MMR 缺失、拷贝数变异等）将子宫内膜癌分为 4 种分子类型。①*POLE* 超突变型；②MSI-H 型（微卫星不稳定型）或错配修复系统缺陷（mismatch repair-deficient，dMMR）型；③微卫星稳定（microsatellite stability，MSS）型或无特异性分子谱（no-specific molecular profile，NSMP）型或低拷贝型；④*p*53 突变型或高拷贝型。进一步指导子宫内膜癌患者的治疗，推测患者预后。

国际上一些协会推荐对已知分子分型结果的子宫内膜癌进行风险分组评估后选择治疗方式。

低危组：①ⅠA（G1～G2）期内膜样癌（dMMR 和 NSMP）LVSI 阴性或局灶性；②Ⅰ～Ⅱ期 POLE 超突变型，无残留病灶。不推荐辅助治疗。

中危组：①ⅠA（G3）期内膜样癌（dMMR 和 NSMP）LVSI 阴性或局灶性；②IA 期无肌层浸润非内膜样癌（浆液性、透明细胞性、未分化癌、癌肉瘤、混合性癌）；③ⅠB（G1～G2）期内膜样癌（dMMR 和 NSMP）LVSI 阴性或局灶性；④Ⅱ期（G1）内膜样癌（dMMR 和 NSMP）阴性或局灶性。推荐阴道近距离放疗。所有患者（特别是年龄<60 岁）充分知情和密切随访情况下可以考虑省略。

中高危组：①Ⅰ期内膜样癌（dMMR 和 NSMP）任何分级、任何肌层弥漫性 LVSI；②ⅠB 期（G3）内膜样癌（dMMR 和 NSMP）不考虑 LVSI；③Ⅱ期（G1）内膜样癌（dMMR 和 NSMP）弥漫性 LVSI；④Ⅱ期（G2～G3）内膜样癌（dMMR 和 NSMP）。推荐盆腔外照射放疗。可以考虑同期和/或序贯放化疗，特别是对于 G3 和/或伴有弥漫性 LVSI 者。系统分期淋巴结阴性可以考虑阴道近距离放疗（代替盆腔外照射）特别是未有弥漫性 LVSI 者。在充分知情同意和密切随访情况下可以不进行辅助治疗。对于未行系统性淋巴结分期ⅠB 期 G3，且不伴有弥漫 LVSI 者可以考虑阴道近距离放疗。

高危组：①所有分期、所有分级 P53abn 型伴肌层浸润；②所有分期浆液性、未分化癌、癌肉瘤伴肌层浸润；③所有Ⅲ～ⅣA 期无其余病灶，不论组织学分级和分子分型。推荐盆腔外照射放疗加同期化疗和辅助化疗，也可以采用序贯放化疗。单纯化疗可以作为替代方案。

该患者年龄 64 岁，ⅠA 期，组织学分级为高级别子宫内膜样腺癌，LVSI 阴性分子分型为高拷贝型，系统性淋巴结分期为阴性。中风险组，术后推荐阴道近距离内照射。

（3）该患者术后是否内分泌治疗：孕激素治疗主要用于保留生育功能的早期内膜癌患者，也可作为晚期或者复发的子宫内膜癌的综合治疗方案。孕激素受体（PR）阳性有效率可以达 80%。以高效、大剂量、长期使用为宜。常用的药物及剂量：醋酸甲羟孕酮 250～500 mg/d 口服，甲地孕酮 160～320 mg/d 口服，己酸孕酮 500 mg 肌内注射，每周 2 次。

该患者组织免疫组化结果显示 ER、PR（95%+），提示未来内分泌治疗可能会有效。

（三）患者随访

治疗后患者在 2～3 年内每 3 个月 1 次，3 年以后每 6 个月 1 次，5 年后每年 1 次。规范治疗的Ⅰ期的患者 5 年生存率可以达到 90% 以上，65%～85% 的复发都发生在首次治疗后 3 年以内。随访需要注意阴道症状。内容包括病史详细复核、可能的复发症状、盆腔检查、阴道细胞学检查、胸部 X 线摄片、盆腹腔超声、血清 CA125 检测等，必要时可以作 CT 及磁共振检查。随访同时需要对患者开展健康宣教，包括生活方式、肥胖、运动、戒烟、营养咨询，性健康教育。

三、思考与讨论

子宫内膜癌为常见的妇科三大恶性肿瘤之一，近年来发病率在世界范围内呈上升趋势，在某些发达国家及发达城市中可以占比第 1 位。对于绝经后阴道流血以及围绝经期不规则阴道流血就诊的患者，一定要引起高度重视。不能简单地给予孕激素类药物止血处理，需要排除内膜病变。首选的无创辅助检查是经阴道超声，绝经后女性子宫内膜厚度有研究认为小于 4 mm 的阴性预测值可以达 96%。诊断性刮宫获取内膜组织标本是最重要的诊断措施，有条件者可以在宫腔镜下定点取活检以提高确诊率。病理是确诊的依据。组织学分类子宫内膜样腺癌最多见，其他还有浆液性癌、透明细胞癌、癌肉瘤、未分化癌等少见类型。分子病理进一步通过基因测序，对子宫内膜癌进行了分子分型。用以指导治疗和预后判断，建议所有的子宫内膜癌患者进行分子分型。2023 年 FIGO 在原有的分期基础上发布了新的分期标准，进一步指导子宫内膜癌的精准治疗。

子宫内膜癌的治疗以手术为主，辅以放疗、化疗、激素等综合治疗。应结合患者的分期，组织学类型、全身状况等综合制订方案。全子宫+双附件切除和淋巴结评估是早期患者最基本的手术方式。术后依据是否有高危因素予以辅助治疗。

在过去的 10 多年间，对于子宫内膜癌相关的免疫组织化学、分子遗传学、保留生育功能探讨、预后影响因子分析、前哨淋巴结技术，以及微创手术、靶向药物治疗等诸多方面的研究、探索在不断进展中，许多研究报道在不断更新，持续关注中。

四、练习题

1. 影响子宫内膜癌预后的高危因素有哪些？
2. 取得宫腔组织学的方法有哪些？简述其操作要点。
3. 目前子宫内膜癌的分子分型临床应用有哪些？

五、推荐阅读

[1]谢幸，孔北华，段涛. 妇产科学[M]. 9 版. 北京：人民卫生出版社，2018.

[2]中国抗癌协会妇科肿瘤专业委员会,中华医学会病理学分会,国家病理质控中心. 子宫内膜癌分子检测中国专家共识(2021 年版)[J]. 中国癌症杂志,2021,31(11):1126-1144.

(王 悦)

案例 40 子宫肉瘤

一、病历资料

(一)门诊接诊

1. 主诉 发现下腹部包块半个月。

2. 问诊重点 患者绝经时间,年龄,既往发现肌瘤位置,大小,个数,有无随访,肌瘤大小、性状有无变化(尤其注意绝经后肌瘤大小及性状的变化),有无月经异常、改变,有无膀胱,直肠压迫症状,问诊时应注意主要症状及伴随症状的特点,与卵巢肿瘤、盆腔炎性包块、子宫腺肌瘤等鉴别。发现腹部隆起,应注意疾病的诊疗过程,是否发现盆腹腔多发包块,是否伴有腹痛、阴道不规则流血、流液等。

3. 问诊内容

(1)诱发因素:既往有无月经异常,有无激素药物用药史,有无使用其他药物病史,如他莫昔芬;有无接受盆腔放射治疗病史。

(2)主要症状:盆腔包块是妇科常见疾病。应注意询问盆腔包块质地,囊性包块多见于卵巢囊肿、输卵管系膜囊肿、输卵管积水、肌瘤囊性变、充盈膀胱等。囊实性包块或实性包块应考虑子宫肌瘤、子宫肉瘤、卵巢纤维瘤、卵巢恶性肿瘤、盆腔炎性包块、盆腔转移肿瘤等。应注意询问发现包块的位置,上腹部包块者多见于消化道肿瘤,若为妇科肿瘤,包块多位于中下腹或下腹部。下腹部肿块同时还应考虑到肠道或肠系膜肿块、泌尿系统肿块、腹腔肿块、腹膜后肿块等可能。注意询问患者发现腹部隆起后,有无短期内腹部隆起明显增大,有无腹胀、腹痛等。

(3)伴随症状:主要询问有无腹胀、腹痛,有无大小便、月经异常、白带增多等改变,与消化系统肿瘤、卵巢肿瘤、子宫腺肌瘤等疾病相鉴别;是否伴有尿频、尿急、恶心、呕吐、排便困难、血便等,与泌尿系统、消化系统等疾病相鉴别;并注意询问有无腹痛、发热、不洁性生活史、宫腔操作史等,与盆腔炎性包块鉴别。此外,应注意询问是否出现肿瘤压迫症状,如尿频、尿急、尿潴留、排尿困难、里急后重感或排便困难。

(4)诊疗经过:在本次就诊前是否接受其他医疗单位的诊治,如高强度聚焦超声(high intensity focused ultrasound,HIFU)治疗、介入治疗等。做过的检查、检验及结果如何,是否用药治疗,药物的名称、剂量、时间和疗效;疾病演变过程应详细询问,为本次诊疗及后续病理诊断提供依据。

(5)发病以来的一般情况:包括患者精神状态,食欲、大小便,以及体重变化等。

(6)既往史:包括患者的健康状况及过去曾患过的疾病,外伤、手术、预防接种、输血、过敏史等,注意询问既往有无子宫肌瘤等病史。

(7)个人史:社会经历、职业与工作条件、习惯与嗜好,以及有无冶游史。

(8)月经史:月经初潮的年龄,月经周期和经期天数,经量和月经颜色、有无血块,有无痛经;绝经患者应询问绝经的年龄,是否为自然绝经,是否有激素替代治疗,有无绝经后出血等。

(9)婚育史:妊娠与生育情况,以及避孕方式等。

(10)家族史:询问双亲、兄弟、姐妹及子女的健康状况,以及疾病情况。特别询问是否与患者有相同的疾病,有无家族性遗传病史等。

问诊结果

患者53岁,绝经后女性,既往体健,曾行左侧乳腺良性纤维瘤切除手术。既往月经周期、经期及经量均正常,52岁自然绝经。无家族性肿瘤病史。5年前体检发现单个子宫肌瘤,具体位置不详,大小约4 cm,未定期复查。现已绝经1年余,半个月前于下腹部扪及一包块,无腹痛、腹胀、腹泻,无发热、恶心、呕吐等,无尿频,无尿急、尿痛,无便秘等。查盆腔超声提示:子宫囊实性包块,考虑肌瘤变性(大小约10.9 cm×9.3 cm×11.5 cm,内可见不规则液性回声区)。为进一步诊治,遂至医院。自发病来,患者精神可,饮食、睡眠尚可,大小便正常,体重较前无明显变化。

4. 思维引导 患者53岁,绝经1年余,发现子宫肌瘤增大半个月。患者无发热,无恶心、呕吐,无腹痛、腹胀、腹泻。经阴道超声提示子宫巨大低回声包块(考虑肌瘤伴液化可能,宫体处可及大小约139 mm×131 mm×103 mm低回声包块,边界清,内回声不均匀,可及多处无回声区)。子宫肌瘤是女性生殖系统最常见的良性肿瘤,子宫肉瘤则比较少见,但恶性程度高,因子宫肉瘤与子宫肌瘤临床症状相似,两者极易混淆,术前诊断困难。该患者已绝经,肌瘤短期内迅速增大,应警惕子宫肌瘤肉瘤变的可能性。体格检查应注意腹部有无隆起,能否触摸到盆腔内肿物,有无压痛及反跳痛。妇科双合诊是否可触及包块,肛门指诊是否在直肠子宫陷凹触及转移结节。盆腔超声检查可评估子宫肿瘤的大小、位置、数目和血流分布,子宫平滑肌肉瘤常表现为不规则的混合回声,肿瘤内部呈中低不均质回声或囊实性混合回声,肿瘤内部、周边血流信号显著增多、流速增快,血管分布形态不规则,排列杂乱,管径粗细不均等。盆腔MRI图像肿瘤边界往往不清,瘤内出血和坏死的分叶状子宫高信号肿块提示可疑子宫肉瘤,然而,变性或不典型的子宫肌瘤也可出现同样的MRI图像。此外,还需进一步行超声判断肝、脾、肾等实质性器官有无异常;X线或CT检查有无肺部异常。肿瘤标志物可协助判断肿物的良恶性,包括CA125、HE4、CA19-9、CA15-3、CEA等。目前尚无特异性的子宫肉瘤标志物或血液生化指标辅助诊断子宫肉瘤。

(二)体格检查

1. 重点检查内容及目的 患者子宫肌瘤变性和子宫肉瘤可能性大,应与卵巢恶性肿瘤、腹膜后肿瘤,以及消化道肿瘤相鉴别。体格检查时注意是否能触及肿大、质硬的浅表淋巴结,如锁骨上淋巴结、腋窝淋巴结、腹股沟淋巴结等。观察腹部有无隆起,能否触摸到腹腔内肿物,以及肿物的大小、形态、轮廓,以及质地等情况,有无压痛及反跳痛。妇科双合诊检查是否可触及肿瘤,以及肿瘤的位置、大小、形态、质地、活动度等,肿瘤与子宫的关系,以及有无压痛等。肛门指诊触摸直肠黏膜是否光滑,是否可在直肠子宫凹陷触及触痛结节、转移结节等,均有助于盆腔良恶性肿瘤的鉴别。

体格检查

T 36.7 ℃,R 20次/min,P 80次/min,BP 110/70 mmHg。

发育正常,营养良好,神志清楚,自主体位,全身浅表淋巴结未触及明显肿大。心肺听诊无异常。腹部明显膨隆,可触及宫底位于脐耻之间,无压痛及反跳痛。双下肢及会阴无水肿,活动自如。

妇科检查

①外阴：发育正常，已婚已产式。②阴道：畅，容 2 指，少量白色分泌物。③宫颈：常大，光滑，触血(-)。④子宫：明显增大，如孕 4 月余，边界清、质中，表面略不平，活动度可，无压痛。⑤双侧附件：未触及明显异常。⑥三合诊：直肠黏膜光滑，直肠子宫凹陷内未触及结节。

2. 思维引导 体格检查及专科检查均可触及盆腹腔内巨大实性包块，边界清、表面略不平、活动可。三合诊检查结果可基本排除腹膜后肿瘤及直肠癌可能性。以上结果提示子宫肌瘤变性或肉瘤变的可能性大，尚不能排除卵巢肿瘤、其他脏器来源肿瘤等可能，还需进一步行辅助检查明确诊断。

(三)辅助检查

1. 主要内容及目的

(1)血常规、尿常规、粪常规、肝肾功能：明确有无感染、贫血、尿路感染、大便隐血及消化系统疾病；了解有无肝肾功能异常。

(2)肿瘤标记物 CA125、HE4、CA19-9、CEA、AFP、hCG 等：与卵巢恶性肿瘤、消化系统来源恶性肿瘤、妊娠滋养细胞肿瘤等相鉴别。

(3)胸部 CT：了解肺部有无结节、胸腔积液，了解有无子宫良恶性肿瘤转移至肺部情况。

(4)经阴道超声：了解子宫及双侧附件情况，肿瘤位置、大小、质地是否均匀、边界是否清楚、血流信号等情况。

(5)肝、胆、肾等彩超：了解肝、胆、肾等实质性器官内是否有转移病灶。

(6)盆腔 MRI：检查盆腔的脏器，包括子宫、双附件、直肠、膀胱等，进一步了解肿瘤位置，大小，边界，质地以及强化程度，以及肿瘤对周围组织是否侵犯等。

(7)PET/CT：具有较强的灵敏性和准确性，可了解全身的整体情况，对病灶进行准确定性和精准定位。

(8)CT 引导下肺部结节穿刺病理：进一步明确肺部结节性质及来源。

辅助检查

(1)血常规、尿常规、粪常规、肝肾功能：无明显异常。

(2)肿瘤标志物 CA125、HE4、CA19-9、CEA、AFP、hCG 等：均在正常参考值范围内。

(3)胸部 CT：右肺下叶多发结节影，子宫肌瘤肺转移？建议 CT 引导下穿刺活检，或结合其他影像学检查。

(4)经阴道超声：子宫体处可及大小约 139 mm×131 mm×103 mm 低回声包块，边界清，内容物不均，内可及多处无回声区，较大一处范围约 47 mm×31 mm。CDFI：实性部分可及丰富血流信号。

(5)肝、胆、肾等彩超：无明显异常。

(6)盆腔 MRI：子宫前壁肌瘤并变性出血，宫颈左旁肌瘤，盆腔少量积液，宫颈周围多发迂曲血管影。

(7)PET/CT：子宫前壁较大软组织肿块影，代谢不均匀性活跃，考虑子宫肌瘤并变性，癌性不除外；宫颈左旁肌瘤可能；右肺下叶团片状软组织影，代谢略活跃，恶性病变不除外。

(8)CT引导下肺部结节穿刺病理：镜下见少量吞噬含铁血黄素的吞噬细胞，见粉杂无结构物及少许炎症细胞。

2. 思维引导　根据腹部超声结果，肝、脾、胰腺等实质脏器无异常，胃、肠管未见扩张及肿物，可基本排除腹膜后肿瘤、乙状结肠癌、直肠癌等。经阴道超声提示盆腔内巨大实性包块，内容物不均匀，实性部分有丰富的血流信号。MRI 提示子宫肌层多发异常信号，可见轻度不均匀强化，提示子宫前壁肌瘤并变性出血，宫颈左旁肌瘤，不能排除子宫肌瘤恶变可能。经阴道超声和盆腔增强 MRI 判断该患者包块是肌瘤变性，还是肌瘤恶变，均不能给予较为明确的指示。PET/CT 具备全身快速检查，准确性和灵敏度高等优点，与患者及家属沟通后，完善了该检查。PET/CT 提示子宫肌瘤变性，癌性不除外，右肺下叶占位，恶性病变不排除。肿瘤标志物均在正常范围内。肺部病灶穿刺活检亦未提示良性子宫肌瘤肺转移，恶性肿瘤肺转移，或肺部原发肿瘤病变。根据目前的检查结果，子宫病灶为良性还是恶性，术前诊断困难，需术后常规病理才能确诊。

(四)初步诊断

①子宫巨大占位：平滑肌瘤变性？子宫肉瘤？②右肺占位：子宫平滑肌瘤肺转移？子宫肉瘤肺转移？

(五)鉴别诊断

1. 卵巢肿瘤　一般无月经改变，多为偏于一侧的囊性肿物，能与子宫分开，实性的卵巢肿瘤可误认为带蒂的浆膜下肌瘤，肌瘤囊性变可误诊为卵巢肿瘤，B 超有助鉴别，本病可排除。

2. 盆腔炎性包块　常有盆腔感染病史，肿块边界不清，与子宫粘连或不粘连，有压痛，抗感染治疗后症状体征好转。超声检查有助鉴别，本病可排除。

3. 子宫腺肌病及腺肌瘤　两者均可使子宫增大，经量增多，但腺肌病时子宫多呈均匀性增大，子宫腺肌瘤多表现为局限性、质硬结节状突起，子宫腺肌病及腺肌瘤多数进行性痛经。超声检查有助鉴别，本病可排除。

4. 生殖道以外肿瘤　包括腹膜后肿瘤、乙状结肠癌、直肠癌等。腹部 CT 可协助鉴别，必要时行肠镜检查。

二、治疗经过

(一)初步治疗

(1)完善相关术前检查。

(2)备皮、备血、阴道冲洗消毒、术前肠道准备等。

(3)全身麻醉下行腹式筋膜外子宫全切术+双侧附件切除术。

思维引导：患者绝经1年余，近期子宫肌瘤增长迅速，考虑变性可能或肉瘤变可能性大，与患者及家属充分沟通后，行腹式筋膜外子宫全切术+双侧附件切除术。术中见子宫体呈球形增大，如孕4月大小，整体质软，表面血管丰富，左侧卵巢固有韧带处下方可见一直径约 4 cm 肌瘤样肿物，质软。双侧附件、大网膜、肠管、胃、阑尾及盆腹腔腹膜表面均未见异常，术中未探及明显肿大的盆腹腔淋巴结。子宫平滑肌肉瘤是否行盆腔或腹主动脉旁淋巴结清扫术尚有争议，该患者术前辅助检查未提示盆腹腔淋巴结有转移，术中亦未探及肿大的淋巴结，因此手术未清扫盆腹腔淋巴结，行腹式筋膜外子宫全切术+双侧附件切除术。术中剖检子宫，瘤体组织位于子宫前壁，直径约 12 cm，与子宫肌层无明显边界，瘤体为黄白色糟脆豆腐渣样组织，伴出血坏死，宫腔未见明显异常。

子宫平滑肌瘤要根据患者的年龄、有无生育要求、肌瘤大小、多少等情况，决定手术方式。年轻，有生育要求的行子宫肌瘤剥除术。绝经后妇女可行子宫及双侧附件切除术。术中应剖检肿瘤，必要时做冰冻切片进行组织学检查。对于该患者，已绝经，近期子宫肌瘤增长迅速，不能排除肉瘤变的可能性，故推荐行开腹子宫全切术，因子宫肉瘤具有激素依赖性，故推荐手术同时切除双侧卵巢。对于该患者，不推荐行腹腔镜下全子宫和双侧附件切除术，患者瘤体巨大，盆腹腔空间有限，腹腔镜手术操作困难，另外不能排除肉瘤变的可能性，应首先考虑到无瘤原则，特别强调完整切除取出子宫肿瘤，切忌肌瘤粉碎，故推荐开腹手术。对于体积较小的变性肌瘤或子宫肉瘤，也可以考虑腹腔镜下子宫全切术，标本从阴道断端取出时，将标本放置在取物袋中避免肿瘤污染创面，整个手术过程应特别注意无瘤原则。

治疗效果（术后1周）

1. 症状　患者无发热楚，无明显腹痛、腹胀等不适，大小便正常。

2. 体格检查　神志清楚，精神可，肺部听诊无啰音，肝、脾肋下未触及，腹部平坦，切口愈合良好，无红肿及渗出，腹部无压痛及反跳痛，双下肢无水肿，活动自如。

3. 辅助检查　术后常规病理回示：（子宫）短梭型细胞恶性肿瘤，组合免疫组化考虑平滑肌肉瘤，可见脉管内瘤栓。双侧附件无特殊。免疫组化结果：AE1/AE3（-），CK8/18（-），ER（+），PR（±），CD10（+），Desmin（+），Caldesmon（+），P53（突变型），PAX-8（-），WT-1（-），Ki-67（30%+）。

思维引导：子宫巨大肿瘤切除术后，患者无明显不适，术后常规病理提示为（子宫）短梭型细胞恶性肿瘤，组合免疫组化考虑平滑肌肉瘤。该患者无附件受累，无盆腔内组织受累，结合术中所见及术后病理，诊断为子宫平滑肌肉瘤ⅠB期。关于肺部病灶问题，虽活检病理并未提示子宫肉瘤肺转移，但不能排除未穿刺到病灶的可能性，术后仍需严密随访，有子宫平滑肌肉瘤肺转移的可能性，必要时需再次穿刺活检。

（二）后续治疗和随访

子宫肉瘤的处理常需根据临床病理学预后因素进行修正，建议妇科病理学专家复核阅片。相关危险因素包括子宫切除方式、肿瘤标本是否完整（完整、开放、粉碎）、肿瘤大小（大于或者小于5 cm）、组织学类型、核分裂象多少，以及有无脉管浸润等，决定术后是否需要辅助治疗。若已行淋巴结切除，需明确淋巴结受累数目和部位（如左右盆腔、腹主动脉旁等）。该患者病灶较大（12 cm），且有脉管内癌栓，术后给予多柔比星+异环磷酰胺方案化疗4个周期，化疗过程顺利，无明显化疗不良反应。现治疗结束1年，每3个月随访1次，随访内容包括患者一般情况、体格检查、妇科检查、肿瘤标志物检查、腹部增强CT、肺部增强CT等，现患者一般情况良好。

三、思考与讨论

子宫肉瘤约占所有女性生殖道恶性肿瘤的1%，占子宫体恶性肿瘤的3%～7%，病因尚不明确。长期服用他莫昔芬可使子宫肉瘤的发病风险增加3倍，接受盆腔放射治疗者远期继发子宫肉瘤的可能性也明显升高。由于影像学检查难以在术前辨别子宫体肿瘤的良恶性，许多患者就诊时常被诊断为子宫良性疾病，在术后病理学检查时才得以确诊为子宫肉瘤。肿瘤分期是子宫肉瘤患者最重要的预后因素。子宫肉瘤是一类恶性间叶组织源性肿瘤，主要包括子宫平滑肌肉瘤、子宫内膜间质肉瘤、未分化子宫肉瘤及其他罕见类型。子宫肉瘤确切病因尚不明确，常缺乏特异性的临床表现，绝经后妇女，迅速增大的子宫肌瘤，幼女宫颈赘生物应警惕子宫肉瘤的可能性。子宫肉瘤早期症状不明显，随着病情进展，可能出现异常阴道出血、可触及的盆腔包块、盆腔疼痛。肿瘤增大时，感腹胀或腹部扪及包块，肿瘤增大占满盆腹腔时，可出现尿频、便秘、心悸、胸闷等压迫症状。晚期患者全身消瘦、贫血、低热或出现肺、脑转移的相应症状。该病体征非特异，可触及子宫增大，形态不规则，腹部膨隆，双合诊和三合诊可触及盆腔肿物，与子宫分界不清。除了病史及体征，还需进行辅助检查来进一步确定：肿块是否来源于子宫、可能的组织学类型、肿瘤是良性还是恶性。辅助检查包括影像学检查和实验室检查。影像学检查包含超声（可根据肿瘤的囊、实性，有无变性，血流信号等指标判断肿瘤的良恶性）、CT 或 MRI（更好地判断肿瘤的性质，以及肿瘤与周围组织的关系，判断有无淋巴结转移，以及排除生殖道以外的肿瘤）。无论是 B 超、CT、MRI 或 PET/CT，都难以在术前区分肿瘤的良恶性。目前尚无特异性的子宫肉瘤标志物或血液生化指标辅助诊断子宫肉瘤。

子宫肉瘤治疗原则以手术为主，内分泌治疗、化疗和/或放疗为辅。子宫肉瘤的标准术式是全子宫及双侧附件切除术，是否行盆腔或腹主动脉旁淋巴结清扫尚存在争议。对于病变局限在子宫者，行全子宫+双附件切除术，不能耐受手术者，可考虑盆腔放疗±阴道近距离放疗和/或全身系统性治疗。对于子宫外有病灶者，行全子宫+双附件切除+转移病灶切除，包括转移淋巴结切除；对于不能手术者，行盆腔外照射放疗±阴道近距离放疗和/或全身系统性治疗。子宫肉瘤的手术特别强调完整切除子宫肿瘤，切忌在腹腔内施行肿瘤粉碎术。子宫肉瘤术后辅助治疗包括化疗，放疗，内分泌治疗等，术后辅助治疗常需根据临床病理学预后因素进行修正。相关危险因素包括子宫切除方式、肿瘤标本是否完整、肿瘤大小、组织学类型、核分裂象多少，以及有无脉管浸润等。

综上，子宫肉瘤发病罕见，临床表现及影像学特征不典型，早期诊断需要对本病具有足够的警惕性，特别是围绝经期或绝经后新出现或快速增大的“肌瘤”、阴道异常流血的患者，应注意子宫肉瘤的可能性。该病术前难以明确诊断，术中依靠冰冻病理诊断不可靠，确诊需靠术后石蜡病理结合免疫组化。该病病情进展迅速，预后不佳，早发现，尽量手术完整切除病灶，必要时辅助治疗可能获得更佳预后。

四、练习题

1. 围绝经期子宫肌瘤患者，如何随诊？
2. 子宫肌瘤的变性有哪些？
3. 子宫肉瘤的转移途径有哪些？
4. 子宫肉瘤的分期及治疗方案有哪些？

五、推荐阅读

[1]谢幸，孔北华，段涛. 妇产科学[M]. 9 版. 北京：人民卫生出版社，2018.
[2]中国抗癌协会妇科肿瘤专业委员会. 子宫肉瘤诊断与治疗指南(2021 年版)[J]. 中国癌症杂志，2021，31(6)：513-519.

（蔡明博）

案例 41 卵巢良性肿瘤

一、病历资料

（一）门诊接诊

1. 主诉　腹胀、发现腹部隆起 1 个月。

2. 问诊重点 女性患者，年龄，腹胀，问诊时应注意主要症状及伴随症状的特点，与消化道疾病相鉴别。发现腹部隆起，应注意疾病的诊疗过程，是否发现盆腹腔包块等。

3. 问诊内容

(1)诱发因素：有无慢性胃炎、不洁饮食史，有无不孕及使用促排卵药物病史。

(2)主要症状及伴随症状：腹胀是消化道疾病常见的症状，各种原因导致的盆腹腔张力增加，均可以出现腹胀。应注意询问腹胀的具体位置，妇科肿瘤腹胀多位于下腹或中下腹；腹胀发作的时间，与进食的关系，妇科肿瘤引起的腹胀与进食关系不大。腹胀与腹部隆起之间的关系，腹胀是否随着腹部隆起的增大而加重，是否可扪及腹部包块。

伴随症状常常是鉴别诊断的依据，或提示出现了并发症。主要询问有无恶心、呕吐，与消化不良、幽门梗阻、肠梗阻等疾病相鉴别；是否伴有腹泻，与胃肠炎、胆囊炎、胰腺炎等疾病相鉴别；有无腹痛、发热等，判断有无盆腔肿瘤扭转、破裂，以及感染等。此外，应注意询问是否有肿瘤压迫症状，尿频、尿急、排便困难等。

(3)诊治经过：在本次就诊前是否接受过相关诊治，做过的检查、检验及结果如何，是否用药治疗，药物的名称、剂量、时间和疗效，为本次诊疗提供依据。

(4)发病以来的一般情况：包括患者精神状态，食欲及食量的变化，大小便情况，以及体重的变化等。

(5)既往史：患者的健康状况及过去曾患过的疾病，外伤手术、预防接种、输血、过敏史等，注意询问既往有无卵巢囊肿剥除等病史。

(6)个人史：社会经历、职业与工作条件、习惯与嗜好，以及有无冶游史。

(7)月经史：月经初潮的年龄，月经周期和经期天数，经期的量和颜色、有无血块，有无痛经，末次月经日期。

(8)婚育史：婚姻状况、结婚年龄、配偶健康状况、夫妻关系等。妊娠与生育情况，以及避孕方式等。

(9)家族史：询问双亲、兄弟、姐妹及子女的健康状况，以及疾病情况。特别询问是否与患者有着相同的疾病，有无家族性遗传病史，重点询问是否有遗传性乳腺癌-卵巢癌综合征，遗传性非息肉性结直肠癌综合征等。

问诊结果

患者年轻女性，27 岁，未婚未育，有性生活史。既往体健，无手术史，无家族性卵巢癌及乳腺癌病史。月经周期、经期及经量均正常，较前无明显变化。无明显诱因出现腹胀，发现腹部隆起 1 月，腹胀呈持续性，以中下腹部发胀感为主，进食后稍有加重。同时发现腹部隆起，腹部扪及一包块，平躺更明显。近 1 个月来腹胀感及腹部隆起情况变化不明显。无发热、恶心、呕吐，无腹痛、腹泻等。伴尿频，近 1 周症状加重，无尿急、尿痛，无便秘。一直未予诊疗。2 d 前至医院查盆腔超声，提示子宫体大小 43 mm×33 mm×45 mm，肌层回声均匀，内膜厚 4.5 mm，左侧卵巢大小 26 mm×17 mm，盆腔偏右侧可及一范围约 228 mm×131 mm×189 mm 的囊性包块，内透声欠佳，内可见分隔。为进一步诊治，遂至医院。自发病以来，患者精神可，饮食睡眠可，大便正常，尿频，体重较前增加 3 kg。

4. 思维引导 年轻女性，腹胀、发现腹部隆起 1 个月。患者无发热、恶心、呕吐，无腹痛、腹泻等，可基本排除肠梗阻、胃肠炎等消化系统疾病。彩超提示盆腔内巨大的囊性包块，考虑卵巢肿瘤，尤其是卵巢黏液性囊腺瘤，体积较大，大多数为多房性，良性的囊肿内少见乳头。观察腹部有无隆起，能否触摸到腹腔内肿物，有无压痛及反跳痛，有无移动性浊音。妇科检查双合诊是否可触及包块，肛门指诊是否可在直肠子宫陷凹触及转移结节，需与盆腔恶性肿瘤相鉴别。此外，还需进一步检查判断肝、脾、肾等实质性器官有无异常；X 线或 CT 检查有无肺部异常；CT 或 MRI 检查可更加准确地评估囊肿内有无乳头样影像，并可协助排除生殖系统以外的肿瘤。肿瘤标志物可协助判断肿物的良恶性，包括 CA125、HE4、CA19-9、AFP、CEA、hCG 等。

（二）体格检查

1. 重点检查内容及目的　患者卵巢囊肿可能性大，应与卵巢恶性肿瘤、腹膜后肿瘤，以及消化道肿瘤相鉴别。体格检查时注意是否触及肿大、质硬的浅表淋巴结，如锁骨上淋巴结、腹股沟淋巴结。观察腹部有无隆起，能否触摸到腹腔内肿物，有无压痛及反跳痛，有无移动性浊音。双合诊检查是否可触及囊肿，以及囊肿的形态、轮廓、表面是否光滑、质地、活动度。肛门指诊触摸直肠黏膜是否光滑，直肠子宫凹陷有无转移结节，均有助于与盆腔恶性肿瘤相鉴别。

体格检查

T 36.3℃，R 16 次/min，P 80 次/min，BP 110/70 mmHg。

发育正常，营养良好，神志清楚，自主体位，全身淋巴结未触及。心、肺听诊无异常。腹部明显膨隆，可触及一囊性包块，张力大、边界清、表面光滑、不活动，无压痛及反跳痛。肿物上缘达脐上 4 指。肝、脾触诊不满意，腹中部叩诊呈浊音，腹部两侧叩诊呈鼓音，移动性浊音阴性。

妇科检查

①外阴：发育正常，阴毛分布正常，无畸形、皮损等。②阴道：畅，容 2 指，少量白色分泌物。③宫颈：常大，光滑，触血(-)。④宫体及双附件区：盆腹腔内一巨大的囊性肿物，边界清、表面光滑，不活动，无压痛，宫体触诊不满意。⑤三合诊：直肠黏膜光滑，直肠子宫陷凹内未触及结节。

2. 思维引导　体格检查及专科检查均可触及盆腹腔内巨大囊性包块，张力大、边界清、表面光滑、不活动，且腹中部叩诊呈浊音，腹部两侧叩诊呈鼓音，提示肠管被囊肿挤压至两侧腹部所致。三合诊检查结果可基本排除腹膜后肿瘤及直肠癌可能性。以上结果均提示卵巢囊肿可能性大，还需进一步行辅助检查明确诊断。

（三）辅助检查

1. 主要内容及目的

(1)血常规、尿常规及粪常规：明确有无感染、贫血、尿路感染及消化道疾病。

(2)肝肾功能：了解有无肝肾功能损伤。

(3)肿瘤标记物 CA125、HE4、CA19-9、CEA、AFP 等：与卵巢恶性肿瘤相鉴别。

(4)胸片或胸部 CT：了解肺部有无肺部结节、胸腔积液。

(5)超声检查：有性生活史者建议首选经阴道超声检查，无性生活或囊肿过大超出盆腔也可选择腹部超声检查，初步了解囊肿的特征及性质。此外，了解肝、胆、肾等实质性器官内是否有转移病灶。

(6)腹部 CT 检查：可更加准确地评估囊肿内有无乳头、肿瘤与周围组织的关系，以及进一步明确肝、脾等器官有无转移，有无肿大淋巴结，并可协助排除生殖道以外的肿瘤，如腹膜后肿瘤、乙状结肠癌、直肠癌等。

辅助检查

(1)血常规、尿常规、粪常规肝功能及肾功能:未见明显异常。

(2)肿瘤标志物:CA125、HE4、CA19-9、CEA、AFP、β-hCG 等未见明显异常。

(3)胸部 CT:右肺中下叶轻微慢性炎症。

(4)超声:①盆腔超声,盆腔偏右侧可及一范围约 228 mm×131 mm×189 mm 的囊性包块,内透声欠佳,内可见分隔,未见乳头及结节,内部及周围少量血流信号;②肝、胆、胰、脾超声未见明显异常。

(5)全腹 CT:腹盆腔内可见巨大囊性肿块影,边界清晰,最大横截面约 195 mm×117 mm,内可见多发线样分隔,增强囊壁及分隔可见强化,肿物局部与右侧附件分界不清,周围组织受压推移,右侧输卵管下段受压,右肾盂、肾盏及右侧输卵管中上段轻度扩张积液;肝、胆囊、胰腺、脾、双肾、肾上腺及左侧输尿管、膀胱、肠管、大网膜未见异常。腹膜后和双侧腹股沟区未见肿大淋巴结影。提示腹盆腔内囊性占位,考虑右侧附件来源:囊腺瘤?请结合临床及病理。右肾及右侧输尿管中上段轻度积水。

2. 思维引导 超声检查是卵巢肿瘤最常用的检查,可以初步判定囊肿的性质。该患者影像学提示盆腹腔内巨大囊性包块,与右侧附件分界不清,内可见多发分隔,囊内未发现乳头等影像;腹膜后和双侧腹股沟区未见肿大淋巴结影;肝、脾、胰腺等实质脏器无异常,大网膜无异常,胃、肠管未见扩张及肿物;肿瘤标志物均在正常范围内,支持右侧卵巢良性囊肿的诊断。患者有尿频症状,影像学提示右肾及右侧输尿管中上段轻度积水,应为巨大囊肿压迫所致。

(四)初步诊断

①右侧卵巢囊肿:黏液性囊腺瘤?②右肾及输尿管积水;③右肺中下叶慢性炎。

(五)鉴别诊断

1. 子宫肌瘤 浆膜下肌瘤或肌瘤囊性变,容易与卵巢囊肿混淆。子宫肌瘤常为多发性,与子宫相连,妇科检查时可随着宫体或宫颈移动,超声有助于鉴别。

2. 卵巢瘤样病变 滤泡囊肿和黄体囊肿最为常见。多为单侧,直径≤8 cm。观察或口服短效避孕药 2~3 个月,可自行消失。若肿块持续存在或增大,卵巢肿瘤的可能性较大。

3. 生殖道以外肿瘤 包括腹膜后肿瘤、乙状结肠癌、直肠癌等。腹部 CT 可协助鉴别,必要时行肠镜检查。

二、治疗经过

入院后完善术前检查,无手术禁忌证,患者年轻,未婚未育,与患者及家属充分沟通后,行经脐单孔腹腔镜下探查术。术中见盆腹腔内巨大囊性包块,瓷白色,表面光滑,包膜完整,来源于右侧卵巢。子宫、左侧附件、肠管、胃、肝、大网膜及盆腹腔腹膜表面均未见异常;阑尾表面光滑,外观无异常。与家属沟通后保留患侧卵巢,遂行右侧卵巢巨大囊肿剥除术。经脐部切口先使用穿刺针将右侧卵巢内淡黄色果冻样黏稠囊液吸出,使用纱垫保护穿刺孔周围,术中注意无瘤原则,待囊肿变小后将其完整剥除。术中剖检卵巢囊肿呈多房性,内可见淡黄色果冻样黏稠囊液,囊壁光滑,未见乳头及糟脆组织。术中快速冰冻提示:右侧卵巢黏液性囊腺瘤,有无更重病变待常规病理结果回示。术后给予抗生素预防感染 24 h。

思维引导:卵巢良性肿瘤要根据患者的年龄、家族史、有无生育要求、对侧卵巢情况及相关辅助检查综合决定手术范围,个体化治疗。年轻,单侧卵巢肿瘤行患侧卵巢囊肿剥除,卵巢破坏严重,囊肿无法剥除时可行患侧卵巢切除术。绝经后妇女可行子宫及双侧附件切除术。术中应剖检肿瘤，必要时做冰冻切片组织学检查。巨大囊肿可穿刺放液，穿刺前须保护穿刺周围组织，以防被囊液污染，避免肿瘤细胞种植于腹腔。该患者，年轻、未婚未育，术前影像学提示盆腹腔囊肿，内无乳头等影像特征；肿瘤标志物正常；术中探查盆腹腔内巨大囊性包块，包膜完整，来源于右侧卵巢；子宫、左侧附件、大网膜、肠管、胃、肝、大网膜及腹膜表面均未见异常；阑尾表面光滑，外观无异常；剖检剥除囊肿见囊壁光滑，未见乳头及糟脆组织，并结合术中快速冰冻结果，考虑良性黏液性囊性瘤，故仅行右侧卵巢囊肿剥除，保留右侧卵巢。告知患者及其家属肿瘤复发可能，常规病理回示病变升级，二次手术等进一步治疗可能。

治疗效果（术后1周）

1. 症状　患者腹胀症状完全缓解，尿频症状完全缓解。

2. 体格检查　神志清楚，精神可，腹部平坦，无压痛及反跳痛，肝、脾肋缘下未触及。

3. 辅助检查　术后常规病理回示：右侧卵巢黏液性囊腺瘤。泌尿系统超声：右肾及右侧输尿管中上段未见积水。

思维引导：卵巢巨大囊肿剥除后，腹部恢复平坦，腹胀症状消失。且由于瘤体压迫出现的尿频症状随着囊肿的剥除而得到完全缓解，右肾及右侧输尿管中上段积水也随之消失。术后常规病理提示为良性的黏液性囊腺瘤，告知患者肿瘤复发可能，术后定期复查。

三、思考与讨论

卵巢上皮性肿瘤是卵巢肿瘤中最常见的类型，占50%～70%，可分为浆液性、黏液性、子宫内膜样、透明细胞、移行细胞和浆黏液性肿瘤等。各类别依据生物学行为，可分为良性肿瘤、交界性肿瘤和恶性肿瘤。良性肿瘤在肿瘤较小时，除个别因扭转、破裂等表现为急腹症外，一般无特异性症状，常在妇科检查时偶然发现。肿瘤增大时，感腹胀或腹部扪及包块，肿瘤增大占满盆腹腔时，可出现尿频、便秘、心悸、胸闷等压迫症状。体格检查腹部膨隆，腹中部叩诊呈浊音，腹部两侧叩诊呈鼓音，移动性浊音阴性。双合诊和三合诊可触及盆腔单侧或双侧的圆形或类圆形囊性肿物，边界清，表面光滑，与子宫不相连，活动。除了病史及体征，还需进行辅助检查来进一步确定：肿块是否来源于卵巢、可能的组织学类型、肿瘤是良性还是恶性。辅助检查包括影像学检查和实验室检查。影像学检查包含超声（可根据肿瘤的囊实性，囊内有无乳头，以及肿瘤内的血流情况，初步判断肿瘤的组织学类型及良恶性）、CT或MRI（进一步判断肿瘤的性质，以及肿瘤与周围组织的关系，有无淋巴结转移，以及排除生殖道以外的肿瘤）。实验室检查主要是肿瘤标志物，卵巢上皮性肿瘤重点检测CA125、HE4、CA19-9、CEA、AFP、hCG等。CA125是最常用的卵巢癌肿瘤标志物，用以鉴别良、恶性肿瘤的总体敏感度为61%～90%；特异度为71%～93%，阳性预测值（PPV）为35%～91%，阴性预测值（NPV）为67%～90%。大约80%的上皮性卵巢癌CA125水平升高。HE4是鉴别卵巢肿瘤良、恶性的潜在生物标志物。HE4和CA125联合检测能进一步提高卵巢恶性肿瘤诊断的灵敏度和特异度。CA19-9升高常见于黏液性卵巢癌或胃肠道转移卵巢癌。CEA升高常见于胃肠道转移行卵巢癌。AFP升高可见于卵黄囊瘤、胚胎癌和未成熟畸胎瘤。β-hCG升高见于卵巢非妊娠性绒毛膜癌。

卵巢黏液性囊腺瘤内容物为富有酸性黏多糖和黏蛋白的黏稠液体。浆液性囊腺瘤所含内容物是富于血清蛋白的浆液。黏液性囊腺瘤常体积较大，一般单侧，双侧约5%，大部分为多房性。手术路径：开腹手术、腹腔镜手术，经脐单孔腹腔镜手术。与传统开腹手术相比，腹腔镜手术具有住院时间更短、恢复更快、术后疼痛轻和出血更少等优点。腹腔镜和开腹手术后，卵巢良性囊肿复发率无差异。但腹腔镜手术中有可能出现肿瘤的破裂，尤其是剥除巨大囊肿时。卵巢黏液性囊腺瘤，囊液溢出后有在腹腔内种植播散的可能。因此，手术操作要求尽量避免囊液外漏，可以将囊肿先放入标本袋内，较大的囊肿可以先刺开一小口，吸引器进入囊腔内吸净囊液后再剥除囊壁。术中注意放出囊液的速度，以免腹压骤降引起心力衰竭、休克等。术中一旦发现囊液外溢应立即吸净流出的囊液并冲洗，术后也应充分地冲洗盆腹腔。巨大卵巢囊肿可以选择纵切口开腹手术或采用经脐单孔腹腔镜手术。术中应注意保护健康卵巢组织，避免使用能量器械电灼止血，同时注意术中防粘连处理以降低术后粘连的发生。术后应定期复查。

四、练习题

1. 如何鉴别卵巢良性肿瘤与恶性肿瘤？
2. 简述卵巢良性肿瘤的处理原则。
3. 简述肿瘤标志物 CA125、HE4、CA19-9、CEA、AFP、hCG 在鉴别卵巢良恶性肿瘤中的作用。

五、推荐阅读

[1]谢幸，孔北华，段涛. 妇产科学[M]. 9 版. 北京：人民卫生出版社，2018.
[2]杨慧霞，狄文，朱兰. 妇产科学[M]. 2 版. 北京：人民卫生出版社，2021.
[3]中国医师协会妇产科医师分会妇科肿瘤学组. 卵巢囊肿诊治中国专家共识(2022 年版)[J]. 中国实用妇科与产科杂志，2022，38(8)：814-819.
[4]AKHRAS L N，AKHRAS L N，FAROOG S，et al. A 27-kg giant ovarian mucinous cystadenoma in a 72-Year-Old postmenopausal patient：a case report[J]. Am J Case Rep，2019，20：1601-1606.
[5]COWAN R A，HABER E N，FAUCZ F R，et al. Mucinous cystadenoma in children and adolescents [J]. J Pediatr Adolesc Gynecol，2017，30(4)：495-498.

（毛　萌）

案例 42　卵巢恶性肿瘤：卵巢高级别浆液性癌

一、病历资料

（一）门诊接诊

1. 主诉　腹胀 2 个月，发现盆腔肿块 3 d。

2. 问诊重点　询问患者发病起始时间，可能的诱因，腹胀的起病缓急，症状持续时间、程度，以及演变发展情况。询问患者存在的伴随症状，与主要症状之间的相互关系，以及有鉴别意义的阴性症状。患者发病以来的诊治经过应仔细询问。

3. 问诊内容

(1)诱发因素：有无不洁饮食、便秘、感染、外伤、药物、手术等诱发因素。

(2)主要症状：患者腹胀的位置，进展速度、持续时间，与进食及排便的关系，是否可耐受，有无缓解，是否进行性加重，患者有无疼痛，是否扪及异常肿块，肿块是否进行性增大。

(3)伴随症状：伴随症状是鉴别诊断的重要依据，也是疾病进展与转归的重要参考依据。询问患者有无腹痛，有无腹壁紧绷感，有无恶心、呕吐、腹泻、食欲减退，有无便血，有无低热、乏力、咳嗽，有无心慌、胸闷、呼吸困难，有无阴道流血、流液，有无尿频、尿急等。

(4)诊疗经过：本次就诊前是否接受过诊治，做过的检查和检验，接受过的治疗及效果，为本次诊疗提供参考。

(5)一般情况：包括患者的精神状态、睡眠、食欲、大小便、体重变化等。

(6)既往史：询问患者过去的健康状况，有无卵巢囊肿、子宫肌瘤、乳腺肿瘤、胃肠道疾病等病史，有无传染病，有无高血压、糖尿病等合并症，有无外伤、手术史，预防接种史、输血史、过敏史等。

(7)月经生育史：月经初潮的年龄，周期和经期天数，末次月经月经量和颜色、有无血块，有无痛经。妊娠与生育情况，以及避孕方式等。

(8)家族史：询问双亲、兄弟姐妹及子女的健康状况，以及疾病情况。有无家族性遗传病史，重点询问是否有生殖系统肿瘤、乳腺肿瘤及消化系统肿瘤等病史，如遗传性乳腺癌-卵巢癌综合征、遗传性非息肉性结直肠癌综合征等。

问诊结果

患者女性，56 岁。2 月前无明显诱因出现腹胀，腹部膨隆，持续性加重。进食后腹胀加重，伴食欲缺乏。无腹痛、血便，无恶心、呕吐，无低热、盗汗、乏力，无心慌、胸闷，无阴道流血、流液。3 d 前侧卧位时无意间扪及左下腹硬块，约拳头大小，按之不痛，未就诊。今为诊治来医院门诊。自发病以来，患者精神可，饮食差，睡眠可，大小便正常，体重较前下降 4 kg。既往体健，无传染病、手术史，G2P1A1，绝经 3 年。父亲因“食管癌”已故，母亲、1 妹 1 弟 1 女体健，无与患者相同疾病，无家族性肿瘤及遗传病史。

4. 思维引导　患者绝经后女性，腹胀，食欲缺乏，体重下降，扪及下腹部盆腔肿块，首先需要考虑肿瘤性疾病。盆腔包块可能来源于子宫、附件、肠道及肠系膜、泌尿系统、腹膜后或其他部位转移性肿瘤等，接下来可以通过体格检查，以及妇科检查进行盆腔肿块位置、质地、大小、活动度及性质的初步判断。此外，患者腹部膨隆、腹壁紧张，存在盆腹腔积液可能。腹水病因复杂，许多疾病都可表现出腹水症状，但可以先通过体格检查辅助鉴别判断心源性、肾源性、肝源性或结核性腹水等。

(二)体格检查

1. 重点检查内容及目的　检查患者的发育、营养状态，判断有无营养不良或消耗性疾病；皮肤有无黄染、色素沉着，出血，水肿，有无蜘蛛痣、肝掌等。全身浅表淋巴结尤其是腹股沟淋巴结和锁骨上淋巴结有无肿大，判断有无恶性肿瘤转移。腹部视诊，观察腹部外形是否对称，有无全腹或局部的膨隆或凹陷，膨隆的形态，有无胃肠蠕动波，有无腹壁静脉曲张。腹部触诊检查腹壁紧张度，有无压痛、反跳痛、液波震颤，有无肿块(部位、大小、形状、硬度、压痛、移动度、表面情况)，了解肝脾下缘位置，肝的质地、表面及边缘等。腹部叩诊肝上界、浊音界，肝区叩击痛，有无移动性浊音等，可以辅助判断有无肝硬化、布-加综合征、腹水等疾病。腹部听诊肠鸣音是否正常，有无增强或减弱，协助判断有无肠梗阻等。

妇科检查时注意阴道穹隆有无硬结，子宫的大小、形态、活动度，双附件区有无包块，如有包块，注意检查包块的位置、大小、形状、质地、活动度、有无压痛以及与子宫的关系等。三合诊时注意子宫后壁、宫颈旁、直肠子宫陷凹、子宫骶韧带和盆腔后部有无包块或硬结，指套有无血染，判断包块与子宫、膀胱、直肠、盆壁的关系。

体格检查

T 36.5℃，R 21 次/min，P 84 次/min，BP 117/83 mmHg，身高 160 cm，体重 47 kg。

发育正常，偏瘦，神志清楚，自主体位，全身浅表淋巴结未触及肿大。心肺无异常，肝脾肋缘下未触及。腹部呈蛙腹状，无胃肠蠕动波，无腹壁静脉曲张；下腹部似可触及包块，质硬，边界不平，无压痛、反跳痛，不随呼吸运动而移动；腹部叩诊浊音，无液波震颤，移动性浊音阳性。肠鸣音 4 次/min。

妇科检查

①外阴：发育正常，阴毛女性分布。②阴道：通畅，黏膜光滑，阴道后穹隆可触及无痛质硬结节、固定。③宫颈：光滑、萎缩，质中。④宫体：触诊不清。⑤附件：右侧附件区可触及直径约 6 cm×5 cm 的囊实性包块，固定，边界不清，表面凹凸不清，无压痛。左侧可触及范围约 10 cm×8 cm 的囊实性包块，边界不清，活动度欠佳，表面凹凸不平，无压痛。⑥三合诊：直肠子宫陷凹可触及多发质硬结节，无触痛，指套无血染。

2. 思维引导　患者腹水伴盆腔包块，心肺、肝检查未见异常，可排除肝硬化性腹水、布-加综合征、心源性腹水。肿块所在的位置通常来源于该部位的脏器，如上腹中部的肿块常为胃或胰腺的肿瘤或囊肿；右肋下肿块常与肝、胆有关；两侧腹部肿块常为结肠或肾的肿瘤；脐周或右下腹不规则、有压痛的肿块为肠胃结核性腹膜炎所致肠粘连；女性下腹部的肿块常为生殖系统肿瘤。肿块边缘清楚、表面光滑、无明显压痛、可活动的多为良性肿瘤；肿块外形不规则、表面结节状、质地坚硬、位置较固定者，多为恶性肿瘤；边缘不清的有轻度压痛的肿块，可能为炎性包块；多个结节，互相粘连则多见于腹腔结核。良性肿块的病程较长，肿块生长速度缓慢，不伴有全身其他症状，但恶性肿瘤常伴有食欲减退、消瘦，且肿瘤生长速度较快。该患者病程 2 个月，腹胀，食欲减退，病情进展快，且肿块位置与生殖系统关系密切，囊实性，形态不规则，边界不清，表面凹凸不平，固定，合并腹水，目前考虑卵巢恶性肿瘤可能性极大。但仍需要进一步排除卵巢良性肿瘤、肠道或其他部位转移瘤等疾病。为进一步明确诊断，应完善血清肿瘤标志物、结核试验、生化常规等实验室检查，以及 CT、磁共振等影像学检查，必要时可结合 PET/CT、胃肠镜、盆腔包块穿刺活检或腹腔镜探查等。

（三）辅助检查

1. 主要内容及目的

（1）常规检查：包括血、尿、粪常规，肝功能、肾功能、电解质，传染病检查等，帮助了解患者的一般身体状况。

（2）血清肿瘤标志物：主要包括 CA125、HE 4、CA19-9、CEA、AFP、β-hCG 等，协助诊断肿瘤的良恶性及来源。

（3）结明三项和 T-SPOT：结明三项包含 TB-CHECK-1 实验、TB-DOT 实验以及 TB-Ab 实验，联合 T-SPOT 判断有无结核分枝杆菌感染。

（4）超声检查：经阴道超声检查或经肛门超声检查可描述盆腔肿块的大小、部位、质地及来源，对良恶性的判断可达 80% ~90% 。通过彩色多普勒超声扫描，能测定卵巢及其新生组织的血流变化，有助于协助诊断。此外，可经超声检查了解肝、胆、胰、脾、肾等实质性器官内是否有转移病灶。

（5）胸部 X 线或 CT：对判断有无胸腔积液、肺转移等有诊断意义。

（6）腹部增强 CT：对判断卵巢肿瘤的性质，卵巢周围脏器的浸润，有无淋巴结、大网膜、肝脾转移和确定手术方式有重要的参考价值，并可协助排除生殖道以外的肿瘤，如腹膜后肿瘤、乙状结肠癌、直肠癌等。

(7)必要时选择以下检查:①胃镜和乙状结肠镜检查,为是否有卵巢癌远处转移或胃肠道原发性癌累及卵巢提供临床证据。②肾图、静脉肾盂造影,观察肾的分泌及排泄功能,以明确有无局部压迫及梗阻情况。③PET/CT,判断肿瘤的良恶性,以及肿瘤全身转移情况。

(8)腹水或腹腔冲洗细胞学:腹水明显者,可直接从腹部穿刺,若腹水少或不明显,可从阴道后穹隆穿刺,抽取腹水行细胞学化验及生化检查,了解腹水性质,判断肿瘤良恶性及来源。

(9)腹腔镜检查:既可明确诊断,作初步临床分期,又可取活体组织,进行组织学诊断。

辅助检查

(1)血常规、尿常规、粪便常规:均阴性。

(2)传染病:乙型肝炎、丙型肝炎、梅毒、艾滋病均阴性。

(3)肝肾功能:均未见异常。

(4)血清肿瘤标志物:CA125 608.24 U/mL、HE4 49.82 pmol/L。

(5)结明三项及 T-SPOT:均阴性。

(6)胸部 CT:左肺上叶下舌段慢性炎症。

(7)经阴道超声:左侧附件区可见 105 mm×75 mm 实性包块,边界不清,内可及多处菜花样低回声结节,实性部分血流信号丰富。右侧附件区可见范围约 64 mm×42 mm 混合回声包块,可见多发分隔,实性部分呈不均质高回声,内可及点状血流信号。盆腹腔大量积液。

(8)肝、胆、胰、脾彩超及泌尿系统超声:均未见明显异常。

(9)全腹增强 CT:左侧附件区可见实性肿块影,肿块最大截面大小约 98.6 mm×81.2 mm,右侧附件区可见囊实性肿块影,内见分隔,最大截面大小约 58.5 mm×40.3 mm,增强后实性部分及分隔明显强化。腹水。

(10)无痛胃镜及肠镜检查回示:①慢性浅表性胃炎;②所见直肠黏膜正常。

2. 思维引导 患者胃肠镜及腹部 CT 检查提示胃肠道、腹膜后未见异常,暂不考虑胃肠道肿瘤、腹膜后肿物;患者结核筛查阴性,无结核病史,目前不考虑生殖器结核。结合妇科检查及上述辅助检查,患者绝经后女性,附件区囊实性包块,表面凹凸不平,边界不清,活动度差,血清 CA125、HE4 等异常升高,支持卵巢上皮性癌的诊断。血清 CA125 是最常用的卵巢癌肿瘤标志物,尤其是浆液性卵巢癌的首选肿瘤标志物。约 80% 的卵巢癌可出现血清 CA125 水平升高,在外科手术或化疗后,87% ~94% 的卵巢癌患者中血清 CA125 水平的消长与病情缓解或恶化相一致。血清 HE4 对卵巢癌的诊断特异度(90% ~95%)显著高于血清 CA125(76.6% ~86.5%),在鉴别卵巢良、恶性肿瘤中有重要诊断价值。血清 HE4 水平也是反映卵巢癌疾病进展趋势的标志,也可用于卵巢癌手术及化疗效果的监测。

(四)初步诊断

目前初步诊断为:①盆腔肿块伴腹水:卵巢上皮性癌;②慢性浅表性胃炎;③左肺上叶慢性炎症。

(五)鉴别诊断

1. 卵巢良性肿瘤 卵巢良性肿瘤一般病程较长,多为单侧,表面光滑、活动好。影像学检查多提示肿块边界清晰,瘤内无血流信号。肿瘤标志物通常在正常范围。

2. 腹水相关疾病的鉴别

(1)肝硬化性腹水:是肝硬化失代偿期最突出的临床表现,也可出现明显的食欲减退、恶心、腹胀等症状，易与晚期卵巢癌相混淆。但肝硬化患者还可出现有鉴别意义的症状，如蜘蛛痣、肝掌、黄疸、海蛇头征等，且盆腔或直肠子宫陷凹无肿块，实验室检查可见肝炎病毒感染、肝功能减退、血小板下降等，腹部超声有助于鉴别。

（2）生殖器结核：因合并腹水和盆腹腔内粘连性肿物而与恶性肿瘤相混淆，但结核性腹膜炎常有肺结核史，多发生于年轻、不孕妇女，伴月经稀少或闭经、低热、盗汗等全身症状；肿块位置较高，叩诊鼓音或浊音分界不清，盆腔可触及肿块或后穹隆结节，肿瘤标志物多阴性，也可伴有 CA125 升高。影像学检查等有助于鉴别，必要时行腹腔镜取活检确诊。

（3）布-加综合征：由肝后下腔静脉堵塞或者肝静脉堵塞而引起的症状群。疾病的非急性期表现为顽固性腹水、门静脉高压、肝脾大等。腹部超声是布-加综合征（Budd-Chiari syndrome）首选检查。

（4）卵巢纤维瘤：卵巢纤维瘤伴有腹水和/或胸腔积液者，称为梅热综合征（Meige syndrome），多见于中年妇女，症状与晚期卵巢癌颇似。卵巢纤维瘤以单侧居多，中等大小，实性，坚硬，表面光滑或呈结节状，盆腔彩超有助于鉴别。

（5）腹膜间皮瘤：临床表现缺乏特异性，可出现腹痛腹胀、腹水、腹部肿块、恶心、呕吐、乏力、消瘦等。腹水细胞学检查有一定困难，如有大量非典型及异型间皮细胞，透明质酸>50 mg/L 有助于诊断。超声和 CT 检查提示薄片状肿物图像和腹水有助于鉴别，必要时可行腹腔镜探查。

（6）其他：还需要与非原发卵巢恶性肿瘤引起的腹水，如库肯伯格瘤（Krukenberg tumor）、乳腺癌，肾源性和心源性腹水、结缔组织病等注意相鉴别。

3. 生殖道以外的肿瘤　包括腹膜后肿瘤、直肠癌、乙状结肠癌等，腹部 CT 可协助鉴别，必要时行肠镜检查。

二、治疗经过

（一）初次手术治疗

查无手术禁忌证，沟通病情后签署手术知情同意书，行腹腔镜探查术。术中探查见：盆腔内可见血性腹水，量约 1 500 mL，抽取腹水送检。右侧卵巢囊实性增大，形态不规则，大小约 6 cm×4 cm×5 cm，表面可见菜花状结节，粘连固定于同侧盆壁。左侧卵巢实性增大，大小约 10.0 cm×8.0 cm×4.5 cm，表面凹凸不平、可见菜花状结节，肿块与子宫右后壁、乙状结肠粘连，固定于左侧盆壁。直肠子宫陷凹内可见数枚质硬菜花样癌结节，较大者直径约 2 cm。直肠表面可见散在数个大小不等的灰白色癌灶，盆腔腹膜表面及膀胱表面、后腹膜处均布满粟粒样癌灶，部分融合成小片状，范围约 1.0 cm×0.5 cm。大网膜表面可见散在粟粒样灰白色结节。横膈处可见散在灰白色癌灶，部分融合成片状，直径约 1 cm。肝、脾、胃表面腹膜光滑，未见明显异常。术中切除双侧附件送快速冰冻，结果回示：双侧附件腺癌。遂中转开腹行肿瘤细胞减灭术，行子宫全切术+双附件切除术+大网膜切除术+阑尾切除术+盆腔淋巴结切除术+腹主动脉旁淋巴结切除术+直肠表面肿物切除术+盆腹膜表面肿物切除术。术毕探查未见肉眼残留肿瘤组织。术后常规病理回示：①（双附件）符合高级别浆液性癌。②（直肠表面肿物）癌浸润或转移。③（阑尾）浆膜面见癌浸润或转移。④（子宫）平滑肌瘤，萎缩性子宫内膜，两侧宫旁未见特殊。⑤（大网膜）癌浸润或转移。⑥送检淋巴结未见癌。⑦（腹水）发现少数核异质细胞，肿瘤不能除外，请结合临床。

思维引导：卵巢癌以手术治疗为主，手术方式的选择应根据肿瘤的分期、类型、患者的生育需求和身体状态、手术医师评估等综合判断。依据各种病理类型，手术范围不同。手术目的是明确组织学类型，手术病理分期，实施肿瘤细胞减灭，以及解除并发症。术后残余病灶大小直接影响患者预后，因此卵巢癌初次手术以尽量切除原发和转移病灶，实现肉眼无残留为原则。该患者手术探查发现肿瘤已腹腔内广泛转移,为晚期卵巢癌患者,遂行肿瘤细胞减灭术,包括取腹水行细胞学检查;切除肿瘤累及的所有大网膜;切除能够切除的术前影像学或术中探查发现的肿大或可疑淋巴结,临床阴性淋巴结不需要切除;为达到满意的减瘤术,可根据需要切除肠管、阑尾、脾、胆囊、部分肝、部分胃、部分膀胱、胰尾、输尿管及剥除膈肌和其他腹膜;尽最大努力切除所有盆腔、腹部和腹膜后肿瘤病灶。术毕探查盆腹腔无肿瘤组织残余,为满意或理想的肿瘤细胞减灭术,标准为残余肿瘤病灶直径<1 cm,尽量达到无肉眼残留病灶。

晚期卵巢癌(≥ⅡB 期)患者行肿瘤细胞减灭术,满意减瘤术。减瘤术后残余小病灶的卵巢上皮性癌是腹腔化疗的适应证。身体状态不适合立即手术或初次达到满意减瘤术可能性较低者[术前可使用 Suidan 多因素评估量表评估(Suidan 评分≥3 分)或腹腔镜探查分级评估表评估(Fagotti 评分≥8 分)],可行新辅助化疗,化疗前最好有组织学证据,可通过腹腔镜探查,术中取组织活检,快速明确诊断。化疗 3 ~4 个疗程后缓解者可行中间型肿瘤细胞减灭术,术后继续完成至少 3 个疗程的化疗。

此外,建议所有新发卵巢癌初治手术获得的标本应立即进行乳腺癌易感基因(BRCA)1/2、HR 状态、MSI、TMB 和 NTRK 等分子检测,以便为后续治疗提供依据。

(二)术后辅助化疗及维持治疗

患者手术-病理分期为卵巢高级别浆液性癌ⅢB 期。患者 BRCA1/2 基因检测回示:BRCA1 胚系突变。术后给予紫杉醇+卡铂(Tc)方案静脉化疗,第 3 次化疗后血 CA125 降至正常范围内,共化疗 6 个疗程。末次化疗后评估,治疗效果达到临床完全缓解(CR)。患者系 BRCA1 胚系突变,给予口服“奥拉帕利 300 mg,2 次/d”进行一线维持治疗,嘱患者定期进行乳腺癌筛查并建议其亲属进行遗传风险咨询。

思维引导:①化疗指征及疗程数。化疗是卵巢癌患者术后最重要的辅助治疗方式。除少数早期卵巢癌外,其他术后均需接受化疗。常用化疗药物有顺铂、卡铂、紫杉醇和环磷酰胺等,多采用以铂类为基础的联合化疗,其中铂类联合紫杉醇为标准一线化疗方案。Ⅰ期高级别浆液癌推荐 6 个疗程化疗,Ⅰ期其他组织类型推荐 3 ~6 个疗程化疗;Ⅱ ~Ⅳ期推荐 6 个疗程化疗。②一线维持治疗。卵巢癌一线维持治疗是对新诊断卵巢癌患者完成初始化疗后达到临床完全缓解(complete response, CR)或部分缓解(partial response, PR)者所给予的后续巩固治疗,能够推迟复发,改善生存预后。在新诊断晚期卵巢癌中,*BRCA* 基因和同源重组修复缺陷(HRD)检测、初始化疗是否联合抗血管生成药物贝伐珠单抗决定维持治疗方案选择。近年来,多腺苷二磷酸核糖聚合酶(PARP)抑制剂作为一线维持治疗药物,疗效显著,已成为部分卵巢癌患者一线维持治疗的最佳选择。详见表 2-6。该患者 BRCA1 胚系突变,推荐其服用奥拉帕利进行一线维持治疗。

表 2-6 PARP 抑制剂用于一线维持治疗

生物标志物状态	初始治疗未联合使用贝伐珠单抗	初始治疗联合使用贝伐珠单抗
BRCA1/2 突变	奥拉帕利(1 类) 尼拉帕利(1 类)	奥拉帕利+贝伐珠单抗(1 类) 尼拉帕利+贝伐珠单抗(2A 类) 奥拉帕利或尼拉帕利(2A 类)
BRCA1/2 野生型/HRD 阳性	尼拉帕利(1 类) 奥拉帕利(2B 类)	奥拉帕利+贝伐珠单抗(1 类) 尼拉帕利(2A 类) 尼拉帕利+贝伐珠单抗(2A 类) 奥拉帕利(2A 类)

续表 2-6

生物标志物状态	初始治疗未联合使用贝伐珠单抗	初始治疗联合使用贝伐珠单抗
BRCA1/2 野生型/HRO 阴性	尼拉帕利(2A 类)	尼拉帕利+贝伐珠单抗(2B 类) 尼拉帕利(2B 类)

注:上述适用于Ⅱ～Ⅳ期高级别浆液性癌、子宫内膜样癌,以及 BRCA1/2 突变的其组织学类型为上皮性卵巢癌初始治疗后达到 CR/PR 的患者。维持治疗必须在末次化疗血常规恢复正常后进行。

(三)第一次复发住院治疗(铂敏感复发)及维持治疗

患者初始治疗后服用奥拉帕利维持治疗,定期随诊。化疗结束后 2 年复查血 CA125 180.12 U/mL。患者血 CA125 水平升高,为进一步排查有无复发行 PET/CT 检查,结果回示:脾内稍低密度结节代谢活跃,腹膜后、盆腔及双侧髂血管旁淋巴结代谢活跃,较前新发,考虑转移;盲肠局部结节状代谢活跃灶,较前新发,考虑恶性病变可能,但不除外转移。妇科检查无特殊。因距离初始治疗>6 个月,因此目前考虑铂敏感复发性卵巢癌,停用奥拉帕利。

患者以“铂敏感复发性卵巢癌”收治入院,体能状态评分(eastern cooperative oncology group, ECOG):1 分。完善相关检查,无化疗禁忌证,与患者及家属沟通病情签署治疗同意书后,选择 TC 方案静脉化疗,同时加用抗血管生成药物贝伐珠单抗,每 3 周一个疗程。化疗 2 个疗程后,患者 CA125 17.30 U/mL,降至正常水平,继续予以巩固化疗 3 个疗程,妇科检查及影像学评估均未见明显异常达到 CR。

思维引导:铂敏感复发性卵巢癌一般采用化疗为主的综合治疗方式,在能耐受化疗的情况下,首选含铂方案联合化疗,可同时加用贝伐珠单抗,提高疗效,但化疗疗程尚无明确规定,一般完全缓解后继续化疗 2～3 个疗程。该患者为铂敏感复发性卵巢癌,因此在治疗时予以首选紫杉醇/卡铂方案化疗。

患者复发治疗缓解后,继续使用贝伐珠单抗维持治疗,每 3 周一个疗程,维持治疗期间规律监测血 CA125 水平、妇科检查、超声检查或腹部增强 CT、胸部 CT 等。

(四)第二次复发住院经历(铂耐药复发)

使用贝伐珠单抗维持治疗 3 个疗程后,复查血清 CA125 68.55 U/mL,妇科检查阴道残端增厚,盆腔内未触及明显肿物。继续使用贝伐珠单抗维持治疗 1 个疗程。第 4 个疗程后复查 CA125 89.50 U/mL,妇科检查:阴道残端可触及质硬肿块,大小约 1.5 cm×1.0 cm。阴超提示阴道残端左上方可见低回声团块,大小约 14 mm×16 mm×10 mm。患者距离前次含铂化疗结束小于 6 个月复发,考虑为铂耐药复发。入院后查无化疗禁忌证,ECOG 评分:2 分,予以多柔比星脂质体/贝伐珠单抗方案静脉化疗,每 3 周一个疗程。第 1 次化疗后血清 CA125 95.64 U/mL,第 2 次化疗后血清 CA125 151.07 U/mL,阴超及腹部 CT 均提示阴道残端肿块体积较前增大,考虑患者对此化疗方案不敏感。更换依托泊苷/奥沙利铂方案静脉化疗,每 3 周一个疗程。第 1 次化疗后查血清 CA125 164.18 U/mL,超声检查提示阴道残端左上方低回声肿块体积增大,大小约 32 mm×24 mm×19 mm;盆腔内可及不规则液性暗区,深约 42 mm,内透声差;第 2 次化疗后查血清 CA125 384.22 U/mL,第 3 次化疗后查血清 CA125 810.13 U/mL,查 PET/CT 回示阴道残端周围多发囊实性肿块代谢活跃,考虑恶性病变;肝、脾内多发低密度结节代谢活跃,腹膜后、盆腔、双侧髂血管旁及左锁骨上淋巴结代谢活跃,考虑转移;盆、腹腔腹膜部分条片状增厚代谢活跃,考虑转移;盆、腹腔积液。患者铂耐药复发,肿瘤广泛转移,多方案化疗后病情控制欠佳,与患者及家属沟通后同意参加卵巢癌药物临床试验。

思维引导：虽然含铂联合化疗及手术是卵巢癌综合治疗的重要方式，但是多数复发患者最终将对铂类药物耐药。铂耐药复发性卵巢癌目前尚无理想治疗方案，治疗有效率低，预后极差，治疗时一般选择非铂类二线化疗药物，包括多柔比星脂质体/贝伐珠单抗、紫杉醇（周疗）、吉西他滨、拓扑替康、依托泊苷等，或鼓励患者积极参加临床试验。对于铂耐药复发性卵巢癌患者，手术一般仅作为缓解症状的姑息性治疗手段，如发生肠梗阻、肠瘘后的造瘘手术等，对于绝大部分铂耐药复发患者而言，可能无法从再次手术中获得生存获益。该患者此次为铂耐药复发性卵巢癌，经多柔比星脂质体/贝伐珠单抗、依托泊苷/奥沙利铂等二线、三线方案化疗后病情仍不可控制，持续进展。铂耐药患者在无有效药物的控制下，将面临病情的急剧恶化、肿瘤的全身扩散转移，导致患者出现肠梗阻，腹痛、腹胀，恶性腹水，低蛋白血症，食欲减退、消瘦、贫血，完全卧床生活不能自理，以及器官衰竭等恶病质症状。

三、思考与讨论

卵巢癌是病死率最高的妇科恶性肿瘤，病变早期较为隐匿，缺少临床症状或症状不典型，一般很难被发现。大约70%的患者就诊时已为晚期。随着疾病的进展，肿瘤体积的增大，晚期患者多表现为腹胀、腹部肿块、腹水及其他消化道症状。部分患者会因消化道症状首诊于消化科，进而发现盆腔肿块转入妇科诊治。该患者为绝经后女性，因腹胀伴腹部膨隆，发现盆腔肿物初诊于妇科，妇科检查盆腔可触及实性肿块，表面凹凸不平，边界不清，固定不动，无压痛，肿瘤标志物CA125、HE4等异常升高，合并腹水，考虑为卵巢上皮性癌可能性大，同时需与卵巢良性肿瘤、非肿瘤性腹水相关疾病、胃肠道肿瘤或其他部位转移性肿瘤等鉴别。卵巢肿瘤是腹腔探查的指征，可经开腹或腹腔镜手术。由于腹腔镜手术具有视野清晰、创伤小、恢复快等优点，在卵巢恶性肿瘤手术中得到了广泛的应用。术中探查盆腹腔情况，取肿瘤组织送术中快速病理化验，确诊为卵巢癌后，早期患者行全面分期手术，晚期患者行肿瘤细胞减灭术，即便是不能进行满意减瘤术的晚期患者，也可经腹腔镜下组织活检快速确诊，尽早开始新辅助化疗。现国内外指南均推荐新发卵巢癌患者进行BRCA1/2、HR状态等分子检测，以便在初始治疗或复发治疗达到CR或PR后选择合适的PARP抑制剂维持治疗，推迟卵巢癌复发，延长患者生存期。化疗是卵巢癌治疗中的重要组成部分，应根据患者的年龄、肿瘤分期、分化程度、组织学类型等选择化疗方案和疗程数。尽管初次一线化疗有效率达到70%，但仍有70%的患者会在2年内复发。复发患者的治疗采用化疗为主的综合治疗方式，根据铂敏感复发或铂耐药复发类型，选择对患者有利的化疗方案或鼓励患者积极参加临床试验。

四、练习题

1. 卵巢癌需与哪些疾病相鉴别？
2. 如何选择卵巢癌手术方案？
3. 如何选择卵巢癌化疗方案及一线维持治疗方案？

五、推荐阅读

[1]谢幸，孔北华，段涛. 妇产科学[M]. 9版. 北京：人民卫生出版社，2018.

[2]中华医学会妇科肿瘤分会. 卵巢癌PARP抑制剂临床应用指南(2022版)[J]. 肿瘤综合治疗电子杂志，2022，8(3)：64-77.

[3]中华医学会妇科肿瘤分会. 妇科肿瘤铂类药物临床应用指南[J]. 协和医学杂志，2021，12(6)：881-901.

（郭瑞霞）

案例43　葡萄胎

一、病历资料

(一)门诊接诊

1. 主诉　停经57 d,阴道流血10 d。

2. 问诊重点　①育龄期女性阴道流血首先应详细询问月经,月经的周期性,末次月经的时间,结合近期是否有性生活,避孕方式,排除与妊娠相关疾病:流产、异位妊娠、葡萄胎等。②长期阴道流血需要了解是否存在合并症,头晕、乏力及晕厥是贫血症状。发热,腹痛可能存在感染。是否有早孕反应相关症状,如厌食、油腻、恶心、晨起呕吐、乏力、嗜睡等。葡萄胎患者hCG异常升高,时间比正常妊娠时间早,持续时间长,引起妊娠剧吐的症状更重,过高的hCG也会引起妊娠高血压、甲状腺功能亢进,患者出现头痛、头晕、眼花、心慌、心悸及心动过速的表现。血液中是否混杂有组织物排出,流产患者可以有妊娠物排出,葡萄胎患者有水泡状组织排出,异位妊娠患者可有血块或者蜕膜样组织排出。

3. 问诊内容

(1)诱发因素:运动、剧烈活动、疲劳等是妊娠早期阴道流血的诱发因素,有助于葡萄胎与流产的鉴别诊断。

(2)主要症状:停经的时间、开始阴道流血的时间、流血的量、持续的时间、颜色、是否伴有血块、是否混有组织物排出,是否伴有腹痛。流产、葡萄胎及异位妊娠者阴道流血有异于正常月经量,表现可为淋漓不净,时多时少,量多时颜色鲜红,量少时呈暗褐色。

(3)伴随症状:①腹痛,流产、异位妊娠、葡萄胎在停经、阴道流血时都可以伴随有腹痛症状。先兆流产腹痛可较轻微,难免流产腹痛较为剧烈,阴道流血量较多。不全流产,以及完全流产在阴道流血后,腹痛可逐步减轻。异位妊娠患者腹痛可间歇出现,病灶破裂时可有下腹一侧撕裂样疼痛。葡萄胎患者子宫往往异常增大,下腹胀痛感明显。②阴道排出物,若见到典型绒毛样结构可考虑为流产,若为蜕膜样组织考虑为不全流产或异位妊娠,有排出水泡样组织物要考虑葡萄胎。组织物必要时送病理检查。③恶心、呕吐、食欲缺乏、嗜睡,均为早孕相关症状,葡萄胎由于hCG异常升高,这些症状出现一般较正常妊娠早,症状严重并且持续时间长。④头晕、眼花、心慌、乏力,失血量到一定程度可以出现上述休克症状。⑤头痛、心悸、心动过速,若于妊娠早期发生,需要考虑葡萄胎及妊娠高血压及甲状腺功能亢进的表现。

(4)诊治经过:是否做过关于妊娠诊断的检验及检查,服用过何种药物,剂量如何,症状是否有改善。

(5)既往史:育龄期女性重点关注妊娠分娩史,以及宫腔操作史。剖宫产史患者妊娠囊于瘢痕部位,也常表现为停经后阴道流血,是一种特殊类型的异位妊娠。有过葡萄胎史再次发生葡萄胎的概率也升高。同时需关注有无引起凝血功能障碍的内科疾病史。

(6)个人史:输血史,药物史食物过敏史,有无吸烟、饮酒、吸毒等不良嗜好。

(7)月经史:月经是育龄期女性判断阴道流血异常与否的重要标准。初潮年龄,周期性,月经的量,是否伴有痛经,末次月经的时间。有助于妊娠诊断、判断孕周等。

(8)婚育史:前次妊娠有葡萄胎史者再次发生葡萄胎风险增加5~40倍。流产,以及不孕也是可能的高危因素。

（9）家族史：葡萄胎有家族遗传倾向。应详细询问母亲及姊妹中是否有葡萄胎病史。

问诊结果

患者，35 岁，平素月经周期规律，周期 30 d，经期 5 d。末次月经 50 d 前。本次为计划妊娠，停经 30 d 自测尿妊娠试验阳性，停经以来自觉有明显恶心、呕吐、嗜睡、乏力等反应。下腹部间断隐痛，可忍受。1 周前于外院测血 hCG 30 942.03 mIU/mL，超声检查：宫内无回声区，直径约 1.5 cm，未治疗。现来上级医院复查血 hCG 46 374 mIU/mL。超声检查：宫腔内不均质高回声，直径约 5 cm（滋养细胞疾病不除外）。无异常阴道排液，无咳嗽、咳痰，无发热，无腹胀。无尿频、尿急、尿痛，大小便正常，饮食睡眠可。体重无明显减轻。5 年前因“羊水少”在当地医院行剖宫产术，余病史无特殊。

4. 思维引导　年龄是妊娠异常的高危因素，大于 35 岁和 40 岁女性葡萄胎的发生率是年轻女性的 2 倍和 7.5 倍，而 50 岁以上女性妊娠葡萄胎概率为 1/3。年龄过小，20 岁以下女性葡萄胎发生率也显著升高。患者目前已明确早期妊娠，阴道流血要考虑妊娠相关疾病。常见引起早孕期阴道流血的疾病为流产、异位妊娠、葡萄胎。早孕期最常用的检查为超声和人绒毛膜促性腺激素（hCG）。月经周期规律患者，停经 50 d，超声下多可以明确看到孕囊、卵黄囊，以及胎心胎芽结构。该患者月经周期规律，来院前超声提示宫内有组织物，但不是典型孕囊结构，目前肯定的是此次妊娠发育不良，血 hCG 监测，浓度常高于同孕周正常值并且维持高水平不降，考虑多为葡萄胎。葡萄胎又分完全性与部分性，部分性葡萄胎比完全性葡萄胎症状较轻，也会有阴道流血。妊娠剧吐、子痫前期，以及卵巢黄素化囊肿等症状也较轻。下一步需要通过体格检查及辅助检查鉴别。

（二）体格检查

1. 重点检查内容及目的　妊娠期的体格检查动作应轻柔。妊娠后受激素水平影响阴道及宫颈阴道部充血，子宫增大变软，有时候会暴露困难。首先注意宫颈口状态，是否有组织物堵塞，注意组织物的性状。子宫大小是否与妊娠周数相符。葡萄胎患者部分子宫会异常增大，伴有胀痛、压痛。葡萄胎并发卵巢黄素化囊肿时可有腹部包块，如果囊肿急性扭转或者破裂时可以出现急性腹痛。黄素化囊肿多为双侧性，也可为单侧性。全身体格检查，合并有甲状腺功能亢进时，心率增快，皮肤潮湿，有手足震颤症状，部分患者可出现水肿。

体格检查

T 36.5 ℃，R 20 次/min，P 85 次/min，BP 133/80 mmHg，身高 158 cm，体重 73 kg，BMI 29.2 kg/m^2。

其余全身体格检查未发现明显异常。

妇科检查

①外阴：外阴发育正常，阴毛呈女性分布，经产式。②阴道：畅，容 2 指，少量血性分泌物，鲜红色。③宫颈：光滑，已产式，宫颈口闭，可见新鲜血迹。无宫颈举痛及摇摆痛，质中。④宫体：前位，增大如孕 2 个月余大小，有深压痛，活动度可，质软。⑤附件：双附件区未扪及明显异常。

2. 思维引导　患者妊娠子宫明显大于停经月份，质软，高度怀疑葡萄胎可能性。部分性葡萄胎子宫往往符合停经月份甚至更小。但是完全性与部分性葡萄胎进一步鉴别需要相关辅助检查，必要时核型分析鉴别。

（三）辅助检查

1. 主要内容及目的　对患者身体状态进行评估，为后续治疗必需的准备。

（1）检验：①包括血、尿、粪常规，凝血功能、电解质、肝功能、肾功能、血糖、传染病、血型。②血hCG：血人绒毛膜促性腺激素，是一种糖蛋白激素，由α、β亚单位组成，主要由妊娠滋养细胞产生，妊娠早期每1.7～2.0 d上升1倍，在妊娠8～10周达峰值后迅速下降。在妊娠滋养细胞疾病中hCG往往会异常升高，并且维持高水平不降。治疗过程中可监测疾病的进展。常用的测定方法是放射免疫测定和酶联免疫吸附试验。

（2）检查：心电图、心脏超声、肺功能、胸片或者胸部CT，子宫附件的超声，盆腔磁共振平扫，以及组织学检查等。必要时可行染色体倍体分析等。

1）超声：是诊断葡萄胎最重要的辅助检查之一。推荐经阴道超声。完全性葡萄胎的典型声像学表现为子宫大于相应孕周，无妊娠囊或胎心搏动，宫腔内充满不均质密集状或短条状回声，呈“落雪征”，水泡较大时呈“蜂窝状”。双侧或者一侧的卵巢囊肿。子宫动脉血流丰富，但子宫肌层内无血流或仅稀疏血流信号。部分性葡萄胎在胎盘部位出现局灶性水泡状胎块，有时可见胎儿或者羊膜腔结构，胎儿通常畸形。

2）X线胸片或者肺部CT：用于与转移性滋养细胞肿瘤相鉴别，肺是转移性滋养细胞肿瘤最常见的转移部位。

3）盆腔磁共振：MRI可以清楚地显示宫腔组织、子宫内膜及子宫肌层的结构，用于明确病变的位置、肌层侵犯的深度，宫颈、阴道是否有侵犯等。

4）组织学诊断：是葡萄胎的最终确诊方法。每次葡萄胎刮宫的刮出物，必须送组织学检查。也可以区分完全性葡萄胎和部分性葡萄胎。

5）DNA倍体分析：完全性葡萄胎的染色体核型为二倍体，部分性葡萄胎为三倍体。

6）基因印记分析：部分性葡萄胎染色体为双亲来源，完全性葡萄胎全为父系来源，不表达母系来源的基因印记 *P57KIP2*。可以通过免疫组化区分。

辅助检查

（1）复查血hCG 68 086.34 mIU/mL。

（2）经阴道超声：宫腔内混合回声，大小63 mm×47 mm×57 mm，内以团状高回声为著，形态欠规则，边界尚清，内可见多个小囊性回声，呈蜂窝状，部分可见少量不规则液性暗区，内透声差，可见絮状高回声充填。CDFI：内未见明显血流信号，其前方肌层可见丰富血流信号，RI 0.46（图2-9）。

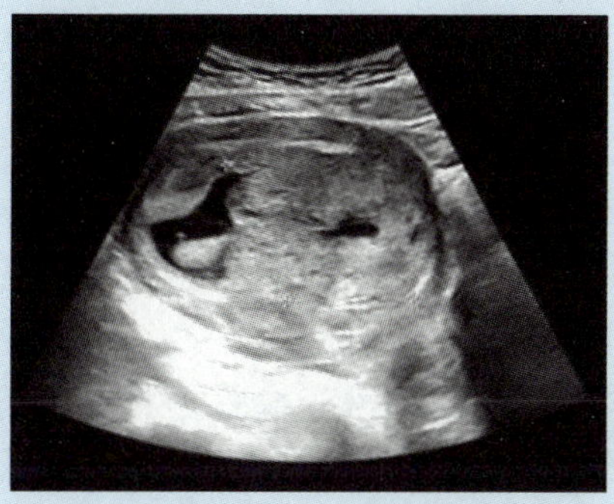

图2-9　经阴道超声

(3)盆腔 MRI:子宫体积增大,外形不规则,宫腔内见团状长 T_1、稍长 T_2 信号,内见结节状短 T_1、T_2 信号,DWI 呈混杂信号,增强内见多发斑片状明显强化。宫腔内异常信号,考虑滋养细胞肿瘤可能(图 2-10)。

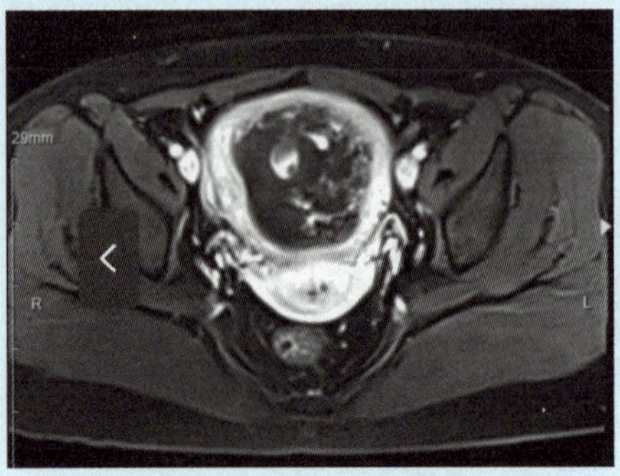

图 2-10　葡萄胎患者盆腔 MRI

(4)胸片及肺部 CT:X 线及肺部 CT 平扫均未见明显异常。

(5)血常规:WBC 10.2×10^9/L,N% 81%,L% 17%,RBC 4.32×10^9/L,Hb 108 g/L,PLT 372×10^9/L。

(6)凝血功能:正常。

(7)肝功能、肾功能、电解质:均无异常。

(8)白带检查:Ⅱ度。

(9)HPV:均阴性。

(10)TCT:见中度炎症细胞。

2. 思维引导　根据患者停经 50 d 后出现阴道流血,血清中 hCG 值升高,但是增长不符合早孕期 1.7～2.0 d 翻倍规律。超声提示宫腔内没有正常妊娠囊结构,是以高回声主,结合不规则液性暗区透声差的混合回声。可以肯定本次妊娠不良,混合回声可能为发育不良的妊娠组织混合出血。肺部初步检查未发现异常,可以作为与妊娠滋养细胞肿瘤相鉴别之一以及后续治疗随访的参考。下一步妊娠必须终止,可以考虑清宫术,取出的宫腔内组织物送病理检查,进一步明确诊断。手术后需要监测 hCG 值的变化及子宫复旧情况。

(四)初步诊断

宫腔内占位:①葡萄胎? ②胚胎发育不良?

(五)鉴别诊断

1. 流产　葡萄胎的临床表现,以及超声检查与流产极度相似,容易混淆,在临床上也特别容易漏诊。宫腔内组织物送病理学检查有时也经常因为绒毛组织水肿、滋养细胞增生不明显而影响鉴别,需要免疫组化,以及必要时基因印记进一步分析。

2. 瘢痕妊娠　是一类特殊的异位妊娠,剖宫产术后并发症,孕囊着床于剖宫产瘢痕部位。妊娠组织通常发育不良,临床表现也常为停经后阴道流血,容易与葡萄胎相混淆。超声下显示孕囊主要着床在子宫下段瘢痕部位。

3. 双胎妊娠　子宫大于相应孕周的单胎正常妊娠,血 hCG 水平也通常高于正常。超声容易确诊,可明确显示宫内 2 个妊娠囊。

4. 妊娠合并肌瘤　子宫亦增大于停经相应月份，浆膜下肌瘤往往子宫增大非均匀，宫腔内黏膜下肌瘤，胚胎往往发育不良，超声下肌瘤部位多为低回声。

二、治疗经过

1. 治疗原则　葡萄胎一经诊断成立，应及时清宫。

2. 术前准备事项　①清宫前注意患者是否有休克、子痫前期，甲状腺功能亢进及贫血等合并症。有相关情况应先对症处理，稳定病情。②需要有经验的妇科医生。③手术室内开放静脉通路，备血。葡萄胎清宫时易出血较多，子宫多大而软，容易穿孔，若滋养细胞进入血窦造成肺动脉栓塞，可以出现急性的呼吸窘迫，急性右心衰竭。

3. 手术操作要点　①一般选用吸刮术，待葡萄胎组织大部分吸出、子宫明显缩小后，改用刮匙轻柔刮宫。②充分扩张宫颈管，选用大号吸管吸引。动作需轻柔。③缩宫素的应用，有引起滋养细胞转移的可能性，推荐在充分扩张宫颈管和开始吸宫后使用。④清宫次数，子宫小于12周尽可能一次刮净，大于12周或术中感到一次刮净有困难时，可于1周后第2次清宫。

手术经过

在全身麻醉下行彩超引导下清宫术。双合诊查：子宫前位，质软，如孕60 d大小，活动性良好。窥阴器暴露宫颈，宫颈钳钳夹宫颈前唇，以子宫探针按子宫屈向缓缓伸入宫腔，探宫腔深11 cm，扩宫器扩张宫颈至8号半。连接宫腔吸管，行负压吸引术，吸刮宫腔2周后，夹闭负压，取出宫腔吸管。改用刮匙轻柔搔刮宫腔，感宫壁粗糙后取出。超声显示宫内组织基本吸出，子宫明显缩小，宫腔线清晰。探针探宫腔深9 cm。静脉通路予以缩宫素20 U。检查吸出物见似绒毛样结构及少量细小水泡状物质。

术后病理报告：（宫腔占位组织）符合完全性水泡状胎块，滋养叶细胞轻到中度增生。

术后第1天复查hCG 28 697.14 mIU/mL。

4. 思维引导　患者经过第一次清宫后，血hCG显著下降，超声提示宫腔内无残留。并不意味着治疗的结束。葡萄胎术后的随访与清宫同样重要。部分性葡萄胎清宫术后发生子宫局部侵犯的概率为4%，不发生远处转移。同时要警惕葡萄胎恶变的可能。葡萄胎恶变大多发生于1年之内，但也有长达10年者。要坚持随访。

（1）葡萄胎术后恶余变的高危因素：①血hCG≥100 000 U/L。②子宫明显大于停经月份（大于相应孕周4周以上）。③卵巢黄素化囊肿直径≥6 cm。④年龄>40岁或重复性葡萄胎。

（2）葡萄胎清宫术后随访的内容：①病史询问，包括月经情况，有无阴道流血、咳嗽、咳血等症状。行妇科检查。②定期血hCG测定：葡萄胎清宫术后每周1次，直至连续3次阴性，以后每个月1次，连续共6个月。然后每2个月1次共6个月，自第一次阴性后共计随访1年。③定期的影像学检查，超声及X胸片或CT检查。每3～6个月或者有临床症状时。

（3）葡萄胎清宫后hCG的自然转归时限：正常情况下，葡萄胎排空后hCG首次降至正常的平均时间为9～14周，若葡萄胎排空后血hCG持续异常要考虑妊娠滋养细胞肿瘤。

（4）葡萄胎清宫后的避孕及再次生育问题：育龄期女性的避孕及生育问题始终是妇科医师的职责，同时做好对育龄期女性生育知识的宣教及关注育龄期女性的心理健康也是妇科医师义不容辞的责任与义务。

葡萄胎随访期间应严格避孕，建议选取工具避孕或者口服避孕药。不易选择宫内节育器，以避免混淆子宫出血的原因或者造成子宫穿孔。

有再次生育要求的患者在血 hCG 成对数下降者阴性 6 个月后可以再次妊娠。如果随访不足 6 个月的意外妊娠,只要血 hCG 已经正常,也不需要终止。妊娠早期需要超声检查及血 hCG 测定以明确是否正常妊娠。产后需要随访血 hCG 直至正常。妊娠期间流产,组织物均应送病理检查以排除妊娠滋养细胞疾病。对于患者出现担心疾病复发,妊娠恐惧等心理问题要注意心理疏导,需要时应建议心理门诊咨询。

三、思考与讨论

妊娠滋养细胞疾病是一组来源于胎盘滋养细胞的增生性疾病,组织学上分为葡萄胎和滋养细胞肿瘤。葡萄胎是因妊娠后胎盘绒毛滋养细胞增生、间质水肿,而形成大小不一的水泡,水泡间借蒂相连成串,形如葡萄而得名,也称水泡状胎块。

葡萄胎分为完全性葡萄胎和部分性葡萄胎两类。葡萄胎的发生为在受精卵形成的过程中,多余的父源性基因物质增生造成了基因组印记紊乱。完全性葡萄胎标本中缺乏胚胎或胎儿组织,核型为 2 倍体,均来源于父系,90% 为 46XX,由一个细胞核阙如的空卵与一个单倍体精子经自身复制为二倍体。10% 为 46XY,由一个空卵被两个单倍体精子同时受精而成。部分性葡萄胎有胚胎及胎儿组织大部分核型为 3 倍体。最常见的核型为 69,XXY,其余为 69,XXX 或 69,XYY,是由单倍体卵子和两个单倍体精子受精和/或一个减数分裂缺失的双倍体精子受精而成。

葡萄胎时由于过高的血 hCG 刺激卵泡内颗粒细胞和卵泡膜细胞,容易形成黄素化囊肿,多为双侧也可为单侧。在葡萄胎清除后可自行消退,一般不需要处理。当发生急性扭转或破裂时需要处理。直径大于 6 cm 的黄素化囊肿认为是葡萄胎恶变的高危因素。

对于葡萄胎发病机制的研究还在不断进行中,许多研究报道在不断更新。

四、练习题

1. 葡萄胎需要与哪些疾病相鉴别?
2. 葡萄胎的处理原则是什么?
3. 葡萄胎清宫术需要注意什么?
4. 葡萄胎清宫后应该怎么随访?

五、推荐阅读

[1]谢幸,孔北华,段涛. 妇产科学[M]. 9 版. 北京:人民卫生出版社,2018.
[2]程广艳,曲芃芃. 葡萄胎的规范化处理[J]. 中国实用妇科与产科杂志,2022,38(7):684-687.

(冯　燕)

案例 44 妊娠滋养细胞肿瘤

一、病历资料

(一)门诊接诊

1. 主诉　不规则阴道出血 1 年,血 hCG 值异常升高 4 个月。

2. 问诊重点 患者平素月经周期，经量、颜色等，末次月经情况，阴道出血的诱因、量、色等，既往的详细生育史。

3. 问诊内容

(1)诱发因素：有无特殊服药史如抗凝药；近期的生活方式如熬夜、剧烈运动等；有无外伤史。

(2)主要症状及伴随症状：阴道出血的具体描述，包括量、色，注意有无伴发腹痛、腹痛的位置、疼痛的描述，有无伴发恶心、呕吐、咳嗽、咯血、头晕、肢体麻木等。

(3)诊治经过：其他医院的就诊经过，具体用药史，所有辅助检查单，尤其是盆腔超声和血 hCG。

(4)发病以来的一般情况：体重变化、饮食、大小便、精神、睡眠情况。

(5)既往史：和生育有关的手术史。

(6)个人史：化学性物质、放射性物质、有毒物质接触史；性生活史。

(7)月经史：月经初潮年龄、周期及经期长短，月经性状，有无痛经等。

(8)婚育史：既往妊娠详细情况，包括末次孕产史的详细询问。

(9)家族史：有无家族性遗传病史，有无类似病史。

问诊结果

患者28岁，育龄期女性。平素月经规律，LMP：20 d 前。1年前无明显诱因出现阴道不规则出血，量少色暗红，血 hCG 360 mIU/mL，盆腔超声未见孕囊，后因阴道出血多于月经量，行清宫术，病理示子宫内膜呈增生性反应，未见绒毛组织。之后未复诊，月经较规律。4个月前再次因阴道异常出血就诊，查盆腔超声阴性。血 hCG 1 916 mIU/mL，疑异位妊娠，给予氨甲蝶呤(MTX)5 d 肌内注射治疗(具体不详)，未复诊。2个月前同房后阴道出血就诊，查宫颈 TCT(-)、HPV(-)，血 hCG 19 485.37 mIU/mL，盆腔超声未见明显异常占位性病变。胸片：左上肺团块状影；建议 CT 进一步检查。胸部 CT：考虑左肺上叶肿瘤性病变，建议进一步检查。今为求进一步诊治，门诊以“妊娠滋养细胞肿瘤(左肺转移)?”收入院。自发病以来，患者食欲正常，睡眠正常，大小便正常，精神正常，体重无减轻。

既往体健，否认肝炎、结核等传染病史。无抗凝药服药史，无手术外伤史。无药物过敏史。无化学性物质、放射性物质、有毒物质接触史。G4P2A2，分别于2012-03、2014-06足月顺产2次。末次人工流产时间：1年半前，病理见绒毛。家族中无遗传病、传染病史。

4. 思维引导 育龄期妇女，因阴道不规则出血，血 hCG 值升高，盆腔超声未见孕囊，未引起重视，清宫组织病理检查：未见绒毛组织。未监测 hCG 下降情况。直到血 hCG 明显上升，反复异常阴道出血，出现肺部转移病灶。异常阴道出血和血 hCG 值异常升高，须警惕妊娠滋养细胞肿瘤。包括无转移性滋养细胞肿瘤，多继发于葡萄胎妊娠。转移性滋养细胞肿瘤易继发于非葡萄胎妊娠，常经血行播散，肺部转移最常见。

(二)体格检查

1. 重点检查内容及目的 患者妊娠滋养细胞肿瘤可能性大，一般体格检查时，注意有无转移性病灶的体征。如肺部转移的症状：咳嗽、咯血，呼吸困难。肝转移：右上腹部或者肝区疼痛、黄疸等。脑转移：症状有猝然跌倒、暂时性失语、失明、偏瘫等，发病后极易误诊误治。妇科检查时应注意阴道，宫颈有无紫蓝色结节，破溃时也可引起不规则阴道出血，甚至大出血。双合诊时，注意子宫大小、质地。

体格检查

T 36.50℃，P 75 次/min，R 18 次/min，BP 104/66 mmHg，身高 153 cm，体重 48 kg。

发育正常，营养良好，神志清楚，自主体位。全身淋巴结未触及，心肺听诊无异常。腹平坦，腹部无压痛、反跳痛。肝、脾肋缘下未触及，墨菲征阴性，左、右肾区无叩击痛，移动性浊音阴性，肠鸣音正常。肛门及外生殖器详见专科检查。骨骼及神经系统检查未见异常。

妇科检查

①外阴：发育正常，已婚已产式。②阴道：畅，容 2 指，少量分泌物，阴道未见紫蓝色结节。③宫颈：肥大，光滑。④子宫：前位，质中，正常大小，活动，无压痛。⑤双附件区：未触及明显异常。

2. 思维引导　血 hCG 水平异常升高是主要的诊断依据，影像学证据和组织学证据不是必需的。妊娠滋养细胞肿瘤 60% 继发于葡萄胎妊娠，30% 继发于流产，10% 继发于足月妊娠或异位妊娠。侵蚀性葡萄胎继发于葡萄胎妊娠，绒毛膜癌可继发于葡萄胎妊娠，也可继发于非葡萄胎妊娠。侵蚀性葡萄胎恶性程度低于绒毛膜癌，预后较好。绒毛膜癌恶性程度极高，发生转移早而广泛。

当流产、足月产、异位妊娠后，出现异常阴道流血，或腹腔、肺、脑等脏器出血，或肺部症状、神经系统症状时，应考虑滋养细胞肿瘤可能。对于血 hCG 异常者，结合临床表现，除外妊娠物残留或再次妊娠，可诊断妊娠滋养细胞肿瘤。

经上述检查，患者 1 年半前人工流产，病理可见绒毛，1 年前开始出现阴道不规则出血，阴道宫颈无转移病灶，宫颈癌筛查(-)，盆腔超声均未见明显异常。血 hCG 值已达 19 485.37 mIU/mL，胸部 CT 提示：考虑左肺上叶肿瘤性病变。提示该患者妊娠滋养细胞肿瘤的可能。需要更精准的全身(肝、脑等)影像学检查。

(三)辅助检查

1. 主要内容及目的

(1)血 hCG 测定：hCG 水平异常升高是主要的诊断依据。

(2)盆腔超声检查：是诊断子宫原发病灶最常用的方法。

(3)X 线胸片：为常规检查，肺转移典型的 X 线征象为棉球状或团块状阴影，胸片可见病灶是肺转移灶计数的依据。

(4)CT 和 MRI：胸部 CT 可以发现肺部较小病灶，是诊断肺转移的依据。磁共振主要用于脑、腹腔和盆腔转移灶的诊断，有利于诊断、评估病情的严重程度及预后；对 X 线胸片阴性者，常规检查肺部 CT。对 X 线胸片和胸部 CT 阳性者，常规检查脑、肝 CT 或 MRI。

(5)其他检查：血常规、血小板计数、肝功能、肾功能等。

辅助检查

(1)血常规：WBC 5.6×10^9/L，RBC 3.73×10^{12}/L，Hb 122.0 g/L，PLT 170×10^9/L。

(2)血 hCG：15 005.00 mIU/mL。

(3)肿瘤标志物：CA125 8.39 U/mL，AFP 1.0 ng/mL，CEA 0.95 ng/mL，肺小细胞肺癌抗原 21-1 2.01 ng/mL，CA19-9 5.72 U/mL。

(4)肝功能、肾功能：ALT 7 U/L，AST 18 U/L，白蛋白 46.4 g/L，总胆红素 5.01 μmol/L，肌酐 45 μmol/L。

(5)ECG:正常范围心电图。

(6)心脏超声,肝、胆、脾、胰超声、泌尿系统超声:均未见明显异常。

(7)胸部 CT:左肺上叶占位,建议穿刺(左肺上叶见团块状软组织密度影,边缘毛糙,有分叶,最大截面积约 35 mm×31 mm,呈不均匀强化,内可见低密度影);双侧胸腔积液;所示肝囊肿。

(8)头颅 MRI:①脑实质 MRI 平扫及增强未见明显异常,建议动态复查;②右侧上颌窦囊肿。

(9)经阴道超声:子宫体大小约 47 mm×42 mm×35 mm,宫颈长 31 mm,肌层回声均匀。内膜厚约 9 mm。

2. 思维引导 根据该患者反复无诱因阴道出血,血 hCG 值异常升高,盆腔超声未见异常,末次妊娠为宫内孕流产。X 线胸片示左上肺团块状影;胸部 CT 考虑左肺上叶肿瘤性病变,可初步诊断妊娠滋养细胞肿瘤:绒毛膜癌。

在妊娠滋养细胞肿瘤的诊断过程中,血 hCG 异常升高是主要的诊断依据,影像学证据和组织学诊断不是必需的,但有组织学证据时应以组织学诊断为准。

(四)初步诊断

妊娠滋养细胞肿瘤(Ⅲ:8)(前次妊娠流产,1 分;距前次妊娠时间小于 7 个月,1 分;治疗前血 hCG 15 005.00 mIU/mL,2 分;最大肿瘤大小<5 cm,1 分;肺部转移灶小于 4 个,1 分;前次化疗失败单药,2 分)。临床分期采用国际妇产科联盟(FIGO)妇科肿瘤委员会制定的临床分期,包含了解剖学分期(表 2-7)和预后评分系统(表 2-8)2 个部分。预后评分≤6 分者为低危,≥7 分者为高危,≥12 分及对一线联合化疗反应差的肝、脑或广泛转移者为极高危。

表 2-7 滋养细胞肿瘤解剖学分期(FIGO,2000 年)

Ⅰ期	病变局限于子宫
Ⅱ期	病变扩散,但仍局限于生殖器(附件、阴道、子宫阔韧带)
Ⅲ期	病变转移至肺,有或无生殖系统病变
Ⅳ期	所有其他转移

表 2-8 FIGO/WHO 预后评分系统(2000 年)

评分	0	1	2	4
年龄(岁)	<40	≥40	–	–
前次妊娠	葡萄胎	流产	足月产	–
距前次妊娠时间(月)	<4	4～<7	7～12	>12
治疗前血 hCG(IU/L)	≤10^3	>10^3～10^4	>10^4～10^5	>10^5
最大肿瘤大小(包括子宫)	–	3～<5 cm	≥5 cm	–
转移部位	肺	脾、肾	胃肠道	肝、脑
转移病灶数目	–	1～4	5～8	>8
先前失败化疗	–	–	单药	≥2 种以上药物

(五)鉴别诊断

获取的任何组织学标本中,见到绒毛或退化的绒毛阴影,则诊断为侵蚀性葡萄胎,若原发灶和转移灶诊断不一致,只要任一组织切片中见到绒毛结构,均诊断侵蚀性葡萄胎;若仅见到成片滋养细胞浸润及坏死出血,未见绒毛结构者,则诊断为绒毛膜癌。

二、治疗经过

(一)初步治疗

入院后行第 1 次化疗,化疗前 hCG:15 005 mIU/mL。

具体用药:氟尿嘧啶 1 250 mg,ivgtt,qd,8 d+更生霉素 290 μg,ivgtt,qd,8d,化疗过程顺利。

思维引导:绒毛膜癌的治疗原则以化疗为主,手术和放疗为辅的综合治疗。该患者临床分期为Ⅲ:8,属于高危患者,选择联合化疗:首选 EMA-CO 方案或氟尿嘧啶为主的联合化疗方案。患者体重 48 kg,计算:5-FU 26~28 mg/(kg · d)+KSM 6 μg/(kg · d),8 d 方案。间隔 3 周(特指上一疗程化疗结束至下一疗程开始的间隔时间)。

手术主要用于化疗的辅助治疗,对控制大出血等并发症、切除耐药病灶、减少肿瘤负荷和缩短化疗疗程等方面有作用。如子宫切除术、肺叶切除术。

放疗应用较少,主要用于肝、脑转移和肺部耐药病灶的治疗。

几乎全部无转移和低危转移患者均能治愈,但尚有 20% 左右的高危转移病例出现耐药和复发,并最终死亡。此类患者的治疗仍然是当今滋养细胞肿瘤治疗的一大难题。所以,所有妊娠相关疾病,监测血 hCG 下降情况,及时发现异常,及时诊断,正规治疗是关键。

治疗效果

第 1 次化疗前 hCG 15 005 mIU/mL,第 2 次化疗前 hCG 1 669 mIU/mL,第 3 次化疗前 hCG 94.6 mIU/mL,第 4 次化疗前 hCG 54.6 mIU/mL,第 5 次化疗前 hCG 4.6 mIU/mL。继续化疗 3 个疗程,共计 7 个疗程。化疗过程顺利,化疗反应一般,可耐受。

(二)毒副反应防治及疗效评估

第 2 次化疗结束后 10 d,丙氨酸转氨酶 89 U/L;天冬氨酸转氨酶 692 U/L。给予口服谷胱甘肽片(每天 3 次,每次 1 片)对症治疗。第 3 次、第 4 次化疗在保肝同时进行。第 5 次化疗前 hCG 下降至正常,肝功正常,WBC 2.2×10^9/L,给予短效升白针纠正后,继续化疗,并口服升白药物预防骨髓抑制。

常见的化疗毒副反应为骨髓抑制、消化道反应、肝肾功能损害及脱发等。所以化疗前检查血常规、肝肾功能,及时发现异常并处理,保证化疗按期足量进行。

在每疗程化疗结束至 18 d 内,血 hCG 值下降至少一个对数称为有效。高危患者,继续化疗 3 个疗程后,复查肺部 CT,病灶消失,停药。目前随诊中,病情稳定。

(三)停药指征

血 hCG 正常后,低危患者至少巩固 1 疗程,通常为 2~3 个疗程;高危患者继续化疗 3 个疗程。

三、思考与讨论

妊娠滋养细胞肿瘤(gestational trophoblastic neoplasia,GTN)包括绒毛膜癌、胎盘部位滋养细胞肿瘤和上皮样滋养细胞肿瘤,临床上将侵蚀性葡萄胎亦并入。其中侵蚀性葡萄胎全部继发于葡萄胎妊娠,而绒毛膜癌可以继发于葡萄胎,也可以继发于流产、足月产或者异位妊娠后。妊娠滋养细胞是唯一不需要组织病理学依据就能诊断的恶性肿瘤。病史尤为重要,完全性葡萄胎发生子宫局部侵犯和/或远处转移的概率分别约为 15% 和 4%。部分性葡萄胎发生子宫局部侵犯的概率约为 4%,一般不发生转移。有的复杂病例需要鉴别葡萄胎是完全性还是部分性,通过印记基因检测协助诊断。

妊娠滋养细胞肿瘤的主要症状是阴道不规则出血,大多数在葡萄胎清宫后几个月开始出现,也可以在流产、足月产、异位妊娠后出现。所以,对于育龄期妇女,如果有不规则阴道出血,需检查血 hCG 值,无论何种妊娠方式,血 hCG 值没有按照疾病本身特点顺利降至正常,就有可能是滋养细胞肿瘤,需要继续更精准的检查。盆腔彩超和 MRI 可以早期发现侵入子宫肌层的病灶,胸部的 DR 片和 CT 用于了解肺部有无转移病灶,必要时需要穿刺病理协助诊断,但并不是必需。妇科检查尤为重要,需认真视、触检查,了解阴道和宫颈有无转移病灶。

根据临床病史和检查结果,疾病的诊断分期就可以明确,以此为依据选择治疗方案。化疗过程中,检测血 hCG 值,停药指征为:血 hCG 正常后,低危患者通常巩固至少 1 个疗程,通常为 2~3 个疗程。高危患者继续巩固治疗 3 个疗程,其中第 1 个疗程必须是联合化疗。

妊娠滋养细胞肿瘤预后较好,严密随访尤为重要。出院后 3 个月第 1 次随访,然后每 6 个月 1 次至 3 年。此后,每年 1 次直至 5 年再每年 1 次至第 5 年。随访内容:询问月经状况、有无阴道出血、咳嗽咯血等,妇科检查,盆腔超声,胸片或胸部 CT 检查。随访期间严格避孕,化疗停止≥12 个月后方可妊娠。

四、练习题

1. 侵袭性葡萄胎和绒毛膜癌在临床表现、诊断上有何异同?
2. 简述妊娠滋养细胞治疗原则及毒副反应的防治。
3. 妊娠滋养细胞肿瘤治疗后如何进行随访?

五、推荐阅读

[1]谢幸,孔北华,段涛. 妇产科学[M]. 9 版. 北京:人民卫生出版社,2018.
[2]杨慧霞,狄文,朱兰. 妇产科学[M]. 2 版. 北京:人民卫生出版社,2021.
[3]向阳. 妊娠滋养细胞疾病诊治中的问题与对策[J]. 中国实用妇科与产科杂志,2011,27(9):641-643.
[4]冯凤芝,向阳. 妊娠滋养细胞疾病的规范化治疗[J]. 中国癌症防治杂志,2012,4(1):1671-1674.
[5]华克勤. 住院医师规范化培训妇产科示范案例[M]. 上海:上海交通大学出版社,2016.

(张冬雅)

案例 45 异常子宫出血

一、病例资料

(一)门诊接诊

1. 主诉 阴道不规则出血 1 月余,加重 10 d。

2. 问诊重点　异常子宫出血(abnormal uterine bleeding,AUB)是妇科常见的症状和体征,病因分为2大类9种亚型,即"PALM—COEIN":子宫内膜息肉、子宫腺肌病、子宫平滑肌瘤、子宫内膜恶变和不典型增生、全身凝血相关疾病、排卵障碍、子宫内膜局部异常、医源性、其他病因。AUB患者在病史询问中要一直贯穿鉴别诊断的思维模式,重点询问出血模式、诱因、诊治用药过程与结果,排查与妊娠或产褥期相关的出血等,逐条梳理鉴别"PALM—COEIN"病因,最终锁定诊断。

3. 问诊内容

(1)一般情况:首先注意患者年龄,不同年龄常见的AUB病因不同,年轻患者器质性病变发生率较低。

(2)诱发因素:学习或职业情况,是否有突然或长期的精神压抑、紧张、忧虑、环境改变、过度劳累、情感变化等,有无长期过度节食、长期剧烈运动等,这些均可导致月经异常。

(3)现病史:需要详细询问月经改变的病史,注意月经四要素的询问(周期、经期、经量、规律性),确认其出血模式,注意区别是否为正常月经,建议记录末次月经和前2次月经或出血的情况,并以近1~3次出血的具体日期进行核对,应重点关注自然月经,排除药物诱发的人工月经。同时应关注出血相关伴随症状:有无贫血导致的乏力、晕厥,有无长期出血导致感染引起发热、腹痛等。此外,诊治过程也需要关注:既往的检查和化验结果是否有器质性病变(PALM)的证据、既往及近期用药与治疗史(排除AUB与服药或治疗的关系),以及止血治疗的效果等。

(4)既往史:重点关注有无可能导致AUB的疾病,如血液系统疾病、心脑血管疾病、严重的肝肾功能障碍、剖宫产史、子宫动脉栓塞史等。

(5)个人史:既往学习、工作情况,是否有吸烟等不良嗜好等。

(6)月经史:月经史常在现病史询问中已完成,需要记录初潮年龄、既往月经情况的公式、末次月经和前2次月经的情况,包括出血日期、持续时间、出血量、是否为药物作用的出血等。同时需要关注有无痛经、月经量多等PALM相关疾病导致的月经改变。

(7)婚育史:是否已婚、是否有性生活史、既往妊娠史和妊娠结局、分娩方式、性生活情况和避孕措施等,需排除妊娠或产褥期相关的异常出血。

(8)家族史:有无家族遗传疾病,比如出凝血障碍性疾病的家族史等也应进行排查。

问诊结果

患者女性,16岁,青春期女性。高一学生,因"阴道不规则出血1月余,加重10 d"来院就诊。12岁初潮,既往月经不规则,周期30~70 d不等,经期5~10 d,经量时多时少,伴痛经,大多能忍受,偶尔需要口服止痛药物治疗。前两次月经情况:PMP_1 2022-02-01,6 d,量少,自然周期;PMP_2 2021-12-29,10 d,量中,自然周期。LMP 2022-03-07(1个月前),开始出血量少,10 d前出血量明显增加,每日更换卫生巾5~6片,最多8~10片。4 d前当地医院就诊,给予戊酸雌二醇口服,4 mg、q8h,出血量稍减少,3 d前出血进一步增多,伴头晕、乏力,加用丙酸睾酮针肌内注射25 mg/d,共3 d。无恶心、呕吐,无泌乳、视物改变;无精神紧张、情绪波动;无明显体重变化等。为进一步诊治,遂来医院就诊。患者既往无外伤手术史,无肝、肾等慢性病史,无糖尿病、甲状腺功能异常等病史。患者否认性生活史,个人史及家族史无特殊。

4. 思维引导　该患者为青春期女性,16岁,高一学生,否认性生活史,12岁初潮起月经不规律,伴有痛经,本次因"阴道出血1月余,加重10 d"就诊,并伴有头晕、乏力等贫血的症状,初步可排除妊娠或产褥期相关的出血。首先考虑为异常子宫出血,需围绕"PALM—COEIN"9种病因类型进行排查,并针对性地选择辅助检查。需进行全面系统的体格检查及妇科检查,确定出血来源,初步排查相关的系统性疾病：血液系统疾病、甲状腺疾病等。进行盆腔超声检查排除子宫肌瘤、子宫腺肌病、子宫内膜病变等器质性疾病引起的 AUB，同时也可协助判断有无引起痛经的相关疾病。此外血常规也必不可少，帮助判断患者的贫血程度，初步排除血液系统疾病导致的 AUB，也是后续治疗阶段止血方案选择的重要依据。患者初潮至今 4 年，月经仍不规律，如果条件允许可以进行性激素等检查，查找月经失调的原因，指导止血后治疗。

（二）体格检查

1. 重点检查内容及目的　AUB 患者的体格检查包括全身检查及妇科检查，均不可或缺。通过全身检查可以及时发现相关异常体征，如第二性征、身高、泌乳、体重、体毛、腹部包块等，妇科检查有助于确定出血来源，排除子宫颈、阴道等部位的出血，发现子宫结构异常等，同时结合必要的辅助检查可明确 AUB 的病因。

全身检查除了基本生命体征（体温、心率、呼吸、血压）外，特别是急性 AUB 患者，主要观察神志、精神状态、面容、体态等判断患者的失血程度；了解身高、体重等妇科内分泌疾病基本特征信息；观察皮肤（是否存在贫血、黑棘皮症、痤疮、皮下出血点和瘀斑等）；注意体毛的多少与分布，特别是性毛，是否有多毛的相关体征；观察甲状腺有无肿大；检查乳房发育，挤压有无溢乳；观察腹部是否膨隆、有无包块，是否有压痛、反跳痛。进行妇科检查时，对已有性生活者需进行窥阴器、双合诊或三合诊检查，无性生活者进行肛门-直肠腹部触诊。外阴：观察是否有血迹，评估出血量；观察尿道口、阴道口、肛门是否有出血，排除其他部位的出血。阴道：观察积血量、新鲜或陈旧，是否有阴道壁等部位的出血。子宫颈：子宫颈本身是否有活动性出血、接触性出血、裂伤、赘生物或子宫黏膜下肌瘤脱出等；明确出血是否来自宫腔（出血从宫颈管口流出）。宫体、附件：了解子宫、附件与盆腔情况，是否有异常包块、压痛及反跳痛。此外患者合并原发性痛经，妇科检查时应注意有无子宫内膜异位症的相关体征（子宫附件的活动度，阴道后穹隆触痛结节包块等）。

体格检查

T 36.5℃，R 24 次/min，P 96 次/min，BP 110/70 mmHg，身高 158 cm，体重 58 kg，BMI 23.2 kg/m^2。

贫血貌，全身皮肤黏膜无黄染及出血点，面部无痤疮，无黑棘皮症。甲状腺无肿大，双乳发育Ⅳ级，无溢乳，乳周无长毛。心率 96 次/min，律齐，双肺呼吸音清。腹部平坦，脐正中线无长毛，肝脾肋下未及，腹部无压痛，移动性浊音（-）。

妇科检查

①外阴：未婚未产式，发育可，阴毛女性分布，可见血迹。②肛查：子宫前位，正常大小，活动好，双附件区无压痛与反跳痛，未触及异常包块，直肠子宫陷凹无触痛。

2. 思维引导　通过体格检查可判定患者为急性 AUB，出血多且合并贫血，生命体征尚平稳，无甲状腺肿大、泌乳、多毛、黑棘皮症等异常体征，妇科检查亦未发现子宫附件的器质性病变，结合病史初步考虑诊断：①排卵障碍性异常子宫出血（AUB-O）。②原发性痛经，需要完善盆腔超声检查、血常规等进一步确认诊断。因青春期患者，初潮起即有月经异常持续至今，建议进行凝血功能检查进一步排查血液系统疾病，有条件可进行性激素等检查明确排卵障碍的病因，指导后续治疗。

（三）辅助检查

1. 主要内容及目的　对于 AUB-O，《排卵障碍性异常子宫出血诊治指南》推荐 2 项基本检查。

①血常规:血常规可协助诊断贫血、血液系统疾病、感染等,同时可评估出血的严重程度,并指导临床治疗方案的选择。②盆腔超声:主要目的在于发现“PALM”、AUB-I 及 AUB-N 的线索,以排除导致 AUB 的其他可能病因以协助诊断,而 AUB-O 患者盆腔超声检查并无明显特异性表现。

指南不推荐 AUB-O 患者常规进行凝血功能检查,有特殊情况者建议凝血功能检查进行排除性诊断:①初潮后即出现的出血过多或自发性出血症状者;②阴道出血量大或反复出血,排除结构性异常病因,常规激素治疗效果不满意者;③合并肝肾功异常、脾功能亢进等导致凝血异常疾病者;④使用抗凝药物(华法林、肝素,或成分不明中药者);⑤严重营养缺乏(长期不进食或接受肠外营养者可能导致维生素 K 缺乏者);⑥有先天性出血性疾病家族史者。凝血功能异常患者建议转诊至相关科室。

此外,激素水平检测包括血清卵泡刺激素(FSH)、黄体生成素(LH)、雌二醇(E_2)、孕酮(P)、催乳素(PRL)、睾酮(T)水平,以及尿/血 hCG、甲状腺功能等测定,其目的在于分析 AUB-O 的病因,不必等待检测结果,尤其是对急性 AUB 患者,应及时给予必要的止血治疗。

对年龄≥45 岁、长期不规律子宫出血、有子宫内膜癌高危因素(如高血压、肥胖、糖尿病等)、超声检查提示子宫内膜过度增厚并且回声不均匀、药物治疗效果不满意者应行子宫内膜病理检查,除外子宫内膜病变;有条件者推荐宫腔镜直视下活检。

辅助检查

(1)血常规:WBC 5.1×10^9/L,RBC 3.02×10^{12}/L,HCT 0.172 L/L,MCV 56.9fL,Hb 49 g/L,PLT 283×10^9/L。

(2)盆腔超声:子宫体大小约 35 mm×34 mm×29 mm,内膜厚约 8 mm,宫颈管内可见范围约 10 mm×5 mm 无回声,内透声可;左卵巢大小 32 mm×21 mm,右卵巢大小 31 mm×16 mm,一切面可见十多个囊性回声,较大者直径小于 6 mm。提示:宫颈管内无回声(考虑积液);双侧卵巢多发小卵泡(请结合临床)。

(3)凝血功能检查:PT 11.7 s,APTT 27.6 s,PT% 94.00%,INR 1.04,FIB 2.38 g/L,TT 16.6 s,D-二聚体 0.13 mg/L,FDP 0.8 mg/L。

(4)甲状腺功能:FT_3 5.14 pmol/L,FT_4 10.98 pmol/L,TSH 2.29 UIU/mL。

(5)性激素六项:FSH 5.87 mIU/mL,LH 16.3 mIU/mL,PRL 14.08 ng/mL,E_2 43.1 pg/mL,P 0.24 ng/mL,T 0.24 ng/mL。

2. 思维引导　患者血常规提示重度贫血,白细胞、血小板,以及凝血功能无明显异常,可初步除外血液系统疾病可能。盆腔超声亦未发现子宫肌瘤、子宫腺肌病、卵巢巧克力囊肿等可能导致异常出血及痛经的器质性病变,患者甲状腺功能无异常排除了甲状腺相关疾病导致的月经异常,性激素检查:FSH、LH、E_2 提示卵巢储备功能正常,P<5 ng/mL 提示尚无排卵,PRL 及 T 正常,支持 AUB-O 的诊断。

(四)初步诊断

①排卵障碍性异常子宫出血(AUB-O);②失血性贫血(重度);③原发性痛经。

(五)鉴别诊断

1. 妊娠相关疾病　当可疑或不能除外妊娠、流产、滋养细胞疾病时,建议检查血/尿 hCG。

2. 与 PALM-CEIN 鉴别　酌情选择盆腔超声、MRI、凝血功能、子宫内膜病理等检查,除外相关疾病,必要时行宫腔镜、腹腔镜检查。

3. 甲状腺、肾上腺、肝肾功能异常等全身疾病 结合病史，酌情选择相关的内分泌功能、肝肾功能检测。

二、治疗经过

（一）初步治疗

1. 一般治疗 加强营养，注意休息，避免剧烈活动。

2. 止血 ①激素类药物：屈螺酮炔雌醇片（Ⅱ）1 片，q8h，口服；戊酸雌二醇片逐渐减量至停用（每 3 d 减 1/3）。②辅助止血药物：氨甲环酸片 1.0 g/次，3 次/d，口服。

3. 纠正贫血 ①输血：压积红细胞 4 U；②药物：琥珀酸亚铁片 0.2 g/次，2 次/d，po。

4. 思维引导 患者为青春期 AUB-O，出血多导致重度贫血，为急性 AUB，治疗首先需要快速止血，对于急性青春期 AUB-O、出血多、Hb<90 g/L 者，止血多选用复方短效口服避孕药（combined oral contraceptives，COC），每次 1 片，每 8～12 h 1 次，直至血止 3 d 后，仍无出血可开始减量，每次减少 1 片，减量到 1 片/d，维持至血红蛋白含量正常，停药即可，停药后会再次出现药物撤退性出血。该患者来院时所用雌激素剂量较大，所以在应用 COC 的同时没有立即停止雌激素而是逐渐减量，避免出现药物撤退性出血。同时患者重度贫血、HCT 及以及 MCV 等严重下降，预估失血严重，需要快速纠正贫血，故给予输注压积红细胞 4 U，同时应用止血药物辅助治疗，铁剂纠正贫血。

治疗效果

用药 72 h 阴道出血停止；血止 3 d 后屈螺酮炔雌醇片（Ⅱ）减量为：1 片，12 h 1 次，3 d，减量至 1 片，1 次/d 维持。2 周后复查血常规：WBC 6.41×10^9/L，RBC 4.38×10^{12}/L，Hb 108 g/L，HCT 0.354 L/L，MCV 80.7 fL，PLT 218×10^9/L。继续用药 2 周，其间无出血，停药后撤退性出血量中等，持续 5 d，无明显痛经。

（二）后续治疗

1. 周期调整及痛经治疗 屈螺酮炔雌醇片（Ⅱ）：1 片，1 d/次，规律服药，不间断。屈螺酮炔雌醇片（Ⅱ）为新型的 COC，有 24 片活性制剂（每片含炔雌醇 20 μg、屈螺酮 2 mg）及 4 片空白制剂，形成 24+4 无间断的口服给药模式，有助于患者形成规律的用药习惯，建立规律月经周期。

2. 健康教育 患者 12 岁初潮起即月经不规律，初潮 4 年后仍未建立规律月经周期，家人未足够重视，导致出现重度贫血前来就诊，要做好健康教育，告知其患者为青春期，AUB-O 病因常常持续存在，需要长期管理，嘱咐关注月经情况，规律用药，坚持治疗，定期复查。

3. 思维引导 AUB-O 的治疗原则是：急性出血期维持一般状况和生命体征，积极给予支持疗法（输液、输血），尽快止血并纠正贫血；血止后调整周期，预防子宫内膜增生和 AUB 复发。有生育要求者诱导排卵，完成生育后应长期随访，并进行相关的科普教育。需要根据患者的年龄、需求、生殖和避孕等全面考量选择管理月经周期的方案。该患者为无性生活史的青春期患者，既往月经不规律，合并痛经，所以选择 COC 调整月经周期、同时缓解痛经最为合适。

治疗效果

患者用药期间月经规律，痛经缓解，无明显不良反应，规律用药半年后停药，长期随访，停药至今月经规律。

三、思考与讨论

异常子宫出血是妇科临床常见的症状，指不符合正常月经周期“四要素”（即月经的频率、规律性、经期长度和出血量）的正常参数范围并源自子宫腔的出血。FIGO 将 AUB 的常见病因分为两大类 9 个亚型，为方便记忆，按英语首字母缩写为“PALM-COEIN”，其中 AUB-O 最为常见，约占 AUB 的 50%。

排卵障碍包括无排卵、稀发排卵与黄体功能不足，无排卵主要由下丘脑-垂体-卵巢轴（HPO 轴）功能障碍引起，常见于青春期和围绝经期，生育期患者可因多囊卵巢综合征、肥胖、高催乳素血症、甲状腺及肾上腺疾病等引起无排卵，可以是持续的，也可以是间断或暂时的。

指南指出：AUB-O 诊治的核心是明确诊断，需结合病史、体格检查、辅助检查，排除导致 AUB 的其他可能病因，得出 AUB-O 的初步诊断，并予以积极治疗；如治疗效果不佳，需重新考虑诊断是否确切，进行进一步的检查。大多数 AUB-O 能通过以激素治疗为主的药物治疗取得良好的疗效。其治疗原则是：急性出血期尽快止血并纠正贫血；血止后调整周期，预防子宫内膜增生和 AUB 复发。由于 AUB-O 涉及从初潮到绝经的各年龄段，不同年龄段的常见病因不同，临床表现多样，患者需求也不同，涉及发育、生殖和避孕等，治疗措施需全面考量。

本例为青春期 AUB-O 患者，通过病史、体格检查、辅助检查，排除导致 AUB 的其他可能病因，得出 AUB-O 的初步诊断。由于患者出血多，血红蛋白≤90 g/L，宜采用 COC 止血，在排除 COC 禁忌证后，运用屈螺酮炔雌醇片（Ⅱ）止血。既往指南曾推荐“雌激素内膜修复法”用于青春期 AUB-O 止血治疗，本例患者外院治疗时也使用的是大剂量雌激素止血，但是由于国内因无静脉或肌内注射的雌激素制剂，口服雌激素制剂起效慢，因此国内指南更新后不建议在急性 AUB 止血期常规使用大剂量雌激素内膜修复法。对无排卵性 AUB-O 来说，止血只是治疗的第一步，几乎所有的患者都需要调整周期。年轻患者发生的根本原因是 HPO 轴功能紊乱，正常的 HPO 轴调节机制的建立可能需要很长的时间，在正常调节机制未建立之前，如不定期随访、调整周期，患者还会发生 AUB，因此止血之后需要长期管理月经周期。由于患者青春期，经期下腹坠痛，妇科检查无阳性体征，辅助检查亦排除子宫腺肌病等器质性病变，考虑原发性痛经，因此后续治疗仍选用 COC，兼顾周期调整与痛经的治疗。

四、练习题

1. 简述 AUB 的定义和分类。
2. AUB-O 常用的性激素药物止血方案有哪些？方案选择的依据是什么？
3. AUB-O 常用的调整周期方案有哪些？方案选择的依据是什么？
4. 为什么 AUB-O 患者血止后还需长期随访？

五、推荐阅读

[1] 中华医学会妇产科学分会妇科内分泌学组. 异常子宫出血诊断与治疗指南（2022 更新版）[J]. 中华妇产科杂志，2022，57(7)：481-490.

[2] 中华医学会妇产科学分会妇科内分泌学组. 排卵障碍性异常子宫出血诊治指南[J]. 中华妇产科杂志，2018，53(12)：801-807.

[3] 排卵障碍性异常子宫出血诊治路径共识专家组，中华预防医学会生育力保护分会生殖内分泌生育保护学组. 排卵障碍性异常子宫出血诊治路径[J]. 生殖医学杂志，2020，29(6)：703-715.

（曹　媛）

案例 46 多囊卵巢综合征

一、病历资料

(一)门诊接诊

1. 主诉 月经稀发 10 年,闭经半年。

2. 问诊重点 月经异常是临床中的常见症状,月经的临床评价指标包括周期频率和规律性、经期长度、经期出血量 4 个要素。月经周期不规律常由排卵障碍所致,该患者青春期发病,问诊时需询问月经初潮年龄,尤其应注意对月经 4 个要素的详细询问,发病前有无导致月经稀发和闭经的诱因,如精神因素、环境改变、体重增减、饮食习惯、剧烈运动、各种疾病及用药情况、职业或学习成绩等,同时,还需要询问伴随症状特点、疾病演变过程、诊治经过、治疗效果等,有性生活史的女性还需询问生育史、产后并发症、避孕措施等。

3. 问诊内容

(1)诱发因素:有无精神因素、环境改变、体重增减、饮食习惯、剧烈运动、各种疾病及用药情况等诱发因素。

(2)主要症状:月经稀发、周期不规律常由排卵障碍所致,青春期及育龄期女性月经稀发、闭经常见于无排卵性异常子宫出血、多囊卵巢综合征(polycystic ovary syndrome,PCOS)、早发性卵巢功能不全(premature ovarian insufficiency,POI)等疾病,问诊时需询问初潮年龄,是自然初潮还是使用药物后初潮,初潮后月经的周期、经期、经量及规律性。患者病程达 10 年,要注意月经的 4 个要素的变化情况。

(3)伴随症状:有无伴随症状,如多毛、痤疮、脱发等高雄症状,若有高雄症状,应考虑引起高雄的疾病,如 PCOS,同时应与肾上腺皮质增生和分泌雄激素的卵巢肿瘤相鉴别。有无痛经,乳房有无溢乳,若有溢乳,单侧还是双侧,若为双侧溢乳应考虑高催乳素血症。有无潮热出汗、生殖道干涩、性欲减退等症状,若有提示可能为卵巢储备功能下降或 POI。

(4)诊治经过:是否用药,用何种药、具体剂量、多长时间,用药后月经是否变化,是否停药,停药后的月经变化。

(5)既往史:既往是否有高血压、糖尿病病史,PCOS 患者常伴有肥胖、胰岛素抵抗甚至糖尿病。是否有肝炎、结核等传染病史。是否有恶性肿瘤病史,尤其注意针对恶性肿瘤的放化疗治疗对卵巢功能的严重损伤。是否有手术史及外伤史,尤其是颅脑外伤或手术、卵巢病变的手术,均影响下丘脑-垂体-卵巢轴的功能调节,导致月经异常。是否有自身免疫病,如系统性红斑狼疮。是否有其他内分泌功能异常,如甲状腺、肾上腺、胰腺等功能紊乱。是否有血栓栓塞性疾病及乳腺问题。

(6)个人史:从事的工作,是否有突然或长期的精神压抑、紧张、忧虑、环境改变、过度劳累、情感变化、寒冷等,有无长期过度节食、长期剧烈运动、舞蹈训练等,这些均可导致月经异常。是否吸烟。

(7)婚姻史:是否已婚。若未婚,是否有性生活史。若已婚,夫妻感情如何。

(8)月经生育史:月经史询问同前。生育情况,孕期及产时有无合并症,如妊娠糖尿病、产后大出血等,是否有人工流产史,目前采取的避孕措施,有无使用宫内节育器、皮下埋植或长期应用甾体类避孕药等。

(9)家族史:如 PCOS、POI 等有家族遗传倾向。

问诊结果

育龄期女性患者,25 岁,个体。以“月经稀发 10 年,闭经半年”为主诉就诊。15 岁月经自然初潮,初潮后即出现月经稀发,周期不规律,5～20 d/40～90 d,曾因“青春期无排卵性异常子宫出血”间断口服黄体酮治疗,用药期间月经规律,停药后月经周期仍不规律。不伴痛经、潮热出汗、乳房溢乳等症状,青春期时曾有面部痤疮,未进行特殊处理,5 年前自然消退。3 年前结婚,婚后自觉体重逐渐增加约 15 kg,近 2 年月经周期延长至 2～5 个月,经期 3～10 d,未治疗,现闭经半年。否认肝炎、结核等传染病,无高血压、糖尿病病史,无恶性肿瘤病史,无手术史及外伤史,无自身免疫病及其他内分泌疾病。从事个体工作,作息不规律,自觉压力较大。G1P0,1 年前意外妊娠人工流产,未避孕。家族中无遗传病、传染病等病史。

4. 思维引导 闭经表现为无月经或月经停止,为常见的妇科症状。根据既往有无月经来潮,分为原发性闭经和继发性闭经两类。正常月经建立后月经停止 6 个月,或按自身原有月经周期计算停止 3 个周期以上者为继发性闭经。

按生殖轴病变和功能失调的部位分类,闭经可为下丘脑性闭经、垂体性闭经、卵巢性闭经、子宫性闭经,以及下生殖道发育异常导致的闭经。

继发性闭经,以下丘脑性最常见,其次为垂体、卵巢、子宫性及下生殖道发育异常闭经。下丘脑性闭经是中枢神经系统及下丘脑各种功能和器质性疾病引起,以功能性原因为主,如精神应激、体重下降和神经性厌食、长期剧烈运用及长期应用甾体类避孕药等。垂体性闭经由腺垂体器质性病变或功能失调导致,如垂体梗死(常见的为希恩综合征)、垂体肿瘤、空蝶鞍综合征。卵巢性闭经原因在卵巢,这类闭经促性腺激素升高,属于高促性腺素性闭经,如 POI、卵巢功能性肿瘤等。继发性子宫性闭经的病因包括感染、创伤导致宫腔粘连等。甲状腺、肾上腺、胰腺等功能紊乱也会引起闭经。

患者育龄期女性,初潮起即出现月经稀发,周期不规律,5～20 d/40～90 d,现闭经半年,属于继发性闭经,患者已婚,应首先排除妊娠相关问题,可以通过 hCG 检查及子宫附件超声诊断,如除外妊娠相关问题,按照生殖轴病变和功能失调的部位(下丘脑、垂体、卵巢、子宫以及下生殖道)继续寻找病因。该患者个体工作,作息不规律,自觉精神压力大,不能排除下丘脑性闭经,可通过性激素六项鉴别是否存在下丘脑或垂体问题引起的闭经。患者初潮起即出现月经稀发,且青春期时曾有痤疮等临床高雄激素症状,常见病因为 PCOS,但也不能排除卵巢储备功能问题,如 POI,可借助性激素六项及 AMH 明确。患者 1 年前曾行人工流产术,半年前闭经,是否存在手术损伤子宫内膜或子宫颈管,造成粘连,仍需进行进一步检查鉴别,可通过子宫附件超声了解子宫情况,必要时行宫腔镜检查。

(二)体格检查

1. 重点检查内容及目的 在常规全身体格检查的基础上,对于月经稀发、继发性闭经患者,体格检查需关注全身发育情况,包括智力、身高、体重,观察精神状态、智力发育、营养和健康状况,测量腰围、臀围,第二性征发育情况,有无体格发育畸形,甲状腺有无肿大,乳房有无溢乳,皮肤色泽及毛发分布,有无痤疮、多毛等高雄体征,颈部及腋下有无黑棘皮症。高雄激素的主要临床表现为多毛,特别是男性型黑粗毛,但需考虑种族差异,汉族人群常见于上唇、下腹部、大腿内侧等,乳晕、脐部周围可见粗毛也可诊断为多毛。相对于青春期痤疮,PCOS 患者痤疮为炎症性皮损,主要累及面颊下部、颈部、前胸和上背部。

体格检查

T 36.80 ℃,R 16 次/min,P 80 次/min,BP 110/70 mmHg,身高 165 cm,体重 77 kg,腰围 80 cm,臀围 106 cm,BMI 28.28 kg/m^2。

生长发育正常,营养良好,体形微胖。神志清楚,精神好。皮肤黏膜无黄染,未见皮疹及出血点,浅表淋巴结未触及肿大。面部无明显痤疮,上唇和下颌可见细须。颈部可见灰褐色色素沉着,皮肤增厚,质地柔软。心肺无异常。乳腺发育Ⅳ级,双侧乳晕周围均可见数根长毛,无溢乳。下腹腹中线可见长毛。四肢无异常。

妇科检查

①外阴:发育正常,阴毛女性分布。②阴道:通畅,容 2 指,分泌物正常。③宫颈:表面光滑,已婚未产式。④宫体:前位,正常大小,质中,活动,无压痛。⑤附件:未触及明显异常。

2. 思维引导　经上述检查,患者身高 165 cm,体重 77 kg,BMI:28.28 kg/m^2,>28 kg/m^2,腰围 85 cm,臀围 106 cm,中心性肥胖。有高雄体征,上唇和下颌可见细须,双侧乳晕周围及下腹腹中线可见长毛,提示雄激素增高。颈部可见灰褐色色素沉着,皮肤增厚,质地柔软,提示胰岛素抵抗。应进一步进行实验室检查[性激素六项、口服葡萄糖耐量试验(oral glucose tolerance test,OGTT)及胰岛素释放试验]及影像学检查,明确诊断。

(三)辅助检查

1. 主要内容及目的

(1)妊娠试验排除妊娠。

(2)性激素六项:包括血清孕酮(P)、雌二醇(E_2)、睾酮(T)、催乳素(PRL)、卵泡刺激素(FSH)及黄体生成素(LH),可鉴别闭经的原因。①P≥5 ng/mL 提示已排卵,处于黄体期,如 P<5 ng/mL 提示未排卵,处于卵泡期。②雌激素结合 FSH、LH 水平判断卵巢储备功能。早卵泡期 E_2 水平一般在 30～50 pg/mL,如此时 FSH>25 U/L,提示 POI,如 FSH、LH 显著低下,提示下丘脑或垂体功能低下,如 FSH 正常或偏低,LH 升高,甚至 LH/FSH 比值≥2～3,提示 PCOS。③PCOS 患者睾酮水平通常不超过正常范围上限的 2 倍。部分 PCOS 患者催乳素轻度升高。

(3)其他雄激素(雄烯二酮、脱氢表雄酮、硫酸脱氢表雄酮):雄烯二酮常升高,脱氢表雄酮、硫酸脱氢表雄酮正常或轻度升高。

(4)AMH≤1.1 ng/mL,提示 POI。PCOS 患者 AMH 一般在正常范围或偏高。

(5)盆腔超声:了解子宫及双侧附件情况,尤其是子宫内膜厚度,以及双侧卵巢是否有多囊样改变(polycystic ovary monography,PCOM)。PCOM 超声相的定义为:一侧或双侧卵巢内直径 2～9 mm 的卵泡数≥12 个,和/或卵巢体积≥10 mL(卵巢体积按 0.5×长径×横径×前后径计算)。超声检查前应停用性激素类药物至少 1 个月。稀发排卵患者若有卵泡直径>10 mm 或有黄体出现,应在以后的月经周期进行复查。对于卵巢多囊样改变的检查腔内超声准确性更高,无性生活者,可选择经直肠超声检查或腹部超声检查,其他患者应选择经阴道超声检查。

(6)代谢水平的评估:首选口服葡萄糖耐量试验及胰岛素释放试验,明确是否存在糖尿病或胰岛素抵抗。

(7)基础体温测定:单相型基础体温曲线提示不排卵。

(8)肝功能、肾功能、电解质:是否有肝功能、肾功能的损害,内环境紊乱失衡。

(9)甲状腺功能:排除甲状腺功能亢进及甲状腺功能减退。

辅助检查

(1)尿 hCG:阴性。

(2)性激素六项:FSH 5.99 mIU/mL,LH 24.11 mIU/mL,PRL 20.77 ng/mL,E_2 47.45 pg/mL,P 0.21 ng/mL,T 0.638 ng/mL。

(3)甲功三项:FT_3 5.29 pmol/L,FT_4 11.99 pmol/L,TSH 1.5 μIU/mL。

(4)OGTT 及胰岛素释放试验:见表 2-9。

表 2-9 OGTT 及胰岛素释放试验结果

类别	0 分	30 分	60 分	120 分	180 分
血糖(mmol/mL)	5.00	8.10	6.80	5.80	5.20
胰岛素测定(μU/mL)	17.79	178.30	204.60	139.00	59.01

(5)盆腔超声:子宫体大小约 37 mm×33 mm×29 mm,宫颈长 24 mm,肌层回声均匀,内膜厚约 5 mm,宫腔形态未见异常。右侧卵巢大小 33 mm×23 mm,内一切面可及十多个囊性回声,直径均小于 10 mm。左侧卵巢大小 34 mm×23 mm,内一切面可及十多个囊性回声,直径均小于 10 mm。提示:双侧卵巢多囊样改变(请结合激素水平)。

(6)AMH 6.1 ng/mL。

(7)基础体温测定:单相型。

(8)肝功能、肾功能、电解质:无明显异常。

2. 思维引导　该患者月经稀发 10 年,闭经半年,体格检查:肥胖,高雄体征,颈部有黑棘皮征,尿妊娠试验排除妊娠,性激素六项排除下丘脑垂体闭经、POI,甲状腺功能检查排除甲状腺功能异常,OGTT 及胰岛素释放试验提示合并胰岛素抵抗。目前对于 PCOS 的诊断多采用鹿特丹诊断标准,即 3 个指标当中符合 2 条:①初潮后月经稀发持续至少 2 年或闭经;②高雄激素临床表现或高雄激素血症;③超声下卵巢 PCOM 表现。同时应排除其他可能引起高雄激素的疾病和引起排卵异常的疾病。根据鹿特丹诊断标准及《多囊卵巢综合征中国诊疗指南(2018 版)》,支持以下诊断:PCOS 合并胰岛素抵抗,中心性肥胖。

(四)初步诊断

①PCOS 合并胰岛素抵抗;②中心性肥胖。

(五)鉴别诊断

1. PCOM　PCOM 并非 PCOS 患者所特有。正常育龄期妇女中 20% ~30% 可有 PCOM,也可见于服用口服避孕药后、闭经等情况时。

2. 肾上腺皮质增生或肿瘤　临床主要表现为血清雄激素水平和/或血 17α-羟孕酮、孕酮水平的升高,部分患者可出现超声下的 PCOM 及月经紊乱。ACTH 兴奋试验反应亢进,地塞米松抑制试验抑制率≤0.70。肾上腺皮质肿瘤患者对上述 2 项试验均无明显反应。鉴于以上相关检查须具备特殊的检查条件,可转至上级医院内分泌科会诊以协助鉴别诊断。

3. 卵巢或肾上腺分泌雄激素的肿瘤　具有男性化体征,血清睾酮水平显著升高,如血清睾酮水平高于 5.21 ~6.94 nmol/L(即 150 ~200 ng/dL)或高于检测实验室上限的 2.0 ~2.5 倍。

可通过超声、MRI 等影像学检查协助鉴别诊断。

4. 其他　特发性多毛有阳性家族史，血睾酮水平及卵巢超声检查均正常。若催乳素水平升高明显，应排除垂体催乳素腺瘤。

二、治疗经过

（一）初步治疗

1. 一般治疗　建议建立健康生活方式，控制饮食，适量规律运动，有计划减轻体重。

2. 药物治疗

（1）调整月经周期：①黄体酮胶囊，150 mg/次，2 次/d，po，共 10 d，停药后撤退性出血；②屈螺酮炔雌醇片（Ⅱ），撤退性出血第 1 天开始服用，1 片/d，每天规律定时服用，28 d 为 1 个周期，共 3 个周期。

（2）改善胰岛素抵抗：二甲双胍片，0.5 g/次，3 次/d，po，共 3 个月。

3. 心理疏导　对患者进行疾病相关的科普教育，以及对将来的生育问题进行指导，既要使患者引起重视，规律治疗，调整月经周期，也要避免患者产生焦虑、恐慌、自卑情绪。

思维引导：PCOS 病因不明，目前无有效的治愈方案，主要以症状为导向进行治疗，采取个体化对症治疗措施，以达到缓解临床症状、解决生育问题、维护健康和提高生命质量的目的，且需长期的健康管理，预防远期并发症问题。

生活方式干预是 PCOS 患者首选的基础治疗，该患者合并中心性肥胖，建立健康生活方式尤为重要。生活方式干预包括饮食控制、运动和行为干预。①饮食控制：坚持低热量饮食、调整主要的营养成分、替代饮食等。长期限制热量摄入，选用低糖、高纤维饮食，以不饱和脂肪酸代替饱和脂肪酸。改变不良的饮食习惯、减少精神应激、戒烟、少酒、少咖啡。②运动：适量规律的耗能体格锻炼，每天 30 min，每周至少 5 次，减少久坐。③行为干预：对肥胖认知和行为两方面的调整，使患者逐步改变易于引起疾病的生活习惯（不运动、摄入酒精和吸烟等）和心理状态（如压力、沮丧和抑郁等）。

该患者青春期发病，长期月经稀发，目前无生育要求，要求调整月经周期，预防月经紊乱及子宫内膜病变，且患者具有高雄症状，调整周期及治疗高雄激素首选复方口服避孕药（combined oral contraceptive，COC），一般用药 3～6 个月，用药时需注意 COC 禁忌证。

该患者目前诊断为 PCOS 合并胰岛素抵抗，中心性肥胖，还需进行代谢的调整，减少体脂。二甲双胍为胰岛素增敏剂，可提高胰岛素敏感性。

该患者目前无生育需求，将来有生育要求但仍持续性无排卵或稀发排卵时，可使用克罗米芬或来曲唑诱导排卵促进生育。

由于 PCOS 患者需进行长期的健康管理，对该患者还要进行心理疏导和科普教育，评估其心理状态并积极引导，调整、消除心理障碍，给予合理的心理支持及干预，使患者充分认识疾病长期管理的重要性，坚持管理月经问题，同时充分理解治疗不能仅局限于解决当前的月经问题和将来可能面临的生育问题，还需要重视远期并发症的预防，应建立长期的健康管理策略，对糖尿病、代谢综合征、心血管疾病等相关的生理指标进行随访。

治疗效果

（1）患者口服黄体酮胶囊，150 mg/次，2 次/d，共 10 d，停药 3 d 出现撤退性出血，出血共 6 d，出血量同正常月经量，来月经第 1 天开始服用屈螺酮炔雌醇片（Ⅱ），1 片/d，每天规律定时服用,28 d 为 1 个周期,同时服用二甲双胍片 0.5/次,共 6 个月,服药期间月经规律,无非预期出血,双侧乳晕周围及下腹腹中线长毛部分脱落。

(2)6 个月通过生活方式的调整体重下降 10 kg。

(3)患者继续调整生活方式,控制体重,调整月经周期,待有生育需求时,必要时促排卵治疗。

三、思考与讨论

闭经为常见的妇科症状,诊断时需先寻找闭经原因,确定病变部位,然后再明确是何种疾病所致。PCOS 常见于育龄期妇女,可危害机体多个系统的健康稳态,如生殖、内分泌、代谢和心理特征的异常,严重影响女性整体健康,需重视准确、及时地诊断和干预治疗,应对患者进行长期生活方式干预、预防代谢失调、调整月经周期,定期复查相关并发症的检查指标,可考虑 6 个月到 1 年评估 1 次以便于及时调整管理策略,将疾病治疗与预防并发症相融合。该患者育龄期女性,初潮起即出现月经稀发,周期不规律,5 ~ 20 d/40 ~ 90 d,闭经半年,已婚,目前无生育需求,根据病史、体格检查及辅助检查诊断 PCOS 合并胰岛素抵抗,中心性肥胖,治疗目的为调整月经周期及预防远期并发症,应嘱患者进行长期生活方式干预、预防代谢失调,排除 COC 禁忌证后选择 COC 调整月经周期,同时能治疗高雄症状并满足患者的避孕需求,定期复查,待有生育需求时进行促进生育治疗。

四、练习题

1. 闭经的定义及分类是什么?
2. PCOS 的诊断标准是什么?
3. PCOS 的治疗原则有哪些?

五、推荐阅读

[1]谢幸,孔北华,段涛. 妇产科学[M]. 9 版. 北京:人民卫生出版社,2018.

[2]中华医学会妇产科学分会内分泌学组及指南专家组. 多囊卵巢综合征中国诊疗指南[J]. 中华妇产科杂志,2018,53(1):2-6.

[3]多囊卵巢综合征诊治路径专家共识编写组. 多囊卵巢综合征诊治路径专家共识[J]. 中华生殖与避孕杂志,2023,43(4):337-345.

(冯 巍)

案例 47 计划生育

一、病历资料

(一)门诊接诊

1. 主诉 停经 45 d,自测尿妊娠试验阳性 1 d。

2. 问诊重点 停经是妇科患者就诊的常见症状,其原因可分为两大类。①生理性:比如妊娠、哺乳、围绝经期等。有时外界环境(精神紧张、剧烈运动、气候变化、饮食作息不规律等)和内部因素

(慢性病、代谢异常、药物干扰等)也会导致月经推迟甚至闭经。②病理性:某些疾病如多囊卵巢综合征、高催乳素血症、卵巢功能早衰、甲状腺功能异常等导致停经。由于该病例同时出现尿妊娠试验阳性,妊娠的可能性较大。患者无其他不适症状,应详细询问病史并结合必要的辅助检查来明确诊断。问诊重点包括既往月经史、婚育史、个人史等。

3. 问诊内容

(1)诱发因素:近期有无精神紧张、劳累等外界环境的明显变化。

(2)主要症状:有无恶心呕吐、腹痛腹泻、发热等不适。

(3)诊治经过:是否曾到医疗机构就诊,具体的诊疗经过,尤其要认真询问所进行的各项检查及治疗所用的药物名称、剂量、频次、治疗持续时间及治疗效果如何。

(4)一般情况:发病以来的精神、饮食、睡眠、大小便情况,是否有体重变化等。

(5)既往史:内分泌疾病及免疫系统疾病等;服药史。

(6)月经史:末次月经时间(需要与患者讲明这是指最后一次月经的第一天),经期持续时间,此次月经干净后是否有腹痛、再次出血的情况,初潮年龄,月经周期及规律性。

(7)婚育史:①是否已婚;②如未婚,是否有性生活史;③如有性生活史,既往是否有妊娠史;④如有既往妊娠史,妊娠结局如何,是否有流产史(人工流产或药物流产),是否有不良孕产史,是否有早产、引产、足月产等;如成功分娩,分娩方式为顺产或剖宫产,新生儿是否有异常状况;⑤避孕情况,是否避孕及采取何种避孕措施。

(8)个人史:平素身体状况,发育状况,有无内外科疾病,是否按计划进行预防接种,是否从事特殊职业,是否存在职业暴露风险。

(9)家族史:是否有家族遗传倾向的疾病。

问诊结果

患者35岁,育龄期女性。因“停经45 d,自测尿妊娠试验阳性1 d”来院就诊。13岁初潮,平素月经规律,5~7 d/30 d,LMP 2022-04-29,经量中等,无痛经。1 d前自测尿妊娠试验阳性。无恶心、呕吐,无腹痛及阴道出血等,为进一步诊治来医院就诊。患者既往无外伤手术史,否认肝炎、结核等传染病史,无高血压、糖尿病病史,无自身免疫病及其他内分泌疾病,无职业暴露史,无恶性肿瘤病史,无家族遗传病史。25岁结婚,分别于2016-10、2020-03足月顺产分娩2男婴,体健。平素采取工具避孕,无流产史。患者自诉如确认为宫内妊娠,要求终止(人工流产)。

4. 思维引导　该患者为年轻已婚女性,已育2男婴,平素月经规律,本次因“月经推迟,尿妊娠试验阳性”就诊,无其他不适主诉。首先要考虑是否为妊娠,并围绕该问题进行必要的体格检查和辅助检查。除常规病史询问外,应关注患者近期是否有性生活史,如患者明确否认,须警惕尿妊娠试验假阳性或妊娠滋养细胞疾病的可能。

(二)体格检查

1. 重点检查内容及目的　患者除停经外,无其他不适症状,目前妊娠可能性大,且患者有终止妊娠的意愿。与患者沟通后应进行常规体格检查和妇科检查。重点内容是妇科检查,包括内外生殖器的情况,是否有阴道分泌物异常,触诊时是否有压痛、反跳痛等异常,这些异常情况可能影响人工流产的实施和方案的选择。

体格检查

T 36.3 ℃，R 23 次/min，P 62 次/min，BP 115/70 mmHg。

神志清楚，精神可，口唇无发绀，咽部无充血，扁桃体无肿大；颈软，气管居中，甲状腺无肿大；双肺呼吸音清晰，未闻及干、湿啰音；心音清楚，心率 62 次/min，律齐，未闻及杂音。浅表淋巴结无肿大，胸廓对称，呼吸运动正常，双肺听诊正常。腹平坦，无膨隆，无包块，无压痛、反跳痛等，移动性浊音阴性。

妇科检查

①外阴：发育正常，阴毛女性分布。②阴道：通畅，容 2 指，少量白色分泌物。③宫颈：光滑，经产式，未见血迹、赘生物等。④宫体：前位，柔软，稍增大，活动度好，无压痛。⑤附件：未触及明显包块，无压痛、反跳痛等。

2. 思维引导　经上述体格检查，全身检查无明显异常，妇科检查发现子宫体积增大、质软，符合妊娠表现。子宫大小与停经时间相符，应进一步行实验室检查（重点是血 hCG 检查）及影像学检查（盆腔超声），明确诊断。

（三）辅助检查

1. 主要内容及目的

（1）血 hCG：进一步证实妊娠，还有助于粗略判断妊娠时间。

（2）盆腔超声：能够提供宫内妊娠的直接证据，可以提示孕囊位置，排除异位妊娠、宫角妊娠、宫颈妊娠、子宫瘢痕妊娠等特殊情况。

辅助检查

（1）血 hCG：35 899 mIU/mL。

（2）盆腔超声：宫腔内可见一大小约 23 mm×21 mm×19 mm 的囊性回声，囊内可见一卵黄囊，直径约 4 mm，胎芽长约 4 mm，原始心管搏动可及。左侧卵巢内可见大小约 21 mm×18 mm 囊性回声，壁厚，内透声差。CDFI：周边可见半环形血流信号。

2. 思维引导　目前初步诊断为宫内早孕，患者要求终止妊娠。医生应就终止妊娠方式（药物流产术、人工流产术）及各自的优缺点向患者及家属详细告知。药物流产是指用药物而非手术终止早期妊娠的方法，目前临床常用的药物组合是米非司酮（具有抗孕激素及糖皮质激素作用）和米索前列醇（具有子宫兴奋和宫颈软化作用），有效率达到 90% 以上。妊娠时间≤49 d 可选择在妇科门诊行药物流产，而>49 d 者则酌情考虑住院治疗。合并人工流产术的高危因素（如瘢痕子宫、哺乳期、宫颈发育不良、骨盆严重畸形等）或既往多次人工流产术或对手术过度恐惧、顾虑者，可先考虑药物流产，但要与患者沟通药物流产失败的风险。人工流产术是指采用手术的方式进行妊娠终止，包括负压吸引术（适用于妊娠≤10 周者）和钳刮术（适用于妊娠>10 周者）。目前临床上常借助术中超声引导进行负压吸引术，避免妊娠物残留的发生。接下来需完善阴道分泌物、心电图、血常规、凝血功能、传染病等辅助检查，另一方面要与患者及其家属充分沟通，帮助其选择正确、合理的终止妊娠方法。

(四)补充辅助检查

1. 主要内容及目的

(1)阴道分泌物：目的是排除阴道炎、宫颈炎等下生殖道炎症，避免上行感染的发生。

(2)心电图：目的是排查是否存在心脏系统疾病，评估人工流产中心血管意外的风险。

(3)血常规：目的是排除是否合并血液系统疾病、感染性疾病等。

(4)凝血功能：对于可能存在凝血功能异常的患者，如稽留流产等，应进行凝血功能检查。

(5)传染病：目的是排查传染性疾病。

补充辅助检查

(1)阴道分泌物：清洁度Ⅱ度；乳酸杆菌大量；酵母菌(菌丝、孢子、芽生孢子)、滴虫、细菌性阴道病均(-)。

(2)心电图：正常。

(3)血常规：血红蛋白 115 g/L，红细胞计数 3.9×10^{12}/L，白细胞计数 5.1×10^{9}/L，血小板计数 190×10^{9}/L，余项也均在正常范围。

(4)凝血功能：正常。

(5)传染病：均阴性。

2. 思维引导　人工流产术前检查均在正常范围内，患者要求终止本次妊娠，与患者家属沟通时应详细介绍手术的特点及相关风险(如出血、子宫穿孔、人工流产综合征、漏吸或空吸、吸宫不全、感染、羊水栓塞、远期并发症等)。术前做到充分的知情同意，可减轻患者及家属的焦虑、恐慌情绪，使其更好地配合治疗。

(五)初步诊断

宫内早孕。

二、治疗经过

经充分沟通，患者及家属选择人工流产术，签署手术知情同意书，告知其围手术期注意事项并给予术后避孕指导。于次日上午实施静脉麻醉下超声引导人工流产术+宫内节育器放置术。术后给予口服抗生素(24 h)预防感染。

人工流产后应充分告知患者手术的危害和科学避孕的重要性。常用的避孕方法包括宫内节育器、激素避孕、其他避孕方式(外用避孕、紧急避孕、自然避孕法)。建议患者采用高效避孕方法，包括宫内节育器、皮下埋植剂、绝育术、长效避孕针、复方短效口服避孕药等，而紧急避孕只用做无保护性生活后的应急补救措施，不能作为常规避孕方式。临床上应根据患者的实际需求，给予个体化的避孕建议。对于新婚期女性，如尚无生育计划，可考虑使用复方短效口服避孕药，避孕效果好且不影响性生活。不宜用药或对药物抵触者也可选择阴茎套，避孕效果一般较好。哺乳期女性在达到避孕效果的同时还要避免对乳汁质量和婴儿健康造成影响，目前认为阴茎套是哺乳期避孕的最佳选择。已完成生育计划的女性应选择长效可靠、安全可逆的避孕方式，如宫内节育器、长效避孕针、皮下埋植剂等。需要注意的是：哺乳期子宫偏软，如需放置宫内节育器，操作时务必小心轻柔。因绝育术的创伤较大，现已较少选择。本例患者已婚已育，暂无再生育计划，适合放置宫内节育器进行长期避孕。该种避孕方法具有可逆性，如患者今后再有生育需求，取出宫内节育器即可。

治疗效果

(1)术后1周电话随访:一般情况可,诉术后阴道少量出血伴轻微下腹痛,3 d后消失,无发热等其他不适。现已恢复正常工作,嘱其术后2周内禁性生活,第1次月经干净后3~7 d妇科门诊复查。

(2)术后1月(月经第9天)妇科门诊复查:一般情况好,无不适。术后第29天月经来潮,经期6 d,量中等,无痛经(与术前月经情况一致)。血hCG < 1 mIU/mL,盆腔超声:子宫常大,内膜回声均匀,厚约6 mm,宫内节育器位置正常。

三、思考与讨论

停经是妇科患者就诊的常见症状,其原因包括生理性和病理性。该患者为育龄期女性,有明确停经史,无其他不适症状且同时出现尿妊娠试验阳性,根据血hCG及子盆腔超声结果,即可确定"宫内早孕"的诊断。患者要求终止妊娠,与其沟通终止妊娠方式后进行相关检查,告知手术相关风险,给予个体化避孕指导,术后规范随访,关注患者月经恢复及宫内节育器位置等情况。

患者术后1个月恢复正常月经,无明显不适。盆腔超声提示无宫腔残留且宫内节育器位置正常,血hCG阴性。上述结果提示本次人工流产术成功,但仍需提示患者留意月经情况,警惕宫腔粘连等远期并发症的发生,如后续出现月经量少、闭经伴腹痛等症状,需及时就诊,避免延误治疗。

四、练习题

1. 人工流产的分类及各自的适应证有哪些?
2. 人工流产术的术前检查、手术并发症及术后注意事项包括哪些?
3. 常见的避孕方式有哪些? 适用人群分别是哪些?

五、推荐阅读

[1]张林爱,顾向应,刘欣燕,等. 规范人工流产全程管理建议[J]. 中国计划生育和妇产科,2021,13(8):6-9.

[2]于晓兰,顾向应,刘欣燕,等. 人工流产手术预防性抗菌药物应用的中国专家共识[J]. 中国计划生育和妇产科,2019,11(8):10-12.

[3]黄薇,顾向应,吴尚纯,等. 早期妊娠终止后停经诊疗流程的专家共识[J]. 中国计划生育学杂志,2020,28(5):630-633,787.

(邱海峰)

案例48 输卵管积水性不孕症

一、病历资料

(一)门诊接诊

1. 主诉 正常性生活未避孕未受孕2年余。

2. 问诊重点 不孕病因很多，主要病因分为女性不孕因素、男性不育因素、免疫因素、男女双方因素，要围绕这些主要病因分层次、有条理的问诊。①女性因素：患者有无排卵障碍，盆腹腔手术史，盆腔炎病史包括性传播疾病（淋球菌、沙眼衣原体、支原体感染）、盆腹腔结核史、子宫内膜异位症等输卵管因素、月经是否规律，月经量，有无甲状腺、肾上腺功能亢进或者低下，有无糖尿病，有无头颅损伤手术史等。②男性因素：有无吸烟酗酒史、有无生殖系统手术外伤史，有无阳痿、不射精异常等。③免疫因素：有无与其他性伴侣妊娠生育史、骨关节疼痛史。④男女双方因素：性生活是否和谐、性生活是否精神高度紧张等。

3. 问诊内容

（1）诱发因素：有无急、慢性盆腔炎，有无心理压力大、精神紧张、过度劳累、过度减重等。

（2）主要症状及伴随症状：注意有无下腹痛、恶心、呕吐、发热（尤其是低热盗汗、午后低热）、痛经或进行性加重痛经等。

（3）诊治经过：有无其他医院就诊经过，检查化验结果、是否用药，用何种药，具体剂量，效果如何，尤其重视促排卵治疗及宫腹腔镜手术治疗的详细情况。

（4）发病以来的一般情况：体重变化、饮食、大小便、精神、睡眠情况。

（5）既往史：手术外伤史，内分泌及免疫系统等疾病史，服药史。

（6）个人史：化学性物质、放射性物质、有毒物质接触史。

（7）月经史：月经初潮年龄、周期及经期长短，月经量，有无痛经等。

（8）婚育史：既往妊娠情况，如有流产史要详细了解妊娠的周数、方式及流产并发症情况，区分原发及继发不孕。

（9）家族史：有无家族性遗传病史，有无类似病史。

问诊结果

27 岁已婚育龄期女性患者，平素月经规律，每次持续 7 d/周期 30 d，LMP 2023-07-24，量中，无痛经。正常性生活未避孕未孕 2 年，监测排卵正常，男方精液外院检查未见异常。查超声提示：双侧卵巢外管状无回声（输卵管积水?）。G1P1。患者精神、睡眠佳，饮食正常，无发热、腹痛，大小便正常。

4. 思维引导 已婚育龄期女性，继发不孕，女性不孕中输卵管性因素约占 40%，排卵因素约占 40%，不明原因约占 10%，另外 10% 为不常见因素，包括子宫因素、宫颈因素、免疫因素等，结合盆腔手术史，结合彩超示监测排卵正常，着床期内膜厚度正常，子宫形态正常、双侧输卵管积水？妇科检查双附件区条索状囊肿。考虑输卵管积水导致的不孕的可能性大，需要进一步检查输卵管造影等评估输卵管是否有积水，以及积水梗阻部位及损伤程度，进而评价是否有宫腹腔镜微创手术指征。考虑既往夫妻双方可正常妊娠，故不考虑免疫因素。

（二）体格检查

1. 重点检查内容及目的 在常规全身体格检查的基础上，妇科检查要注意外阴、阴道、宫颈有无畸形、粘连、阴道及宫颈分泌物是否正常；有无宫颈举痛、宫体大小及活动度，有无压痛；尤其是双侧附件区有无包块及压痛情况。

体格检查

T 36.2℃,P 82 次/min,R 20 次/min,BP 116/83 mmHg,身高 160 cm,体重 75 kg,BMI 29.3 kg/m^2。

无贫血貌、下腹部无压痛及反跳痛。BMI 是 29.3 kg/m^2,属于肥胖,可能与不孕有关,后续辅助检查需要进行相关检查和治疗,建议改为标准体重。

妇科检查

①外阴:发育正常,已婚已产式。②阴道:通畅,容 2 指松,有少量白色分泌物。③宫颈:正常大小、光滑、无举痛。④子宫:前位、大小正常、活动度可,无压痛。⑤双附件:双侧附件区触及条索状囊肿,轻压痛,边界清晰。

2. 思维引导　结合患者继发不孕病史及彩超及体格检查中双附件触及条索状囊肿,初步考虑该患者输卵管积水导致的不孕可能性较大。已排除男方精子不育、免疫因素、排卵因素等不孕因素,但仍需要与宫腔内息肉、黏膜下肌瘤、粘连等导致的不孕进行鉴别。此外,患者有双侧卵巢内膜异位囊肿剥除病史,需要排除盆腔子宫内膜异位症复发情况及评估卵巢功能。

(三)辅助检查

1. 主要内容及目的　对患者身体基础状态进行评估。为进一步明确诊断及鉴别诊断。应进行输卵管造影以及特殊实验室检查,包括性激素六项、AMH、甲状腺功能、CA125 等。

(1)检验:月经期 2 ~4 d 上午空腹抽血查性激素六项及 AMH 评估卵巢功能,检查甲状腺功能以排除甲状腺功能异常导致的不孕。

(2)检查:月经干净 2 ~7 d 行子宫输卵管造影检查,了解输卵管通畅度,输卵管蠕动功能、拾卵情况及盆腔情况。

辅助检查

(1)子宫输卵管造影:双侧输卵管远端扩张积水(图 2-11)。

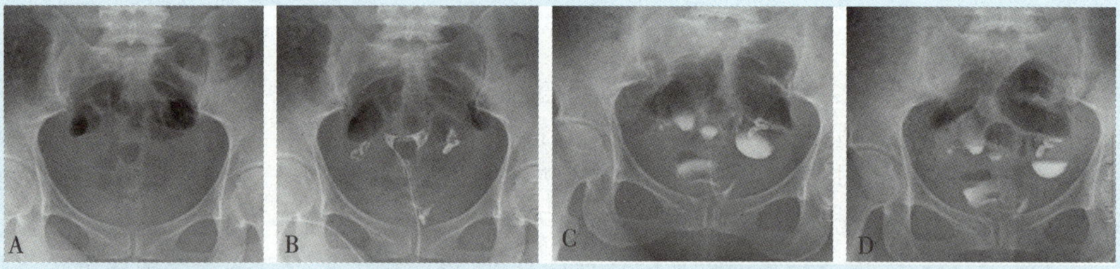

A. 注射造影剂前盆腔 X 线平片;B. 注射造影剂后立即拍摄盆腔 X 线平片;C. 注射造影剂 10 min 后盆腔 X 线平片;D. 注射造影剂 20 min 后盆腔 X 线平片。

图 2-11　子宫输卵管造影

(2)性激素六项:FSH 8.22 mIU/mL,LH 7.57 mIU/mL,E_2 45.4 ng/mL,P 0.5 pg/mL T 0.22 pg/mL,PRL 18.7 ng/mL,提示卵巢功能正常。这个 PRL 值高于正常,已经达到高催乳素血症的标准,建议修改。

(3)AMH:6.37 ng/mL,提示卵巢储备功能正常。CA125 6.8 U/mL,正常范围。

(4)甲状腺功能:FT_3 3.35 pmol/L,FT_4 13.53 pmol/L,TSH 1.57 μIU/mL,提示甲状腺功能正常。

2. 思维引导　本患者的疾病特点：继发不孕，结合盆腔手术史、彩超及子宫输卵管造影提示双侧输卵管积水，妇科检查双附件区条索状囊肿。考虑输卵管积水导致的不孕。

（四）初步诊断

继发不孕：双侧输卵管积水。

（五）鉴别诊断

1. 急性输卵管炎　两侧下腹部持续疼痛，伴发热及白细胞计数升高，阴道后穹隆穿刺可抽出渗出液或脓液。

2. 阑尾炎　右侧输卵管积液应与阑尾炎相鉴别，阑尾位置高，位于髂窝区，与盲肠相连。

3. 肠管积液　范围较广、肠壁较厚、管腔扩张均匀。

4. 输卵管癌　发病年龄较大，实性生长为主，管腔内可有积血、积液，晚期可突破管壁、壁较厚，且厚薄不均，可见不均匀强化，配合实验室检查 CA125 升高可以鉴别。

二、治疗经过

（一）治疗方案

拟行宫腹腔镜联合手术。

1. 手术指征　继发不孕 2 年余；子宫输卵管造影提示双侧输卵管积水；双侧卵巢子宫内膜异位囊肿手术史；术前输卵管远端病变评分Ⅱ期。

2. 手术经过及术中所见　腹腔镜下见双侧输卵管伞端粘连，行亚甲蓝试验双侧输卵管积水，左侧输卵管未见亚甲蓝液流出，右侧少量亚甲蓝流出。遂行双侧输卵管造口整形术，术后双侧亚甲蓝流出通畅。宫腔镜检查宫腔未见明显异常（图 2-12）。

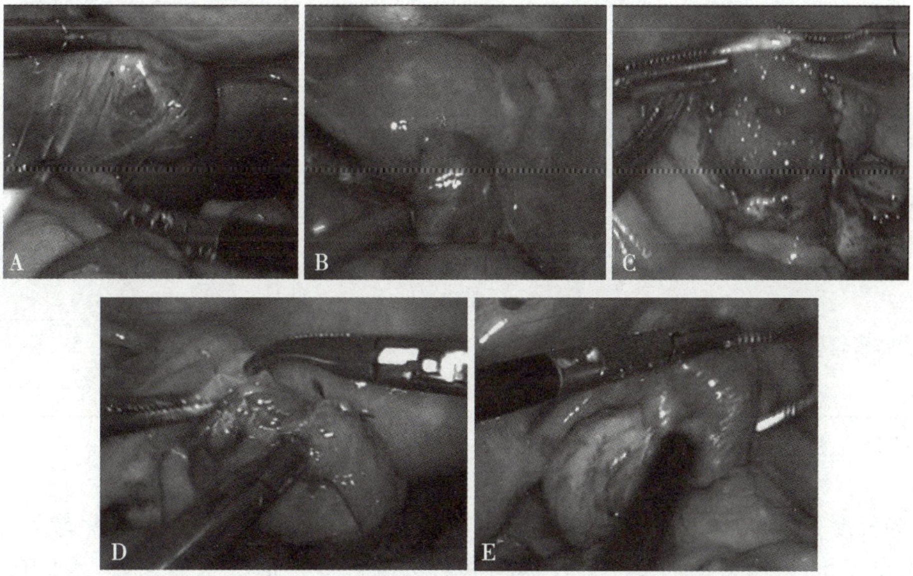

A、B. 双侧输卵管伞端粘连；C、D、E. 分别行双侧输卵管造口术，术后双侧亚甲蓝流出通畅。

图 2-12　术中所见

（二）思维引导

女性不孕的诊断：排除男性原因后，应从排卵、输卵管、子宫及盆腔病变等找原因。

1. 排卵障碍　分下丘脑、垂体、卵巢性闭经或月经失调，该患者月经正常，监测排卵正常。

2. 盆腔因素　生殖道畸形、子宫颈狭窄或闭锁、子宫内膜病变、子宫肿瘤、盆腔粘连，子宫内膜异位症等均可导致不孕。

3. 输卵管因素　各种盆腔及输卵管炎症或结核等导致输卵管性不孕的常见原因，炎症可以造成输卵管管腔近端、远端及全程梗阻，也可以因为盆腔炎症造成输卵管周围粘连和伞端积水导致不孕。此外，盆腔子宫内膜异位症及盆腔手术史也是造成盆腔和输卵管粘连的常见原因。

4. 输卵管性不孕评估方法　包括子宫输卵管造影、子宫输卵管超声造影、宫腔镜下输卵管插管通液、腹腔镜下亚甲蓝通液试验、输卵管镜检查等，每种方法均有其优缺点，其中腹腔镜亚甲蓝试验是诊断输卵管是否通畅的金标准。输卵管镜由于设备缺乏目前临床应用很少。

5. 输卵管病变的评估方法

（1）美国生殖学会输卵管积水分度标准：①轻度，积水直径<1.5 cm 或无积水，伞端与输卵管或卵巢周围无明显粘连，子宫输卵管造影示输卵管形态正常。②中度，积水直径 1.5～3.0 cm，需要辨认伞端与卵巢或输卵管周围有粘连且尚不固定，直肠子宫陷凹有少许粘连，子宫输卵管造影示输卵管正常结构丧失。③重度，积水直径>3.0 cm，盆腔或附件区致密粘连，伞端闭锁不可见，直肠子宫陷凹封闭，盆腔内器官难以辨认。

（2）输卵管积水的分型：①单纯输卵管积水。管壁薄，透明，为单一管腔，管腔黏膜皱襞扁平、游离，无内膜粘连，功能一定程度降低。②囊性输卵管积水。管壁薄，管腔黏膜局灶或广泛粘连，功能明显降低。③厚壁输卵管积水。壶腹部管壁厚度超过 2 mm，无黏膜皱襞或是皱襞纤维化，功能基本丧失。

（3）输卵管远端病变评分分期标准如表 2-10。

表 2-10　输卵管远端病变评分分期标准

变量	病变	评分
输卵管阻塞	部分	2
	完全	5
输卵管黏膜	正常	0
	减少	5
	缺失	10
输卵管管壁	正常	0
	薄壁	5
	厚壁/僵硬	10

注：Ⅰ期 2-5 分；Ⅱ期 7-10 分；Ⅲ期 12-15 分；Ⅳ期 >15 分。

一般认为轻度积水、单纯积水及分期为Ⅰ～Ⅱ期的输卵管远端病变手术效果较好，术后自然妊娠率高，反之重度积水、厚壁积水及评分Ⅳ的输卵管远端病变整形手术效果差，术后自然妊娠率很低，建议行输卵管切除术或结扎加造口术后行辅助生殖技术助孕（试管婴儿）。

6. 输卵管性不孕的治疗方法　根据输卵管病变的不同选择不同的治疗方法。如果是输卵管远端闭锁积水、输卵管周围粘连或盆腔子宫内膜异位症造成的不孕，以腹腔镜治疗为主，联合宫腔镜检查可以了解宫腔情况。如果是输卵管近端梗阻，需要采用宫腹腔镜联合 COOK 导丝插管疏通治疗，腹腔镜监视可以提高输卵管梗阻的疏通率，减少输卵管损伤及穿孔，同时还可以诊断和治疗合并的盆腔病变，提高术后妊娠率。

三、思考与讨论

不孕症的定义为性生活正常、同一性伴侣未避孕超过12个月未孕者,诊断为不孕症。我国不孕症发生率5%~15%。其中输卵管因素占25%~35%,是不孕症的主要原因。生殖器官感染、子宫内膜异位症、宫内节育器放置史、盆腹腔手术史等均可能导致输卵管粘连或阻塞。输卵管通畅性的评估方法包括:子宫输卵管造影、子宫输卵管超声造影、宫腔镜下输卵管插管通液、腹腔镜下亚甲蓝通液、输卵管镜检查。其中,子宫输卵管造影最经典常用,腹腔镜亚甲蓝试验是金标准。对于输卵管梗阻或输卵管积水者要进行病变程度的评估,轻中度病变建议行宫腹腔镜联合手术。输卵管远端病变和周围粘连以腹腔镜手术为主,行粘连分离术和伞端造口整形术;输卵管近端梗阻行宫腹腔镜联合COOK导丝疏通术;输卵管重度病变建议评估卵巢功能并行腹腔镜输卵管切除术或结扎加造口术以提高体外受精-胚胎移植成功率。

四、练习题

1. 简述不孕的概念及常见病因。
2. 简述输卵管的解剖及功能。
3. 简述输卵管性不孕的诊断与鉴别诊断。
4. 简述输卵管性不孕的处理原则。

五、推荐阅读

[1]中华预防医学会.输卵管性不孕全流程管理中国专家共识(2023年版)[J].中国实用妇科与产科杂志,2023,39(3):318-324.

[2]谢幸,孔北华,段涛.妇产科学[M].9版.北京:人民卫生出版社,2018.

[3]中国妇幼保健协会放射介入专业委员会.输卵管造影技术规范中国专家共识(2022年版)[J].中国实用妇科与产科杂志,2022,38(2):165-169.

(李留霞 谢 娅)